Schierz · Vallenthin
LowFett 30-Ampel

Die Autorinnen

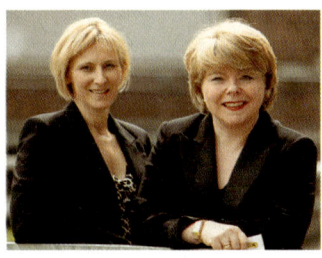

Gabi Vallenthin wurde 1959 geboren und wuchs in Bayern auf. Nach dem Abitur folgte eine Ausbildung zum Handelsfachwirt, Kommunikationsfachwirt und Kommunikationswirt. Sie arbeitete in verschiedenen Werbeagenturen und in den Werbeabteilungen namhafter Finanzdienstleistungsunternehmen. Ihre Schwerpunkte: Konzeption und Text. Angeregt durch einen Roman, in dem speziell fettarme Ernährung thematisiert wurde, nahm sie erfolgreich über 20 kg ab, die sie seitdem hält. »Maximale Qualität bei Lebensmitteln« ist seitdem ihr ganz persönliches Credo. So wurde die Idee zu LowFett 30 geboren.

Gabi Schierz kam 1960 zur Welt und wuchs in Hessen auf. Sie studierte Ernährungswissenschaften in Gießen und schloss 1984 mit dem Diplom ab. Danach war sie lange Zeit in der Lebensmittelindustrie als Produktmanagerin, unter anderem für die Marken Löwensenf und Appel, tätig. 1997 lernte sie Gabi Vallenthin kennen und startete mit ihr gemeinsam das LowFett 30-Ernährungskonzept. Gemeinsam schrieben die beiden über 50 Bücher zu LowFett 30, die auch in sechs weitere europäische Sprachen übersetzt wurden.

LowFett 30

Die Idee zu diesem Ernährungskonzept wurde 1997 geboren. Das Konzept wurde schon mehrere Male von Stiftung Warentest und Ökotest ausgezeichnet und konnte sich zu einem über Deutschland hinaus bekannten Ernährungskonzept etablieren. Es gibt mittlerweile verschiedene Online-Kurse, um das LowFett 30-Ernährungskonzept zu vermitteln, von denen einige von Krankenkassen als Präventionsmaßnahmen anerkannt und entsprechend erstattet werden.
Weitere Informationen zu den Autorinnen, dem Unternehmen und den Kursen finden Sie unter www.lowfett.de

Gabi Schierz
Gabi Vallenthin

LowFett 30-Ampel

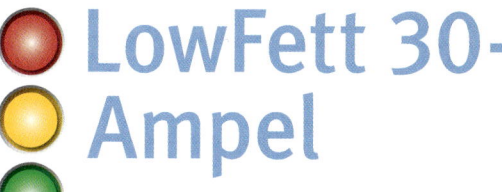

Über 5000 Produkte: Fett, Kalorien und Fettkalorienanteil in %

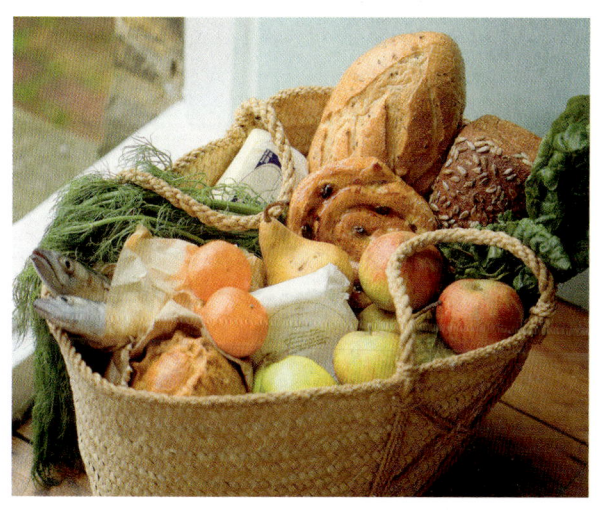

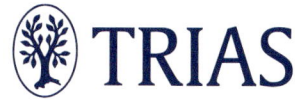

INHALT

7 LowFett 30 – die große Nährwerttabelle

8 Die ständige Diät …
9 Physiologie – ein Exkurs
12 Runter mit den Pfunden – so klappt's
14 LowFett 30 – der Ausweg
19 Mit System zum Erfolg
21 Einkaufen mit Genuss
24 Erläuterungen zur Tabelle

27 LowFett 30-Ampel

28 Eier, Milch und Milchprodukte
28 Eier
28 Milch, Milch-Mixgetränke, Sahne und Rahm
32 Trockenmilchprodukte
33 Joghurt, Quark und Milchdesserts
43 Laktosefreie Milch und Milchprodukte
44 Milchersatzprodukte aus Sojamilch
45 Käse
52 Laktosefreier Käse

54 Fette und Speiseöle
54 Fette und Speiseöle

56 Fleisch und Fleischwaren
56 Frischfleisch
57 Fleisch, tiefgefroren
58 Frischgeflügel
59 Geflügel, tiefgefroren
60 Fleisch- und Wurstwaren, Aufschnitt
68 Vegetarischer Fleisch- und Wurstersatz

70 Fisch, Meeresfrüchte und Fischwaren
70 Frischfisch
70 Meeresfrüchte
71 Fisch, tiefgefroren
73 Fischkonserven und -marinaden

76 Getreide und Getreideprodukte
76 Getreide
78 Reis
80 Nudeln
82 Glutenfreie Nudeln
82 Nudeln aus dem Kühlregal
82 Müsli und Frühstücksflocken
86 Müsli und Frühstücksflocken – glutenfrei
86 Brot & Co.
91 Brot & Co. – glutenfrei
91 Backwaren, tiefgefroren
92 Kekse und Gebäck
97 Kekse und Gebäck – glutenfrei
97 Kuchen, Frischepack
98 Kuchen und Torten, tiefgefroren
100 Backmischungen
102 Backmischungen – glutenfrei

Inhalt

- 102 Frischteig und tiefgefrorener Teig
- 103 **Obst und Obstkonserven**
- 103 Frischobst
- 104 Trockenobst
- 105 Obst, tiefgefroren
- 106 Obstkonserven und Fruchtdesserts
- 108 **Gemüse, Hülsenfrüchte und Kartoffeln**
- 108 Frischgemüse
- 110 Gemüse und Kräuter, tiefgefroren
- 113 Hülsenfrüchte, getrocknet
- 114 Gemüse- und Hülsenfrüchtekonserven
- 115 Sauerkonserven
- 118 Kartoffelprodukte, Frischepack oder Trockenprodukt
- 119 Kartoffelprodukte, tiefgefroren
- 122 **Fertiggerichte und Suppen**
- 122 Fertiggerichte und Suppen (Konserve oder Aromapack)
- 126 Fertiggerichte und Suppen (Trockenprodukte)
- 130 Fertiggerichte und Suppen (tiefgefroren)
- 133 Pizza & Co.
- 138 **Außer Haus**
- 138 Außer Haus essen
- 143 **Feinkostsalate und Brotaufstriche**
- 143 Feinkostsalate
- 145 Brotaufstrich, herzhaft
- 146 Brotaufstrich, süß
- 150 **Koch- und Backzutaten**
- 150 Gewürze und Würzzutaten
- 152 Brühe und Fond
- 153 Senf, Ketchup und Mayonnaise
- 154 Dips, Feinkostsaucen, Dressings
- 156 Süße Saucen und Sirup
- 157 Fix-Produkte
- 159 Bratlingsmischungen
- 160 Saucen – Trockenprodukte
- 162 Fertigsaucen – Glas, Konserve, Kartonverpackung
- 164 Dessertpulver
- 166 Backzutaten
- 168 Nüsse, Kerne und Samen
- 170 **Süßigkeiten und Knabbereien**
- 170 Schokolade und Pralinen
- 174 Müsliriegel und Fruchtschnitten
- 175 Bonbons & Co.
- 178 Eis
- 183 Knabbereien
- 185 **Getränke**
- 185 Alkoholfreie Getränke
- 189 Alkoholische Getränke
- 190 Getränkepulver

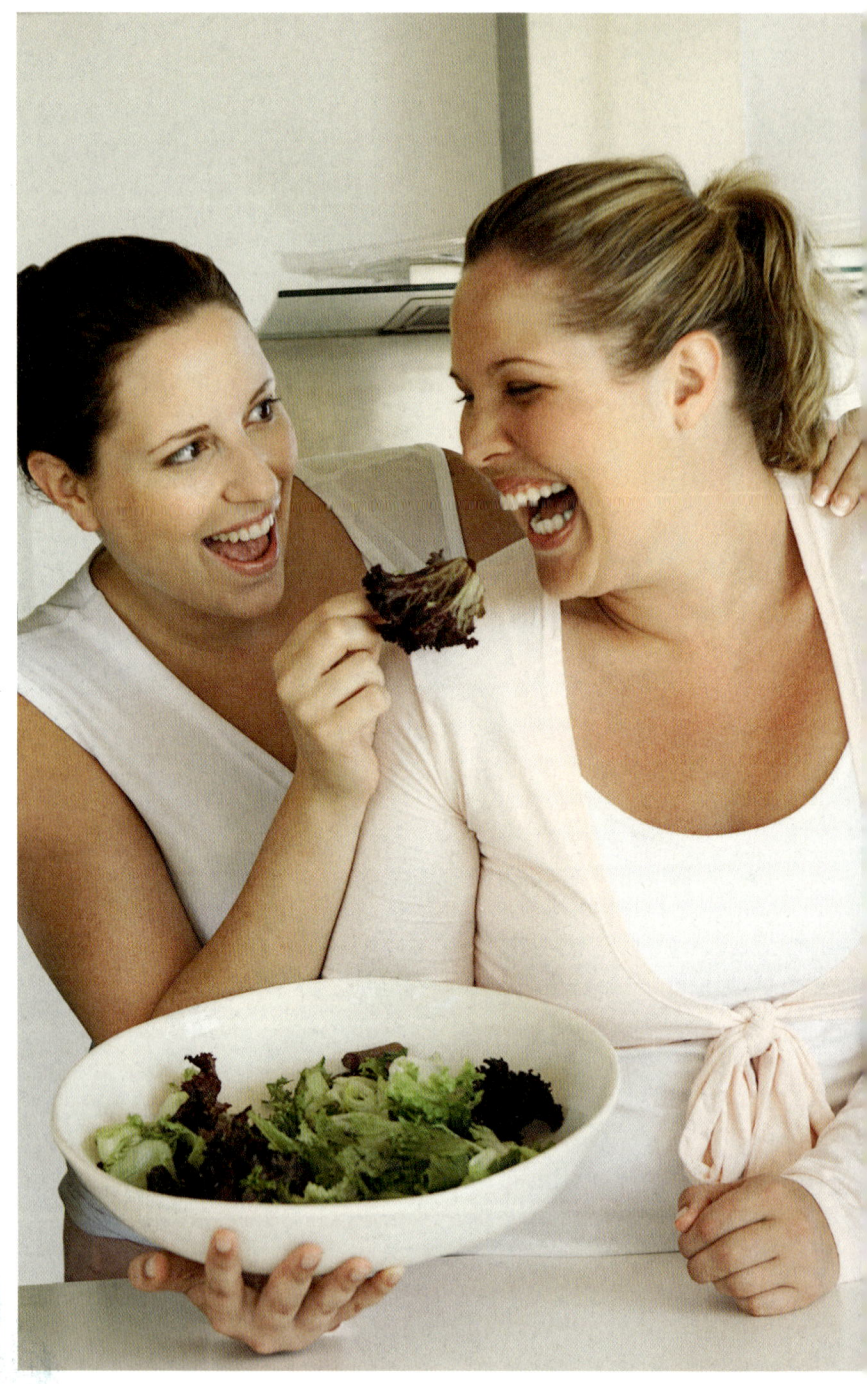

LowFett 30 – die große Nährwerttabelle

Kalorien, Joule, Brennwert, Grundumsatz ... all das spukt in unseren Köpfen herum, sobald wir unsere Ernährung (oder unsere Figur) als Problem ausgemacht haben.

Die ständige Diät ...

Während Eichhörnchen und Hase weder Diäten machen noch Kalorien zählen – und dabei schlank, gesund und fit sind –, addieren wir unsere Häppchen, führen Ernährungstagebuch und werden dabei trotzdem immer dicker.

Ja, die gesunden Dinge, die wir gegessen haben, die merken wir uns. Dafür vergessen wir großzügig die Snacks, die wir besser gelassen hätten, wo sie waren. Wir betrügen uns gerne selbst, wenn wir abnehmen wollen: Wir vermeiden das Stück Geburtstagstorte – und gehen dafür nachts an den Kühlschrank, weil da noch ein Becher Schokoladeneis auf uns wartet. Wir bestellen den Salat mit Balsamico-Dressing – und stibitzen zwischen den einzelnen Gäbelchen unserem Partner die Hälfte seiner Pommes, bitten ihn um ein Stück seiner Pizza oder naschen von seinen Sahnenudeln.

Die Folge von all dem: Mit der Zeit wird für manche von uns das Verhältnis zum Essen richtig verkrampft. Eine Tafel Schokolade muss aufgegessen werden, sobald die Packung geöffnet ist, an einer Schublade mit Süßem kommen wir nicht vorbei, und wenn noch ein Rest kalter Nudeln in der Schüssel liegt, wird der gleich mit vertilgt. Unser Mitgefühl ist auch bei denen, die wirklich diszipliniert sind, eisern Zucker und Fett meiden, abends keine Kohlenhydrate essen, auf Alkohol verzichten und trotzdem nicht abnehmen. Die gibt es natürlich auch. Sogar öfter als wir denken. Die ganz Harten schließlich quälen sich durch strengste Diäten, nehmen sensationell ab, aber auch in rasendem Tempo sofort wieder zu, wenn sie nur ein paar Mal aus dem korsettähnlichen Konzept schlüpfen und einfach mal das essen, worauf sie Lust und Appetit haben.

Egal zu welcher Gruppe Sie sich zugehörig fühlen: Sie befinden sich stets in bester Gesellschaft. Es ist erschreckend, wie wenige Menschen »natürlich schlank« sind. Die einfach essen, wenn sie Hunger haben. Und es sich erlauben können, erst aufzuhören, wenn sie satt sind. Und die sich dabei genau die Nahrung zuführen, die ihr Körper braucht.

Physiologie – ein Exkurs

Die Veranlagung für einen trägen Stoffwechsel ist ein wesentlicher Grund, weshalb manche Menschen Nahrung schnell in Fett umwandeln. Zu wenig Bewegung verstärkt diesen Effekt zusätzlich. Dazu eine Bauchspeicheldrüse, die irgendwie nicht mitspielt, und eine Schilddrüse, die vor sich hin dümpelt. Hormone, Stress, Enzyme, falsche Eiweißbausteine – jeden Tag eine neue Erkenntnis, eine neue Empfehlung, wie es endlich klappen könnte, schlank zu werden. Und nach ein paar Wochen eiserner Disziplin haben wir dasselbe Trauerspiel wie immer: Uns fehlt die Energie, durchzuhalten, wir haben keine Lust mehr, Tag für Tag Pillen zu schlucken, oder schlichtweg kein Geld mehr für die teure Ultraschall-Therapie.

Ganz ehrlich: An den genetischen Voraussetzungen können Sie (bislang …) nichts ändern, wohl aber an den folgenden Faktoren, die in der Summe weit schwerer wiegen als jedes noch so schlappe Gen:
- Ernährung
- Trinkgewohnheiten
- Bewegung
- Einstellung zu Ihrem Körper
- Medikamenten-Einnahme
- Entspannung
- Essverhalten

Woher kommt das Übergewicht?

Die meisten Essmuster werden sehr frühzeitig gelegt – die falschen genauso wie die richtigen. Die erzieherische Einflussnahme steigt, wenn Kinder über- oder untergewichtig sind: »Essen« oder »Nichtessen« wird zum ständigen Thema. Die ambitionierten Mütter, die alles besser machen möchten als ihre eigenen Mütter, verkaufen schon ihrem 5-Jährigen die physiologischen Vorzüge einer Möhre – und wundern sich dann, dass der clevere Knirps genau da seinen Hebel ansetzt: Fortan vermeidet er alles, was auch nur annähernd gesund aussieht, und stimmt jedes Mal ein Riesengezeter an, wenn Mama etwas Gesundes auf den Tisch bringt. Es gibt Mütter, die kochen aus lauter Verzweiflung für jedes Familienmitglied extra – und sind auch noch stolz darauf.

Bei den Moppeln, deren Eltern die Folgen von Übergewicht gerne vermeiden möchten, werden dank früher Diätversuche schon die ersten Essneurosen geweckt. Ein häufig gesehenes Phänomen sind übrigens extrem schlanke Mütter, deren Töchter rundlich sind. Selbst wenn diese Kinder einigermaßen schlank durch die Pubertät kommen, legen sie nach der ersten Schwangerschaft erschreckend zu und schaffen es später kaum, diese Kilos wieder loszuwerden. Das natürliche Essverhalten ist schlichtweg dahin, und die Kilos gehen rauf und runter ... der klassische Jojo-Effekt.

Irgendwann kommt die Resignation zusammen mit der deprimierenden Feststellung, dass man eben auch zur Legion der »gutmütigen Dicken« gehört. Das macht es nicht besser. Und auch nicht erträglicher. Aber das ist der Punkt, wo die Resignation ihren Höhepunkt erreicht hat.

Und falls Sie jetzt an sich heruntergucken und feststellen: »Zu dieser Kategorie gehöre ich zum Glück nicht«, können Sie sicher sein: Sie werden glühend beneidet. Doch auch ein paar Kilos zu viel können einem auf die Nerven gehen, wenn man sich selbst nur in Größe

34/36 kennt. Wenn die schicken Klamotten plötzlich zu kneifen beginnen, wenn Po und Oberschenkel kleine Dellen bekommen oder sich sogar ein Röllchen über die Jeans schiebt, das früher einfach nicht da war. Die Verzweiflung ist dann nicht minder groß.

Essen ist einfach schön

In den meisten Fällen kommt das Übergewicht tatsächlich von zu viel Essen und zu wenig Bewegung. Hier ein Stück Kuchen zu viel und da mal wieder den Teller zu voll genommen, den Sport geschwänzt und dafür lecker essen gegangen – das summiert sich. Je eher man auf die Bremse tritt und sich umstellt, umso besser.

Da in Essen so viel Tröstliches steckt, ist die gleichzeitige Regulierung von Verhaltensmustern ein wichtiger Faktor bei der Ernährungsumstellung nach LowFett 30: In unserem Online-Kurs finden Sie neben gesünderem Essen und Motivation zu mehr Bewegung auch neue Wege gegen Frust, gegen zu wenig Liebe und zu wenig Freude.

Das bedeutet aber, dass Sie wirklich »aus den Socken« kommen müssen: Denken Sie mehr an sich selbst, verwirklichen Sie häufiger Ihre eigenen Ideen, lassen Sie sich nicht von anderen Menschen runterziehen und stehen Sie für sich selbst gerade. Unsere Teilnehmer, die besonders erfolgreich abgenommen haben, haben meist gleich drei Dinge geändert:
1. sie haben ihre Ernährung umgestellt,
2. sie haben sich öfter und gezielter bewegt und
3. sie haben Verantwortung für ihre Gefühle übernommen.

Runter mit den Pfunden – so klappt's

Es macht Sinn, dass Sie zu Beginn auch Kalorien zählen – das darf aber kein Dauerzustand werden! Deswegen versuchen wir, Sie zu trainieren, dass Sie dauerhaft »Freund und Feind« im Supermarkt erkennen können – und wir werden versuchen, Ihnen das Kochen (wieder?) schmackhaft zu machen. Ohne Tütchen und ohne Zusatzstoffe! Aber fangen wir bei den Basics an …

Was sind überhaupt Kalorien?

Unter dem Begriff »Kalorien« (kcal) versteht man den Brennwert eines Nahrungsmittels. Die Gesamtkalorien setzen sich aus den Kalorien der drei Basis-Nährstoffe (Makro-Nährstoffe) zusammen:
- Eiweiß (1 Gramm hat 4 kcal)
- Kohlenhydrate (1 Gramm hat ebenfalls 4 kcal)
- Fett (1 Gramm hat 9 kcal)

Bei der Berechnung der gesamten Kalorienmenge eines Lebensmittels wird also die Menge an Eiweiß, Kohlenhydraten und Fetten ermittelt und dann mit dem jeweiligen Kalorien-Wert multipliziert. Egal, ob man die Nährwerte im Labor mit einer chemischen Analyse ermittelt oder z. B. bei Fertigprodukten aus der Summe der Nährwerte aller Lebensmittel, die darin verwendet wurden: Alle (!) Nährwerte sind immer nur Näherungswerte und keine absolut exakten Größen.

Ein Ei ist schwerer als das andere, die Küchenwaage wiegt nicht mehr ganz so genau, die Trockenfrüchte im Müsli sind alle oben in der Packung, dafür sind die Sonnenblumenkerne nach unten gerutscht – Möglichkeiten für Abweichungen gibt es reichlich. Aber bei der richtigen oder falschen Ernährung geht es nicht um 50 Kalorien hin oder her.

Nahrungsbausteine

Eiweiß, Kohlenhydrate und Fette haben im Körper unterschiedliche Aufgaben zu erfüllen. Während Eiweiß für den Muskelaufbau, die Körperflüssigkeiten, das Immunsystem und die Zellstrukturen gebraucht wird, dienen Kohlenhydrate als »Treibstoff«: Kohlenhydrate – zusammengesetzte Ketten einzelner Zuckerbausteine – sorgen für Körperwärme, Gehirnfutter und Energie. Fett hingegen schützt die Organe, isoliert die Körperwärme und ist als Energie-Notreserve für »schlechte Zeiten« gedacht.

Zum Glück sind Hungersnöte in unserem Kulturkreis seit den Wirtschaftswunderzeiten kein Thema mehr. Das Gegenteil ist der Fall: Noch nie war Essen leichter und vor allem billiger zu beschaffen als heute. An jeder Ecke bekommen wir Eis, Kuchen, Pizza und Bratwurst angeboten – schnell gekauft, im Stehen gegessen. Gehen Sie einmal bewusst durch Ihre Stadt und achten Sie gezielt darauf, wie viele Menschen Ihnen kauend entgegenkommen. Statt in Kauf zu nehmen, dass wir zwischen den Mahlzeiten ein oder zwei Stunden Hunger haben, steuern wir einfach die nächste Imbissbude an, kaufen uns »irgendwas zu essen« – um bei der nächsten geplanten Mahlzeit mit dem gleichen Appetit wie vor dem »kleinen« Snack zuzuschlagen. Und was das »klein« angeht: Eine Puddingbrezel hat

> ## WISSEN
> ### Rechenbeispiel Kaloriengehalt
> 100 Gramm Müsli mit Nüssen bestehen aus
> - 5 g Eiweiß ($\times$ 4 kcal = 20 kcal)
> - 70 g Kohlenhydraten ($\times$ 4 kcal = 280 kcal)
> - 7 g Fett ($\times$ 9 kcal = 63 kcal)
>
> 100 g Müsli enthalten also insgesamt: 20 kcal + 280 kcal + 63 kcal = 363 kcal.

ca. 520 kcal, ein Brötchen mit Bratwurst rund 800 kcal … irgendwie ist der Hunger doch gleich nicht mehr so bohrend, wenn man weiß, dass so ein »Happen zwischendurch« 50 % des Tagesbedarfs deckt.

Unsere Reserven werden aufgrund des ständigen Essens gar nicht mehr auf natürliche Weise angegriffen – sie werden nur ständig ausgebaut. Das Ergebnis begegnet Ihnen an jeder Straßenecke: Es gibt immer mehr übergewichtige Menschen – und wenn Sie Pech haben, steht einer davon auf Ihrer Waage.

LowFett 30 – der Ausweg

LowFett 30 ist ein einfaches Ernährungskonzept, das schon beim Einkaufen ansetzt. Wir verbessern die Qualität der Auswahl Ihrer Lebensmittel, kümmern uns um eine gezielte Zufuhr guter Fette, verbessern die Auswahl der Kohlenhydrate, bringen Ihnen eine Menge über Ernährungsgrundlagen bei und ergänzen das alles durch Bewegung, die zu Ihnen passt und die Spaß macht.

LowFett 30 bedeutet: Sie sollen nicht mehr als 30 Prozent der Kalorien aus Fett zu sich nehmen. So lautet auch eine von zehn Ernährungsempfehlungen der DGE, der Deutschen Gesellschaft für Ernährung. 30 Prozent der Kalorien aus Fett ist aber nicht – wie man meinen könnte – dasselbe wie »30 Prozent Fett«. Es geht vielmehr um den prozentualen Anteil der Kalorien, die aus Fett stammen.

> **WISSEN**
>
> ### Das ist die LowFett 30-Fettformel
>
> $$\frac{\text{Gramm Fett} \times 9\,\text{kcal} \times 100}{\text{Gesamtkalorien (kcal)}} = \%\ \text{der kcal aus Fett (Fettkalorien)}$$

Alle Lebensmittel, deren prozentualer Anteil an Fettkalorien 30 Prozent nicht übersteigt, dürfen Sie also essen. Entscheidend ist nämlich nicht, wie wir ein Lebensmittel nennen – ob wir dazu »Pizza« sagen, »Salat«, »Eis« oder »Diätschokolade« –, sondern welchen Brennwert und vor allem: welche Brennwertverteilung das Lebensmittel hat. Auch bei Pommes, Süßigkeiten und Fertiggerichten werden Sie in den Tabellen Produkte finden, die der Basis-Anforderung »max. 30 % der kcal aus Fett« entsprechen.

Warum ist Fett so entscheidend?

Sie können die Auffassung vertreten, dass es egal ist, ob Sie Ihren Tagesbedarf an Kalorien mit Schokolade und Salami decken oder aber mit Kartoffeln, Nudeln, Salat und magerem Fleisch. Der Punkt ist nur, dass im Falle der Schokolade mit Salami die Portionen so winzig wären, dass Sie über kurz oder lang vor Hunger an der Tischkante nagen würden. Essen Sie dagegen Lebensmittel, die der LowFett 30-Formel entsprechen, sind Sie satt und zufrieden. Im Falle der Schokolade oder der Salami müssten Sie auch jeden Bissen wiegen, um nicht in Gefahr zu kommen, Ihr Kalorienlimit zu überschreiten. Im Falle von LowFett 30-Produkten dagegen können Sie sich ganz auf Ihr Sättigungsgefühl konzentrieren, um (wieder) zu merken, wann Sie wirklich satt sind.

Die drei Regeln von LowFett 30

Regel Nr. 1: Essen Sie, wenn Sie Hunger haben.
Das heißt einerseits, dass Sie nicht hungern müssen. Sie müssen essen, wenn Sie Hunger haben. Aber Sie sollen nicht essen, weil Ihnen langweilig ist oder weil Sie frustriert sind, sondern wirklich erst, wenn Sie Hunger haben. Hunger von Appetit zu unterscheiden, ist dabei die größte Schwierigkeit.

WISSEN

Rechenbeispiel Fettkalorienanteil

Zurück zur Müsli-Berechnung von Seite 9: 100 Gramm Müsli mit Nüssen hatten insgesamt 363 kcal, wobei 280 kcal auf Kohlenhydrate entfielen, 20 kcal auf Eiweiß und 63 kcal (= 7 g) auf Fett:

$$\frac{7 \text{ Gramm Fett} \times 9 \text{ kcal} \times 100}{363 \text{ kcal Gesamtkalorien}} = 17{,}35\,\% \text{ der kcal aus Fett (Fettkalorien)}$$

Regel 2: Hören Sie auf, wenn Sie satt sind.

Das bedeutet, dass Sie sich satt essen dürfen, ja satt essen sollen. Aber: Wenn Sie satt sind, dann bitte das Besteck beiseitelegen und nicht weiter essen – auch wenn der Teller noch nicht leer ist oder das Essen ganz besonders gut schmeckt. Damit Sie den Punkt, an dem Sie satt sind, auch exakt erwischen, sollten Sie sich bemühen, in Ruhe und langsam zu essen.

Regel 3: Alles, was Sie essen, soll LowFett 30 sein.

Alles, was Sie essen, soll nicht mehr als 30 Prozent an Fettkalorien enthalten. Welche Produkte dazu gehören, können Sie in den Nährwertlisten ab Seite 27 nachlesen. Bei allen LowFett 30-Lebensmitteln ist die Ampel grün!

Prozente kann man nicht addieren

Jede Woche erreicht uns mehrfach die Anfrage, ob man denn nur noch 8 Prozent der Kalorien aus Fett für den Rest eines Tages essen dürfe, an dem der Fettanteil des Frühstücks bereits 22 Prozent betrug.

Dieser Frage liegt ein Denkfehler zugrunde: Prozente lassen sich nicht einfach addieren. Vielmehr sollten bei jedem Lebensmittel, jedem Teil der Mahlzeit, jedem Snack und jedem Getränk nicht mehr als 30 Prozent der Kalorien aus Fett stammen. Von diesen Produkten essen Sie immer dann, wenn Sie Hunger haben, und hören immer dann mit dem Essen auf, wenn Sie satt sind.

Lernen – einkaufen – kochen

Bevor Sie jetzt sofort in den Supermarkt gehen, um Ihr Leben auf LowFett 30 umzukrempeln, sollten Sie sich erst einmal mit den Nährwertelisten beschäftigen.

Die Auswahl beim Einkaufen nach LowFett 30 ist wesentlich größer als bei jeder Diät, die Sie bislang gemacht haben. Das Schöne daran ist auch, dass Sie bei der Zubereitung nicht 70 Gramm abwiegen oder eine halbe Paprikaschote fein schnipseln, sondern dass Sie »normal« essen: Wenn Sie nach einer Paprikaschote immer noch **Hunger** haben, dürfen es auch noch ein, zwei weitere sein. Und was für die LowFett 30-Paprikaschote gilt, gilt für alle anderen LowFett 30-Gerichte und -Produkte. Freuen Sie sich ruhig schon auf die LowFett 30-Muffins zum Kaffee, den LowFett 30-Eintopf oder -Auflauf oder das LowFett 30-Eis.

Sie essen weniger Kalorien – ohne zu rechnen!

Statistisch stammen ca. 55 Prozent der Kalorien in unserem Essen aus Fett. Bei einer durchschnittlichen Zufuhr von 2000 Kalorien am Tag stammen also täglich 1100 Kalorien aus Fett. Das sind immerhin 122 Gramm Fett pro Tag.

Fett hat viel weniger Volumen als beispielsweise Kohlenhydrate, vor allem, wenn diese mit Ballaststoffen kombiniert sind. Ballaststoffe finden Sie in Vollkornprodukten sowie in Gemüse und Obst. 10 Gramm Butter enthalten etwa 90 Kalorien. Um denselben Wert zu erreichen, könnten Sie aber auch einen mittelgroßen Apfel essen bzw. 350 Gramm Paprikaschote oder Möhren oder fast 700 Gramm gemischten Salat.

Wenn Sie statt 100 Gramm Streichmettwurst mageren Kochschinken essen, sparen Sie rund 30 Gramm Fett (= 270 Kalorien) pro 100 Gramm ein. Wenn Sie diese Kalorienersparnis mit Obst und Gemüse ersetzen wollten, hätten Sie im Magen Platzprobleme.

Wenn Sie also genau die gleiche Menge wie bisher essen, aber statt 55 Prozent nur noch maximal 30 Prozent der Kalorien aus Fett stammen, sparen Sie täglich zwischen 450 und 800 Kalorien ein, was bei Übergewichtigen zu einem Gewichtsverlust von rund einem Kilo pro Woche führt – und bei Normalgewichtigen zu Top-Laborwerten für Triglyceride und Cholesterin und zu einem optimalen Belastungs-EKG, denn das Blut kann bei fettarmer Kost mehr Sauerstoff transportieren.

LowFett 30 für Jeden!

Mit LowFett 30 machen wir Sie für den Alltag fit. Das Programm schützt davor, dick zu werden. Es hilft prima bei der Erziehung Ihrer Kinder, um sie gar nicht erst an fettes Essen zu gewöhnen. Es bringt eine dauerhafte Veränderung, weil Sie einfach gesünder leben wollen. LowFett 30 ist eine Ernährungsform, die keine Mangelerscheinungen hervorrufen wird.

Wenn Sie es mit Fertiggerichten, Süßigkeiten und Alkohol nicht übertreiben, erreichen Sie mit LowFett 30 ohne Mühe genau das, was Ernährungswissenschaftler seit Jahren fordern: Sie essen dann ausreichend langkettige Kohlenhydrate (und Ballaststoffe) und konsumieren in Maßen essenzielle (= lebensnotwendige) Fettsäuren aus Pflanzen und aus Fisch. Sie werden genügend Wasser trinken, tierische Fette meiden, Vitamine durch den Verzehr von Obst und Gemüse aufnehmen. Das Beste daran aber ist: Der Genuss, den Sie bislang beim Essen hatten, bleibt Ihnen erhalten. Sie müssen diese Veränderungen nicht mit Gewalt herbeiführen. Ganz im Gegenteil: Je sanfter Sie die verschiedenen Anpassungen vornehmen, umso leichter können Sie sich daran gewöhnen.

Alles klar? Dann ab zum Kühlschrank!

Sie kennen ja jetzt die Formel und könnten direkt mal nachschauen, welche Produkte in Ihrem Kühlschrank gut für Sie sind – und von welchen Sie sich besser trennen sollten. Machen Sie nun in Ihrem Kühlschrank »Klarschiff«:

- Butter, Sahne, Mayonnaise? → In kleinen Mengen bei unseren Kochrezepten einsetzen.
- 3,5-prozentige Milch, Sahnequark und Sahnejoghurt? → Ist doch beruhigend, dass Sie jetzt wissen, wo Ihr Problem herkommt!
- Streichwurst, Bauchspeck, Käse? → Kleinere Vorräte mit viel Vollkornbrot sparsam aufbrauchen, größere verschenken.
- Delikatess-Salate, Trüffelpralinen, Pastetchen? → Ein Mittagessen für die Kollegen ausgeben – fertig!

Mit System zum Erfolg

Falls Sie sich einen Alleingang nicht ganz zutrauen oder Angst haben, dass Sie mittendrin die Motivation verlieren, empfehlen wir Ihnen unseren LowFett 30-Online-Ernährungskurs: Er dauert 12 Wochen und wird von vielen gesetzlichen Krankenkassen bis zu 100 % erstattet. Sie starten den Kurs mit einer Analyse Ihrer Ernährungsgewohnheiten und dann gibt es Woche für Woche neue kurze Video-Lektionen zu den unterschiedlichsten Themen rund ums Essen und unsere Figur. Auch Themen wie »Zusatzstoffe« oder »Bio-Kennzeichnung«, »Essen im Restaurant« und »Kochtipps« werden da besprochen. Die

Lektionen sind kurzweilig ... und falls Sie anschließend Fragen dazu haben, helfen wir Ihnen in unserem Online-Forum ganz schnell weiter – abgestimmt auf Ihre Lebenssituation.

Bei nahezu allen Anwendern konnten wir so das Essverhalten langfristig und nachhaltig optimieren. Mehr Obst und Gemüse, weniger Süßigkeiten und clever selbst kochen – das möchten wir unseren Teilnehmern vermitteln. Dass uns das tatsächlich auch gelingt, hat unlängst die wissenschaftliche Auswertung unseres Online-Ernährungskurses bestätigt: Die 2.221 Teilnehmer, von denen übrigens 19 % Männer waren, nahmen im Durchschnitt aller Teilnehmer 4,6 kg in 12 Wochen ab – und hatten das neue Gewicht nach einem Jahr weitestgehend gehalten. Es konnte nachgewiesen werden, dass sich auch die besseren Ernährungsgewohnheiten bei den untersuchten Teilnehmern etabliert hatten (besonders in Hinblick auf Wurst und Käse), wobei Genussmomente (Süßigkeiten, Alkohol) kaum abgenommen hatten.

Krankenkassen, die unseren Onlinekurs vermehrt einsetzen, bekommen inzwischen bestes Feedback von ihren Kunden: Diese fühlen sich bei uns gut betreut, bestens beraten und nehmen dazu sanft und stetig ab.

Das Beste von allem aber ist: Der komplette Kurs ist online ... das heißt, er findet immer dann statt, wenn Sie Zeit haben. Das ist ideal, wenn Sie viel unterwegs sind, kleine Kinder haben, beruflich eingespannt sind oder sich einfach nicht zu einem weiteren festen Termin entschließen können. Mit dem LowFett 30-System ist das Durchhalten wirklich einfach.

DIE STÄNDIGE DIÄT ...

Einkaufen mit Genuss

Ab sofort schreiben Sie sich einen neuen Einkaufszettel: fettarmes Fleisch, gekochter Schinken ohne Fettrand, Harzer Käse, Magerquark, 0,1-prozentige Joghurts, fettarme Milch (1,5 % Fett), Tomatenmark, frisches Gemüse, frisches Obst ... und für die großen und kleinen Naschkatzen in der Familie LowFett 30-Eis und -Schokolinsen, -Schüttel-Muffins und -Gummibärchen. Auch beim Einkaufen werden Sie merken, dass LowFett 30-Produkte mehr Volumen haben als die »Fettfallen«. Frisches Obst und Gemüse brauchen im Kühlschrank deutlich mehr Platz als Fertigfutter aus der Tüte ... schmecken aber auch viel besser!

Nehmen Sie deshalb sicherheitshalber noch einen zweiten Einkaufskorb mit. Ausgerüstet mit der Nährwerttabelle und Ihrem Einkaufszettel können Sie sich jetzt auf die LowFett 30-Pirsch begeben. Hier noch ein paar wichtige Hinweise, mit denen Sie sich das Einkaufen erleichtern.

Zutatenverzeichnisse

In Deutschland muss jedes Produkt auf der Verpackung zwar nicht mit Nährwerten, wohl aber mit einer Liste der Zutaten ausgezeichnet sein, und das in absteigender Reihenfolge der im Produkt enthaltenen Menge. Finden Sie also im Zutatenverzeichnis keine fetthaltigen Zutaten, ist auch kein Fett drin. Gehärtetes Fett, Pflanzenöl und Butterschmalz sind reine Fette. Achten Sie aber auch auf fetthaltige Zutaten wie Nüsse, Oliven, Avocados, Eier oder Speck.

Schauen Sie – gerade bei Fertigsaucen – genau hin: Oft genug stehen auf Produkten von unterschiedlichen Herstellern die gleichen Bezeichnungen auf dem Etikett (z. B. »Napoli«), aber beim Studieren der Zutaten ist die eine Sauce fettfrei, die andere dagegen enthält schon

> ## WISSEN
> ### Schnell-Berechnung
> Wenn auf einem Produkt Nährwertangaben zu finden sind, dann können Sie eine schnelle Berechnungsformel anwenden: Teilen Sie die Gesamtkalorien durch 30. Ist die Angabe des Fettes in Gramm geringer als der Wert, den Sie errechnet haben, können Sie das Produkt kaufen, es ist dann LowFett 30. Andersherum geht es auch. Multiplizieren Sie die Fettmenge in Gramm mit 30: Liegt der Kalorienwert darüber, ist das Produkt LowFett 30, liegt er darunter, lassen Sie das Produkt stehen.

an dritter oder vierter Stelle den Vermerk »Pflanzenöl«. Keine Frage, welche Sorte in Ihrem Einkaufswagen landen sollte! Bei roten Saucen können Sie das mit bloßem Auge erkennen: Sind graue Pünktchen in der Sauce auszumachen, ist Fett enthalten. Ist die Sauce aber saftig rot, sind nur Tomaten drin.

Shopping im Supermarkt

Bei Ihren ersten LowFett 30-Einkäufen sollten Sie sich Zeit gönnen. Mit jedem Einkauf geht es schneller und die richtigen Produkte wandern automatisch in Ihren Einkaufswagen. Und da Wellness selbst im Supermarkt Trend ist, gibt es fast jede Woche etwas köstlich Neues zu entdecken.

Achtung bei »Fitness«- oder »Diät«-Produkten

Schauen Sie bitte ganz genau hin. Auch wenn man Ihnen mehr Kalzium oder Vitamin C verspricht – wenn das Produkt dennoch vor Fett strotzt, lassen Sie es bitte liegen. Nehmen Sie nur LowFett 30-Produkte und meiden Sie den Rest, denn was Sie eingekauft haben, werden Sie auch essen. Nur was LowFett 30 ist – nach der Tabelle oder nach Ihren Berechnungen (siehe Kasten) –, darf in den Einkaufskorb.

Richtig eingekauft? Jetzt macht Kochen Spaß!

Wenn im Kühlschrank nur LowFett 30-Produkte zu finden sind, ist der Rest ein Kinderspiel – vorausgesetzt, Sie gehen mit der Ölflasche sparsam um. Halten Sie sich an unsere Rezepte (aus unseren Kochbüchern oder unter www.lowfett.de), dann sind Sie auf dem richtigen Weg. Sie werden zudem feststellen, dass unsere Rezepte wirklich leicht gelingen und super schmecken. Wagen Sie sich auch mal an thailändische, koreanische oder indonesische Rezepte. Kitzeln Sie Ihren Gaumen mit neuen Geschmackserlebnissen. Bereiten Sie Aufläufe zu, backen Sie Brot und Pizza selbst, köcheln Sie etwas im Wok ... Sie und Ihre Familie werden begeistert sein über die Abwechslung auf dem Teller und über die Ergebnisse auf Ihrer Waage!

Zügig umstellen ja, übertreiben nein

Bei aller Euphorie: Übertreiben Sie es jetzt nicht! Ihr Körper braucht auch Fett – aber eben in viel geringeren Mengen, als wir das gewohnt sind, und vor allen Dingen: Er braucht hochwertige, kalt gepresste Pflanzenöle wie Oliven- oder Weizenkeimöl. Er braucht auch das Fett von Seefischen wie Lachs oder Makrele.

Es reicht aber völlig, wenn Sie zwei Mal in der Woche eine Portion Fisch und jeden Tag ein paar Nüsse (nicht geröstet!) essen und noch einen Esslöffel Olivenöl zum Salat geben. Was der Körper definitiv nicht in den überall üblichen Mengen braucht, ist tierisches Fett wie Schmalz, Butter, Sahne oder fettes Fleisch. Das können Sie getrost vom Einkaufszettel streichen, denn die gesättigten Fette in fettarmen Milchprodukten und magerem Fleisch reichen voll und ganz aus, um Sie ausreichend zu versorgen! Noch mehr tierisches Fett sorgt nur für verstopfte Arterien, Bluthochdruck … und natürlich Übergewicht.

Bewegen Sie sich!

Studien haben gezeigt: Haus- oder Gartenarbeit sind kein Ersatz für Nordic Walking oder Fahrradfahren. Mal eben zur Freundin oder zum Supermarkt radeln ist nicht schlecht, reicht aber nicht. Ändern Sie neben dem Einkaufsverhalten auch Ihren Bewegungsanteil. Und bleiben Sie dabei: Denn was Sie nur kurzfristig ändern, ändert sich auch nur für kurze Zeit.

Suchen Sie sich für Ihr Fahrrad- oder Nordic-Walking-Programm ein, zwei Mitstreiter. Es macht einfach mehr Spaß, und wenn man fest verabredet ist, lässt man den Termin auch nicht so leicht ausfallen. Gönnen Sie sich zudem vernünftige Sportsachen: Mit guten Walking-Schuhen (Sneakers oder Tennisschuhe reichen nicht) und atmungsaktiver Sportbekleidung sind Sie sogar nach einer Stunde noch leistungsbereit und vergnügt. So wird Ihnen der Sport guttun und Sie werden Erfolg haben – vorausgesetzt, Sie steigern die Leistung nach und nach und versuchen nicht gleich in den ersten Tagen, Berge zu versetzen. Die Kontinuität Ihrer Bemühungen ist entscheidend, nicht die Konsequenz in den ersten zwei Wochen.

Erläuterungen zur Tabelle

Damit Sie schnell wissen, ob ein Produkt in das LowFett 30-Programm passt, haben wir in diesem Buch ein Ampelsystem verwendet. Je nachdem, wie hoch der prozentuale Anteil an Fett in einem Lebensmittel ist, wird jedem Produkt ein LowFett 30-Faktor in einer der drei Ampelfarben zugeordnet:

Anteil an Fettkalorien im Produkt

0 %–30 %	○ ○ ●
30,1 %–60 %	○ ● ○
>60 %	● ○ ○

Die Angaben der Nährstoffe Fett und Kohlenhydrate, der Gesamtkalorien (= Energie) und des LowFett 30-Faktors beziehen sich jeweils auf 100 g bzw. 100 ml. Wo dies nicht der Fall ist, wurde die entsprechende Mengeneinheit hinter der Produktbezeichnung notiert. Lose verkaufte Produkte, die keinem Hersteller zuzuordnen sind, sind gelb hinterlegt.

Von grün ○ ○ ● gekennzeichneten Lebensmitteln dürfen Sie essen, bis Sie satt sind. Diese Produkte entsprechen alle der LowFett 30-Formel. Nur Süßigkeiten sollten Sie auf 200 kcal pro Tag limitieren. Gelb ○ ● ○ markierte Produkte sollten nur in geringen Mengen auf Ihrem Speisezettel stehen und rot ● ○ ○ ausgewiesene Produkte meiden Sie am besten weitgehend oder nutzen sie nur in kleinen Mengen als Rezeptzutaten. Träger essenzieller Fette sind mit einem zusätzlichen »F« gekennzeichnet: diese müssen Sie gezielt zu sich nehmen – aber in geringen Mengen.

Machen Sie dieses Buch zu Ihrem persönlichen Einkaufsbegleiter – und falls Sie daran Spaß haben: unter www.lowfett.de finden Sie mehr Informationen und unseren Online-Ernährungskurs!

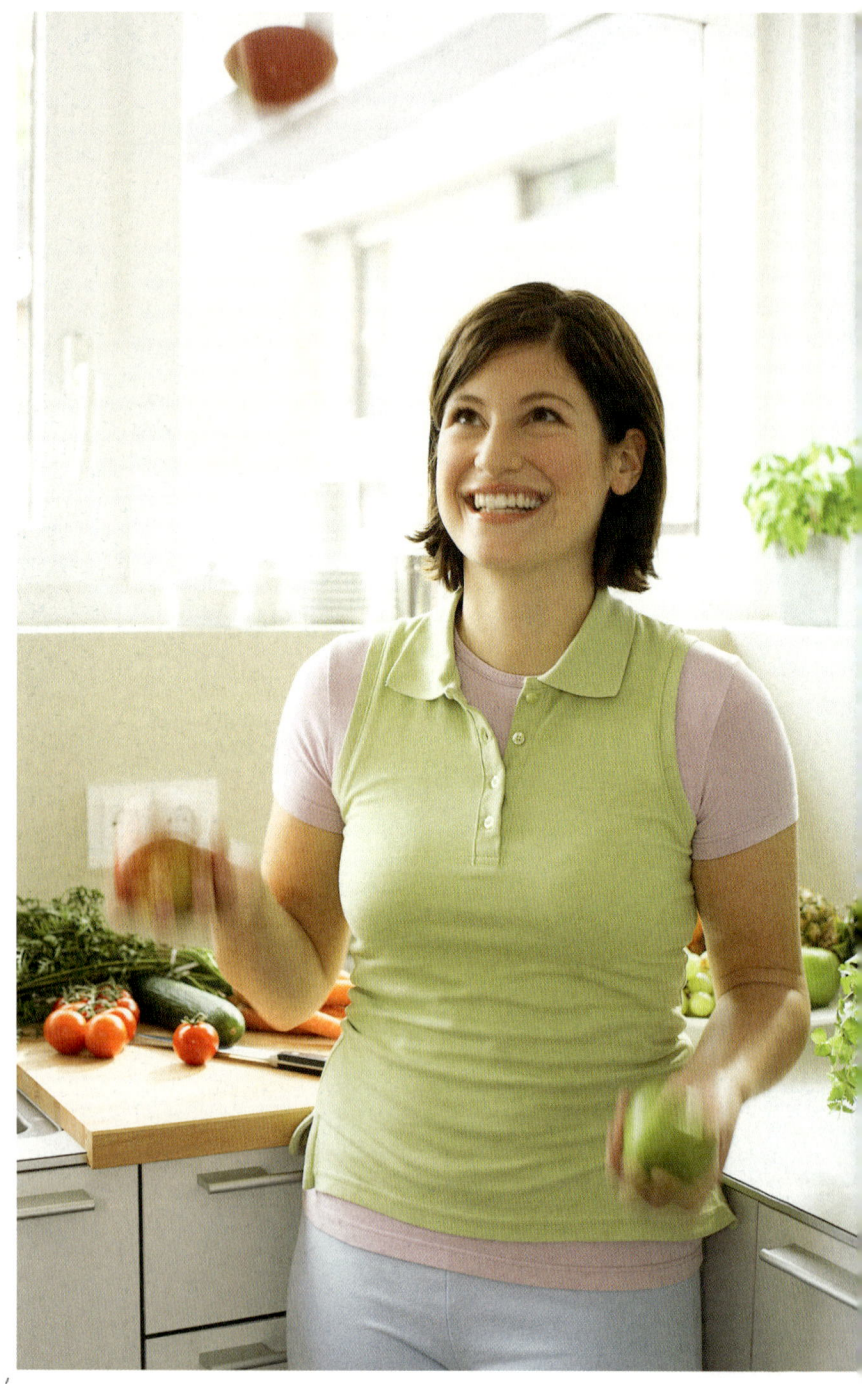

LowFett 30-Ampel

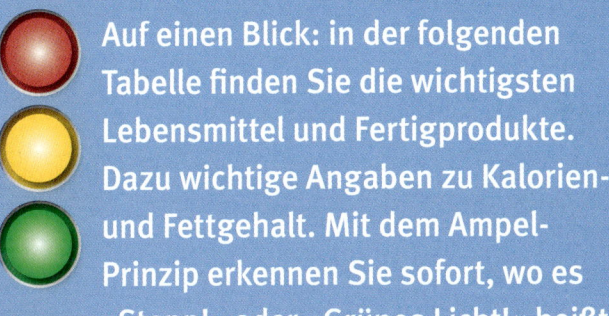

Auf einen Blick: in der folgenden Tabelle finden Sie die wichtigsten Lebensmittel und Fertigprodukte. Dazu wichtige Angaben zu Kalorien- und Fettgehalt. Mit dem Ampel-Prinzip erkennen Sie sofort, wo es »Stopp!« oder »Grünes Licht!« heißt.

Eier, Milch und Milchprodukte

Produktbezeichnung	Energie (kcal)	Fett (g)	Kohlenhydrate (g)	LowFett 30-Faktor
Eier				
Hühnerei (pro Stück, Größe M)	88	6,0	0,7	61,4 ●○○
Hühnereigelb	377	30,3	0,3	72,3 ●○○
Hühnereiklar	55	0,2	0,7	3,3 ○○●
Milch, Milch-Mixgetränke, Sahne und Rahm				
Andechser				
Bio-Buttermilch, 1 % Fett	34	1,0	3,5	26,5 ○○●
Bio-H-Vollmilch, 3,5 % Fett	64	3,5	4,8	49,2 ○◐○
Bio-Kefir Lemon mild, 1,5 % Fett	85	1,2	15,9	12,7 ○○●
Bio-Kefir mild, 1,5 % Fett	44	1,5	4,1	30,7 ○◐○
Bio-Trink-Molke Mango-Apfel 0,1 % Fett	50	0,1	11,8	1,8 ○○●
Bio-Trink-Molke Orange-Maracuja, 0,1 % Fett	50	0,1	11,7	1,8 ○○●
Fettarme Bio-H-Milch, 1,5 % Fett	47	1,5	4,9	28,7 ○○●
Haltbare Bio-Ziegenmilch, 1,5 % Fett	44	1,5	4,4	30,7 ○◐○
Haltbare Bio-Ziegenmilch, 3,2 % Fett	61	3,4	4,4	50,2 ○◐○
Bärenmarke				
Der Bio-Sahnige Traum, 12 % Fett	135	12,0	4,0	80,0 ●○○
Der Extra leichte Traum, Kondensmilch, 3 % Fett	83	3,0	8,3	32,5 ○◐○
Der Feine Traum, Kondensmilch, 12 % Fett	164	12,0	8,3	65,9 ●○○
Der Genussvolle Kaffeetraum, Kondensmilch, 8 % Fett	135	8,0	9,4	53,3 ○◐○
Der Sahnige Traum, 10 % Fett	119	10,0	4,4	75,6 ●○○
Die Ergiebige, Kondensmilch, 10 % Fett	153	10,0	9,2	58,8 ○◐○
Die Leichte, Kondensmilch, 4 % Fett	99	4,0	9,8	36,4 ○◐○
Bauer				
Sauerrahm Natur	118	10,0	3,3	76,3 ●○○
Feiner Schmand	240	24,0	3,4	90,0 ●○○
Buttermilch	37	0,5	4,0	12,3 ○○●
Buttermilch mit Fruchtzubereitung	104	0,4	20,9	4,0 ○○●
Campina				
Optiwell Fitmilch, 0,1 % Fett	35	0,1	4,7	2,6 ○○●
Crème Double	373	40,0	2,0	96,5 ●○○
Crème fraîche, 30 % Fett	277	27,0	6,6	87,7 ●○○
Danone				
Actimel Drink Classic	71	1,6	10,5	20,3 ○○●
Actimel Drink Orange	74	1,5	11,7	18,2 ○○●

Milch, Milch-Mixgetränke, Sahne und Rahm

Produktbezeichnung	Energie (kcal)	Fett (g)	Kohlenhydrate (g)	LowFett 30-Faktor
Dickmilch, entrahmt	34	0,1	4,2	2,6 ○○●
Dickmilch, 1,5 % Fett	46	1,5	4,1	29,3 ○○●
Dickmilch, 3,5 % Fett	64	3,5	4,0	49,6 ○●○
Dr. Oetker				
Crème Double	400	42,0	2,9	94,5 ●○○
Crème fraîche Classic	297	30,2	2,8	91,5 ●○○
Crème fraîche mit frischen Kräutern	282	27,9	4,0	89,0 ●○○
Crème légère Classic	167	15,1	4,0	81,4 ●○○
Ehrmann				
Allgäuer Sauerrahm, 10 % Fett	119	10,0	4,1	75,6 ●○○
Exquisa				
Mascarpone	387	39,0	4,0	90,7 ●○○
H-Milch, 1,5 % Fett	48	1,6	4,8	30,0 ○○●
H-Milch, 3,5 % Fett	66	3,8	4,7	51,6 ○●○
H-Milch, entrahmt	35	0,1	4,8	1,8 ○○●
Kakaotrunk aus Magermilch	107	0,1	4,8	7,0 ○○●
Kefir, 1,5 % Fett	48	1,6	3,2	30,0 ○○●
Kefir, 3,5 % Fett	64	3,5	3,6	49,2 ○●○
Kondensmagermilch	85	0,2	12,1	2,1 ○○●
Kondensmagermilch, gezuckert	273	0,2	56,7	0,7 ○○●
Kondensmilch, gezuckert	323	8,8	51,9	24,5 ○○●
Kondensmilch, 10 % Fett	343	10,0	54,3	26,2 ○○●
Kondensmilch, 4 % Fett	297	4,1	56,8	12,1 ○○●
Landliebe				
Landmilch, 1,5 % Fett	46	1,5	4,7	29,4 ○○●
Landmilch, mind. 3,8 % Fett	70	4,2	4,7	54,0 ○●○
Milchgetränk Bananen Milch	82	2,3	12,0	25,2 ○○●
Milchgetränk Schoko Milch	68	1,9	9,2	25,1 ○○●
Lünebest				
Dikmelk, 3,5 % Fett	60	3,6	3,6	54,0 ○●○
Fettarme Dikmelk, 1,5 % Fett	54	1,6	2,8	26,7 ○○●
Meggle				
JoBu (alle Sorten)	71	1,7	11,0	21,5 ○○●
Milram				
Buttermilch Drink Diät Erdbeere	33	0,4	4,4	10,9 ○○●
Buttermilch Drink Diät Kirsche-Banane	33	0,4	4,4	10,9 ○○●
Buttermilch Drink Erdbeere	59	0,4	11,0	6,1 ○○●
Buttermilch Drink Multivitamin	61	0,4	11,5	5,9 ○○●

Milch, Milch-Mixgetränke, Sahne und Rahm

Produktbezeichnung	Energie (kcal)	Fett (g)	Kohlenhydrate (g)	LowFett 30-Faktor
Feine Crème fraîche	293	30,0	2,9	92,2 ●○○
Feine Crème fraîche Kräuter	283	28,8	3,1	91,6 ●○○
Fettarme H-Milch, 1,5 % Fett	46	1,5	4,8	29,3 ○○●
Frische Konditorsahne	319	33,0	3,1	93,1 ●○○
Frische Schlagsahne	293	30,0	3,2	92,2 ●○○
Frischer Schmand	241	24,0	2,9	89,6 ●○○
H-Schlagsahne, ultrahocherhitzt	293	30,0	3,2	92,2 ●○○
H-Vollmilch, 3,5 % Fett	64	3,5	4,8	49,2 ○●○
Kondensmilch, 4 % Fett	110	4,0	11,5	32,7 ○●○
Kondensmilch, 7,5 % Fett	132	7,5	10,0	51,1 ○●○
Milch Drink Cacao	53	0,3	9,4	5,1 ○○●
Milch-Drink Cappuccino	56	0,1	11,1	1,6 ○○●
Milch-Drink Erdbeer	56	0,1	11,1	1,6 ○○●
Milch-Drink Vanilla	55	0,1	10,9	1,6 ○○●
Saure Sahne, cremig gerührt	121	10,0	3,9	74,4 ●○○
Molke	25	0,2	4,7	8,7 ○○●
Muh				
BIO fettarme H-Milch, 1,5 % Fett	48	1,5	5,0	28,1 ○○●
BIO H-Vollmilch, 3,8 % Fett	68	3,9	4,9	51,6 ○●○
Eiskaffee, 1,5 % Fett	61	1,2	9,6	17,7 ○○●
Feine Creme zum Kochen, 7 % Fett	99	7,0	5,7	63,6 ●○○
Haltbare Küchensahne, 20 % Fett	208	20,0	4,1	86,5 ●○○
Haltbare Schlagsahne, 30 % Fett	293	30,0	3,4	92,2 ●○○
Haltbare Schlagsahne, 40 % Fett	380	40,0	3,0	94,7 ●○○
Kaffeemilch, 10 % Fett	174	10,0	12,7	51,7 ○●○
Kaffeemilch, 7,5 % Fett	132	7,5	10,0	51,1 ○●○
Kaffeesahne, 12 % Fett	137	12,0	4,3	78,8 ●○○
Latte Nocciola – Milchmischgetränk Nuss-Nougat, 1,5 % Fett	60	1,5	9,4	22,5 ○○●
Milchkaffee, 1,5 % Fett	60	1,5	9,4	22,5 ○○●
Schmand, 24 % Fett	242	24,0	3,7	89,3 ●○○
Schoko, 3,5 % Fett	80	3,4	9,3	38,3 ○●○
Müller				
Allgäuer Dickmilch	65	3,5	4,4	48,5 ○●○
Fitness Molke Apfel, 0,1 % Fett	34	0,1	7,6	2,6 ○○●
Fitness Molke Orange, 0,1 % Fett	34	0,1	7,4	2,6 ○○●
Frucht Buttermilch Erdbeer	60	0,5	11,5	7,5 ○○●
Frucht Buttermilch Multi-Vitamin	63	0,5	11,1	7,1 ○○●
Frucht Buttermilch Zitrone	66	0,5	11,9	6,8 ○○●

Milch, Milch-Mixgetränke, Sahne und Rahm

Produktbezeichnung	Energie (kcal)	Fett (g)	Kohlenhydrate (g)	LowFett 30-Faktor
Fructiv Erdbeer-Limette-Wassermelone	32	0,1	7,6	2,8 ○○●
Fructiv Roter Multivitamin	34	0,1	8,4	2,7 ○○●
Fructiv Tropic	32	0,1	7,4	2,8 ○○●
Kalinka fettarmer Kefir mild, 1,5 % Fett	49	1,5	4,4	27,6 ○○●
Müllermilch Banane	76	1,4	12,5	16,6 ○○●
Müllermilch die Leichte Erdbeer	50	0,1	8,5	1,8 ○○●
Müllermilch die Leichte Schoko	49	0,1	8,1	1,8 ○○●
Müllermilch die Leichte Vanille	49	0,1	8,1	1,8 ○○●
Müllermilch Erdbeer	76	1,4	12,3	16,6 ○○●
Müllermilch Pistazie-Cocos	76	1,4	12,5	16,6 ○○●
Müllermilch Schoko	76	1,6	12,0	18,9 ○○●
Müllermilch Vanillegeschmack	79	1,4	13,2	15,9 ○○●
Reine Buttermilch	41	0,9	4,1	19,8 ○○●
Typ Kaffee Cappuccino	62	1,2	9,8	17,4 ○○●
Multaben				
Figur Eiweiß-Diät Shake	61	1,4	5,5	20,7 ○○●
Natreen				
Sprühfertige Sahne	195	15,2	12,0	70,2 ●○○
Nestlé				
LC1 Drink Original	80	1,7	12,5	19,1 ○○●
LC1 Drink Multifrucht	82	1,6	13,5	17,6 ○○●
LC1 Drink Vanilla	81	1,5	13,5	16,7 ○○●
Milchmädchen, gezuckerte Kondensmilch	332	9,0	55,0	24,4 ○○●
Nesquik, trinkfertig	76	1,7	11,5	20,1 ○○●
Rohmilch/Vorzugsmilch	67	3,8	4,7	50,1 ○◐○
Sahne, 10 % Fett	122	10,5	4,1	77,5 ●○○
Sahne, 30 % Fett	303	31,7	3,3	94,2 ●○○
saure Sahne, 10 % Fett	187	18,0	3,5	86,6 ●○○
saure Sahne, 40 % Fett	390	42,0	2,0	96,9 ●○○
Schafmilch, fettarm	94	5,9	4,7	57,4 ○◐○
Schmand, 20 % Fett	205	20,0	3,6	87,8 ●○○
Strothmann				
Diät-Multivitamin Molke	28	0,1	6,2	3,2 ○○●
Diät-Tropic Molke	22	0,1	4,7	4,1 ○○●
Reine Molke	20	0,1	4,3	4,5 ○○●
Stutenmilch	48	1,5	6,2	28,4 ○○●
Südmilch				
Kaffeesahne, 10 % Fett	122	10,5	4,1	77,5 ●○○

TROCKENMILCHPRODUKTE

Produktbezeichnung	Energie (kcal)	Fett (g)	Kohlenhydrate (g)	LowFett 30-Faktor
real,- BIO				
H-Milch, 1,5 % Fett	47	1,5	4,9	28,7 ○○●
H-Milch, 3,8 % Fett	67	3,8	4,8	51,0 ○●○
Kaffeesahne	120	10,0	4,3	75,0 ●○○
real,- Quality				
Buttermilch	33	0,4	4,2	10,9 ○○●
Crème Légère Natur, 14,5 % Fett	163	14,5	4,7	80,1 ●○○
H-Milch, 0,3 % Fett	37	0,3	5,0	7,3 ○○●
H-Milch, 1,5 % Fett	47	1,5	4,9	28,7 ○○●
H-Milch, 3,5 % Fett	64	3,5	4,8	49,2 ○●○
Kakaotrunk	34	0,1	6,7	2,6 ○○●
Kondensmilch, 8 % Fett	134	8,0	9,7	53,7 ○●○
TiP				
H-Milch, 1,5 % Fett	46	1,5	4,8	29,3 ○○●
H-Milch, 3,5 % Fett	64	3,5	4,8	49,2 ○●○
H-Sahne, 30 % Fett	293	30,0	3,2	92,2 ●○○
Kondensmilch, 4 % Fett	110	4,0	11,6	32,7 ○●○
Reine Buttermilch	38	0,6	4,2	14,2 ○○●
Trinkmilch, 3,5 % Fett	66	3,8	4,7	51,6 ○●○
Trinkmilch, entrahmt	35	0,1	4,8	1,8 ○○●
Trinkmilch, fettarm, 1,5 % Fett	49	1,6	4,8	29,4 ○○●
Weihenstephan				
H-Alpenmilch, 1,5 % Fett	47	1,5	4,9	28,7 ○○●
H-Alpenmilch, 3,5 % Fett	64	3,5	4,8	49,2 ○●○
Yakult				
Light	42	0,1	11,2	2,1 ○○●
Original	66	0,1	14,7	1,4 ○○●
Ziegenmilch	67	3,9	4,2	52,6 ○●○
Zott				
Kaffee Sahne	118	10,0	4,0	76,3 ●○○
Schlagsahne	294	30,0	3,5	91,8 ●○○
Trockenmilchprodukte				
Dr. Ritter				
Bio-Molkenkur Beerenmix	339	0,4	75,6	1,1 ○○●
Bio-Molkenkur Bourbon Vanille	342	1,0	71,5	2,6 ○○●
Bio-Molkenkur pur	344	1,0	72,0	2,6 ○○●
frema				
Reform Magermilchpulver	351	1,0	51,0	2,6 ○○●

Joghurt, Quark und Milchdesserts

Produktbezeichnung	Energie (kcal)	Fett (g)	Kohlenhydrate (g)	LowFett 30-Faktor
Molkenpulver	350	1,2	65,9	3,1 ○○●
Nestlé				
Coffee-mate, Kaffeeweißer	457	16,5	75,0	32,5 ○●○
Trockenmilchpulver, mager	363	1,0	50,5	2,4 ○○●
Trockenmilchpulver, vollfett	482	26,2	35,1	48,9 ○●○
Joghurt, Quark und Milchdesserts				
Andechser				
Bio-Cerealien Drink, 1,5 % Fett	80	1,2	14,2	13,5 ○○●
Bio-Joghurt mild Gebrannte Mandel, 3,7 % Fett (Saisonprodukt)	118	4,2	15,9	32,0 ○●○
Bio-Joghurt mild Vanille	99	3,2	13,8	29,1 ○○●
Bio-Joghurt mild, 0,1 % Fett	45	0,1	6,3	2,0 ○○●
Bio-Lassi Chai, 3,5 % Fett	88	2,7	13,2	27,6 ○○●
Bio-Lassi Sweetie, 3,5 % Fett	84	2,5	12,9	26,8 ○○●
Bio-Lassie Mango, 3,5 % Fett	88	2,7	13,0	27,6 ○○●
Bio-Speisequark, Magerstufe mit Joghurt verfeinert	53	0,2	3,1	3,4 ○○●
Bio-Trink-Joghurt Banane, 1,5 % Fett	73	1,2	12,9	14,8 ○○●
Bio-Trink-Joghurt Brombeere-Cassis, 1,5 % Fett	74	1,2	13,0	14,6 ○○●
Bio-Trink-Joghurt Himbeere, 0,1 % Fett	60	0,1	12,1	1,5 ○○●
Bio-Trink-Joghurt Mango-Vanille, 0,1 % Fett	64	0,1	13,1	1,4 ○○●
Bio-Trink-Joghurt Multifrucht, 0,1 % Fett	63	0,1	12,8	1,4 ○○●
Fettarmer Bio-Joghurt, mild, 1,8 % Fett	60	1,8	6,2	27,0 ○○●
Frucht & Liebe Johannisbeere-Zitronenverbene	108	2,6	16,7	21,7 ○○●
Frucht & Liebe Rote Gartenfrüchte	110	2,6	17,2	21,3 ○○●
Handgeschöpfter Bio-Topfen-Quark	101	4,4	4,6	39,2 ○●○
Probiotischer Trinkjoghurt – Aktiv mit Bio, Natur, 1,8 % Fett	71	1,8	10,5	22,8 ○○●
Probiotischer Trinkjoghurt – Aktiv mit Bio, Vanille, 1,8 % Fett	88	1,6	15,4	16,4 ○○●
Bauer				
Der große Bauer, 0,1 % Fett, Kirsche	44	0,2	6,4	4,1 ○○●
Der große Bauer, 0,1 % Fett, Vanille	44	0,2	6,4	4,1 ○○●
Der große Bauer Diät, Kirsche	61	2,6	5,6	38,4 ○●○
Der große Bauer Diät, Stracciatella	67	2,7	6,8	36,3 ○●○
Der große Bauer, Banen-Apfel-Müsli	96	2,9	13,8	27,2 ○○●
Der große Bauer, Erdbeere	91	2,4	13,3	23,7 ○○●
Der kleine Bauer, Birne	89	2,5	13,0	25,3 ○○●

JOGHURT, QUARK UND MILCHDESSERTS

Produktbezeichnung	Energie (kcal)	Fett (g)	Kohlenhydrate (g)	LowFett 30-Faktor
Der kleine Bauer, Erdbeere	91	2,4	13,3	23,7 ○○●
Der kleine Bauer, Heidelbeere Cassis	87	2,4	13,0	24,8 ○○●
Der kleine Bauer, Kirsche	91	2,4	13,5	23,7 ○○●
Fit & Aktiv Joghurt Heidelbeere	87	1,5	14,3	15,5 ○○●
Fit & Aktiv Joghurt Natur	62	1,8	6,7	26,1 ○○●
Frischer Joghurt mild	118	3,0	18,9	22,9 ○○●
Fruchtjoghurt Erdbeer Müsli	101	3,2	14,2	28,5 ○○●
Fruchtjoghurt Kirsche	92	2,4	13,5	23,5 ○○●
Fruchtjoghurt Pfirsich-Maracuja, 0,1 % Fett	45	0,2	6,4	4,0 ○○●
Joghurt-Drink, 0,1 % Fett (alle Sorten)	44	0,1	6,4	2,0 ○○●
Joghurt-Drink Himbeere-Vanille	90	1,9	15,4	19,0 ○○●
Kinderjoghurt Erdbeere	86	1,5	14,0	15,7 ○○●
Kuchen-Dessert Käsekuchen-Limette	163	8,9	16,5	49,1 ○◐○
Kuchen-Dessert Mandarine	156	7,6	18,3	43,8 ○◐○
Milchreis Natur	118	3,0	18,9	22,9 ○○●
Milchreis Schoko	102	2,4	16,8	21,2 ○○●
Quarkcreme Erdbeere	157	7,3	18,4	41,8 ○◐○
Quarkcreme Kirsche	155	7,3	18,0	42,4 ○◐○
Campina				
Milchreiter Erdbeer	100	2,7	15,0	24,3 ○○●
Milchreiter Kirsche	100	2,7	15,0	24,3 ○○●
Milchreiter Heidelbeere	100	2,7	15,0	24,3 ○○●
Milchreiter Waldfrucht	105	2,8	16,0	24,0 ○○●
Fruttis erfrischend & fruchtig	81	0,2	17,0	2,2 ○○●
Fruttis cremig & fruchtig	97	2,1	17,0	19,5 ○○●
MilchNussStrudel	118	3,5	19,0	26,7 ○○●
Mix it Vanillejoghurt mit Schokoballs	138	4,6	20,0	30,0 ○○●
Optiwell Joghurtgenuss Pfirsich-Maracuja	63	0,9	9,6	12,9 ○○●
Optiwell Joghurtgenuss Tropical	62	0,9	9,5	13,1 ○○●
Optiwell Joghurtgenuss Erdbeere	49	0,1	7,7	1,8 ○○●
Optiwell Joghurtgenuss Himbeere	46	0,1	7,1	2,0 ○○●
Optiwell Naturjoghurt	52	0,1	7,1	1,7 ○○●
Optiwell Pudding Schoko	68	0,9	9,8	11,9 ○○●
Optiwell Pudding Vanille	65	0,9	10,0	12,5 ○○●
Optiwell Grießpudding Natur	67	0,1	12,0	1,3 ○○●
Optiwell Grießpudding Zimt	66	0,1	12,0	1,4 ○○●
Danone				
Activia Apfel-Cerealien	95	2,8	13,5	26,5 ○○●

Joghurt, Quark und Milchdesserts

Produktbezeichnung	Energie (kcal)	Fett (g)	Kohlenhydrate (g)	LowFett 30-Faktor
Activia Classic Mango	94	2,8	13,5	26,8 ○○●
Activia Creme-Genuss Kirsche	99	2,9	14,4	27,8 ○○●
Activia Creme-Genuss Natur	91	3,5	10,5	34,6 ○●○
Activia Creme-Genuss Vanille	97	3,0	12,7	27,8 ○○●
Activia Joghurt Drink Erdbeere-Kiwi	79	1,7	13,2	19,4 ○○●
Activia Joghurt Drink Natur	48	1,9	4,3	35,6 ○●○
Activia Joghurt Drink Vanille	80	1,7	13,5	19,1 ○○●
Activia mit Cerealien	96	2,8	13,9	26,3 ○○●
Activia mit Fruchtpüree Erdbeer	98	3,0	13,7	27,6 ○○●
Activia mit Fruchtpüree Himbeere	98	3,0	13,8	27,6 ○○●
Activia mit Fruchtpüree Pfirsich-Maracuja	98	3,0	13,7	27,6 ○○●
Activia Natur, 0,1 % Fett	50	0,1	6,8	1,8 ○○●
Activia Pur Erdbeere	89	3,1	11,2	31,4 ○●○
Activia Pur Mango	89	3,1	11,2	31,4 ○●○
DanySahne Bourbon Vanille	129	6,2	16,8	43,3 ○●○
DanySahne Classic Schokolade	134	6,5	16,7	43,7 ○●○
DanySahne Schoko Mousse	190	9,7	23,8	46,0 ○●○
DanySahne Schoko-Duo	140	6,9	16,2	44,4 ○●○
Family Joghurt, 0 % Fett, Erdbeere	52	0,1	7,8	1,7 ○○●
Family Joghurt, 0 % Fett, Pfirsich	51	0,1	7,9	1,8 ○○●
Family Joghurt, 0 % Fett, Ananas	52	0,1	8,1	1,7 ○○●
Family Joghurt, 0 % Fett, Kirsche	54	0,1	8,3	1,7 ○○●
Fruchtzwerge (alle klassischen Sorten)	105	2,9	13,0	24,9 ○○●
Obstgarten Classic Erdbeere	119	4,0	16,0	30,3 ○●○
Obstgarten Classic Pfirsich-Maracuja	119	4,0	16,1	30,3 ○●○
Obstgarten Diät Erdbeere, 0,4 % Fett	62	0,4	9,5	5,8 ○○●
Obstgarten Diät Pfirsich- Maracuja, 0,4 % Fett	65	0,4	9,4	5,5 ○○●
Obstgarten Vanilla Kirsche	138	5,5	17,7	35,9 ○●○
Quark-Joghurt-Creme Erdbeere	107	3,0	13,6	25,2 ○○●
Dr. Oetker				
Diät-Pudding Schoko	78	2,9	8,7	33,5 ○●○
Diät-Pudding Vanille-Geschmack	73	2,6	7,6	32,1 ○●○
Diät-Wölkchen Schokolade	107	6,5	7,8	54,7 ○●○
Frucht-Wölkchen Erdbeere	109	2,3	18,5	19,0 ○○●
Mousse Chocolat	189	9,2	21,1	43,8 ○●○
Mousse Lemon Kiss	153	7,1	19,8	41,8 ○●○
Mousse Rotwein	182	7,1	22,5	35,1 ○●○
Mousse Strawberry Kiss	156	7,1	20,4	41,0 ○●○

JOGHURT, QUARK UND MILCHDESSERTS

Produktbezeichnung	Energie (kcal)	Fett (g)	Kohlen-hydrate (g)	LowFett 30-Faktor
Paula Dessert mit Joghurt mit Erdbeer-flecken	108	3,6	14,8	30,0 ○○●
Paula Milchcreme mit Haselnuss-Flecken	113	3,9	16,4	31,1 ○●○
Paula Schokoladen-Pudding mit Vanille-Flecken	116	3,9	16,8	30,3 ○●○
Paula Vanille-Pudding mit Schoko-Flecken	115	3,9	15,7	30,5 ○●○
Pur Crema Vanille Intensiv	113	4,1	15,8	32,7 ○●○
Sahne Pudding Bourbon Vanille	152	8,8	15,1	52,1 ○●○
Sahne Pudding Grieß Natur	122	4,8	16,0	35,4 ○●○
Sahne Pudding Vollmilch Schokolade	159	9,1	15,7	51,5 ○●○
Weißwein-Mousse	181	7,1	22,7	35,3 ○●○
Wölkchen Vanille-Geschmack	127	6,2	7,0	43,9 ○●○
Zaziki	132	9,8	7,2	66,8 ●○○
Ehrmann				
Allgäuer Speisequark, 0,2 % Fett i. Tr.	58	0,2	5,0	3,1 ○○●
Allgäuer Speisequark, 20 % Fett i. Tr.	85	3,7	5,0	39,2 ○●○
Allgäuer Speisequark, 40 % Fett i. Tr.	129	8,8	5,0	61,4 ●○○
Almighurt Birne mit feinen Schokoraspeln	124	4,8	17,0	34,8 ○●○
Almighurt Erdbeere Crunchy	126	4,6	18,0	32,9 ○●○
Almighurt Fruchtjoghurt, 3,8 % Fett (alle Sorten)	110	2,8	16,0	22,9 ○○●
Almighurt Mohn-Marzipan	114	4,1	15,0	32,4 ○●○
Almighurt Schoko (im 500 g Glas)	119	3,7	18,0	28,0 ○○●
Almighurt Schoko gerührt	119	3,7	18,0	28,0 ○○●
Almighurt Schoko stichfest	128	4,7	18,0	33,1 ○●○
Almighurt Stracciatella	108	3,2	16,4	26,7 ○○●
Bighurt, 1,5 % Fett	58	1,5	6,2	23,4 ○○●
Bighurt, 3,8 % Fett	71	3,5	5,4	44,4 ○●○
CremeQuark Erdbeer	123	4,6	16,0	33,7 ○●○
CremeQuark Kirsch	105	3,0	15,0	25,7 ○○●
CremeQuark Stracciatella	123	4,6	16,0	33,7 ○●○
Cremighurt Erdbeer	117	5,2	15,0	40,0 ○●○
Cremighurt Stracciatella	149	7,0	18,5	42,3 ○●○
Dessert plus Sahne Orange	94	1,4	20,0	13,4 ○○●
Dessert plus Sahne Schoko	81	1,5	15,0	16,7 ○○●
Dessert plus Sahne Vanilla	81	1,5	15,0	16,7 ○○●
FitVital Dessert Schoko-Sahne	66	1,3	10,5	17,7 ○○●
FitVital Diät Dessert Milchkaffee-Sahne	66	1,3	10,5	17,7 ○○●
FitVital Diät Dessert Vanilla-Sahne	66	1,3	10,5	17,7 ○○●

JOGHURT, QUARK UND MILCHDESSERTS

Produktbezeichnung	Energie (kcal)	Fett (g)	Kohlen-hydrate (g)	LowFett 30-Faktor
FitVital Diät Fruchtjoghurt	66	2,4	8,0	32,7
FitVital Diät-Quark mit Früchten	88	3,2	9,6	32,7
Früchte-Traum (alle Sorten)	118	4,0	16,0	30,5
Früchte-Traum, 0,1 % Fett	86	0,1	16,0	1,0
Grand Dessert nach Herzenslust Schoko-Kirsche	122	3,5	20,0	25,8
Grand Dessert nach Herzenslust Vanille-Himbeere	122	3,5	20,0	25,8
Grand Dessert Schoko	123	4,9	17,0	35,8
Monster Backe	119	4,0	14,0	30,3
Monster Backe Knister	112	2,7	19,0	21,7
Monster Backe Milch Snack Schoko-Haselnuss	135	5,7	18,0	38,0
Monster Backe Milch-Pudding Schoko oder Vanille	111	3,0	18,0	24,3
Vanille-Traum	118	4,0	16,0	30,5
Exquisa				
Frucht & Quark fitline Ananas & Maracuja	92	0,2	16,0	2,0
Frucht & Quark fitline Apfel & Kiwi	92	0,2	16,0	2,0
Frucht & Quark fitline Erdbeer & Limone	92	0,2	16,0	2,0
Frucht & Quark fitline Heidelbeere	92	0,2	16,0	2,0
Frucht & Quark Diät Erdbeer	87	2,9	9,2	30,0
Frucht & Quark Diät Kirsch	87	2,9	9,2	30,0
Frucht & Quark Bircher Müsli	90	2,9	9,7	29,0
QuarkGenuss Erdbeer, 0,2 % Fett	86	0,2	14,9	2,1
QuarkGenuss Kirsch, 0,2 % Fett	87	0,2	15,1	2,1
Joghurt aus Magermilch	37	0,1	4,9	2,4
Joghurt aus Magermilch mit Früchten	71	0,1	12,8	1,3
Joghurt, 1,5 % Fett	49	1,6	4,5	29,4
Joghurt, 1,5 % Fett, mit Früchten	83	1,4	13,5	15,2
Joghurt, 3,5 % Fett	69	3,8	4,4	49,6
Joghurt, 3,5 % Fett, mit Früchten	104	3,6	15,5	22,5
Landliebe				
Fettarmer Joghurt mild, Erdbeere, 1,5 % Fett	91	1,3	15,0	12,9
Fettarmer Joghurt mild, Kirsche, 1,5 % Fett	91	1,3	15,0	12,9
Fettarmer Joghurt mild, Pfirsich-Maracuja, 1,5 % Fett	91	1,3	15,0	12,9
Fruchtjoghurt Ananas, 3,8 % Fett	95	2,7	14,0	25,6
Fruchtjoghurt Aprikose, 3,8 % Fett	98	2,5	15,0	23,0
Fruchtjoghurt Brombeere, 3,8 % Fett	98	2,7	14,0	24,8

JOGHURT, QUARK UND MILCHDESSERTS

Produktbezeichnung	Energie (kcal)	Fett (g)	Kohlen-hydrate (g)	LowFett 30-Faktor
Fruchtjoghurt Vanille, 3,8 % Fett	107	2,9	16,0	24,4 ◐◐●
Fruchtjoghurt, Erdbeere, 3,8 % Fett	100	2,6	15,0	23,4 ◐◐●
Fruchtjoghurt, Heidelbeere, 3,8 % Fett	95	2,7	14,0	25,6 ◐◐●
Fruchtjoghurt, Himbeere, 3,8 % Fett	103	2,5	16,0	21,8 ◐◐●
Fruchtjoghurt, Kirsche, 3,8 % Fett	95	2,6	14,0	24,6 ◐◐●
Fruchtjoghurt, Pfirsich, 3,8 % Fett	98	2,5	15,0	23,0 ◐◐●
Joghurt auf Brombeeren	101	3,0	14,0	26,7 ◐◐●
Joghurt auf Erdbeeren	97	2,8	14,0	26,0 ◐◐●
Joghurt auf Heidelbeeren	101	2,8	15,0	25,0 ◐◐●
Joghurt auf Himbeeren	106	2,8	16,0	23,8 ◐◐●
Joghurt auf Kirschen	97	2,8	14,0	26,0 ◐◐●
Joghurt auf Pfirsich-Maracuja	103	3,1	15,0	27,1 ◐◐●
Müsli Apfel-Ananas, 1,5 % Fett	99	1,2	18,0	10,9 ◐◐●
Müsli Cranberry, 1,5 % Fett	110	1,1	21,0	9,0 ◐◐●
Müsli Rote Beeren, 3,8 % Fett	117	2,2	21,0	16,9 ◐◐●
Müsli Schoko-Banane, 1,5 % Fett	119	2,5	20,0	18,9 ◐◐●
Müsli Traditionell, 3,8 % Fett	111	2,4	19,0	19,5 ◐◐●
Naturjoghurt, 1,5 % Fett	61	1,5	6,5	22,1 ◐◐●
Milram				
Buttermilch Dessert (alle Sorten)	115	4,0	15,6	31,3 ◐●◐
ButtermilchQuark	72	0,5	4,0	6,3 ◐◐●
Fettarmer Joghurt, 1,5 % Fett	54	1,5	5,1	25,0 ◐◐●
Frühlingsquark	143	10,0	3,8	62,9 ●◐◐
Frühlingsquark Activ	79	2,4	4,0	27,3 ◐◐●
Frühlingsquark Leicht	79	2,2	4,0	25,1 ◐◐●
Joghurt Gold stichfest Erdbeere	92	2,9	12,6	28,4 ◐◐●
Joghurt Gold stichfest Vanilla-Kirsche	100	2,7	15,4	24,3 ◐◐●
Joghurt mild, 3,5 % Fett	69	3,5	4,7	45,7 ◐●◐
Joghurt stichfest unterlegt (alle Sorten)	96	3,0	14,0	28,1 ◐◐●
Magerquark	70	0,5	4,0	6,4 ◐◐●
Sahnequark	143	10,0	3,8	62,9 ●◐◐
Speisequark	99	4,4	3,9	40,0 ◐●◐
Müller				
Der Große mit der Knusper Ecke – Schoko Balls	220	4,8	19,8	19,6 ◐◐●
Der Große mit der Knusper Ecke – Schoko Flakes	220	3,8	13,7	15,6 ◐◐●
Diät Milchreis Kirsche	82	2,2	12,5	24,1 ◐◐●
Diät Milchreis Pur	84	2,6	11,5	27,9 ◐◐●

JOGHURT, QUARK UND MILCHDESSERTS

Produktbezeichnung	Energie (kcal)	Fett (g)	Kohlen-hydrate (g)	LowFett 30-Faktor
Diät Milchreis Zimt	85	2,3	12,6	24,4 ◌◌●
Doppeldecker Himbeerpudding mit Vanillasoße	91	1,3	17,7	12,9 ◌◌●
Doppeldecker Schokopudding mit Vanillasoße	102	2,9	15,8	25,6 ◌◌●
Doppeldecker Vanillapudding mit Himbeersoße	96	1,5	18,5	14,1 ◌◌●
Doppeldecker Waldmeisterpudding mit Vanillasoße	90	1,3	17,6	13,0 ◌◌●
Froop Erdbeer	103	2,2	16,1	19,2 ◌◌●
Froop Himbeere	107	2,2	17,3	18,5 ◌◌●
Froop Kirsch-Banane	106	2,2	16,9	18,7 ◌◌●
Froop Kirsche	110	2,2	17,9	18,0 ◌◌●
Froop Kiwi	106	2,2	16,9	18,7 ◌◌●
Froop Mango	105	2,2	16,5	18,9 ◌◌●
Froop Pfirsich-Maracuja	108	2,2	17,4	18,3 ◌◌●
Froop Waldfrucht	104	2,2	16,4	19,0 ◌◌●
Froop Zitrone	109	2,2	17,7	18,2 ◌◌●
Grießpudding mit Kirschsoße	121	2,2	22,6	16,4 ◌◌●
Joghurt mit der Buttermilch – Mango-Maracuja	93	0,9	15,8	8,7 ◌◌●
Joghurt mit der Buttermilch – Kirsche	89	0,9	15,0	9,1 ◌◌●
Joghurt mit der Buttermilch – Zitrone	92	0,9	15,7	8,8 ◌◌●
Joghurt mit der Buttermilch – Mango-Orange	89	0,9	14,9	9,1 ◌◌●
Joghurt mit der Buttermilch – Erdbeere	93	0,9	15,8	8,7 ◌◌●
Joghurt mit der Buttermilch – Himbeere	88	0,9	14,7	9,2 ◌◌●
Joghurt mit der Knusper Ecke – Schoko Stars	150	4,9	20,6	29,4 ◌◌●
Joghurt mit der Knusper Ecke – Crispy Crunch	150	4,3	22,1	25,8 ◌◌●
Joghurt mit der Knusper Ecke – Original	150	5,6	13,7	33,6 ◌●◌
Joghurt mit der Knusper Ecke – Banane mit Schoko Flakes	150	5,0	18,0	30,0 ◌◌●
Joghurt mit der Knusper Ecke – Erdbeer mit Knusper Schokotalern	150	5,8	19,5	34,8 ◌●◌
Joghurt mit der Knusper Ecke – Schoko Müsli	150	5,4	12,7	32,4 ◌●◌
Joghurt mit der Schlemmer Ecke – Typ Bananasplit	150	3,7	18,7	22,2 ◌◌●

EIER, MILCH UND MILCHPRODUKTE

Joghurt, Quark und Milchdesserts

Produktbezeichnung	Energie (kcal)	Fett (g)	Kohlen-hydrate (g)	LowFett 30-Faktor
Joghurt mit der Schlemmer Ecke – Birne Stracciatella	150	3,0	17,8	18,0 ●
Joghurt mit der Schlemmer Ecke – Erdbeer	150	2,5	14,0	15,0 ●
Joghurt mit der Schlemmer Ecke – Erdbeer Pannacotta	150	3,0	18,9	18,0 ●
Joghurt mit der Schlemmer Ecke – Heidelbeere	150	2,5	15,0	15,0 ●
Joghurt mit der Schlemmer Ecke – Himbeere	150	2,5	14,9	15,0 ●
Joghurt mit der Schlemmer Ecke – Kirsche	150	2,5	14,9	15,0 ●
Joghurt mit der Schlemmer Ecke – Mango Papaya	150	3,0	18,9	18,0 ●
Knüller Erdbeere	105	3,6	14,3	30,9 ◉
Knüller Haselnuss	133	4,2	18,9	28,4 ●
Knüller Himbeere	104	3,6	14,1	31,2 ◉
Knüller Kirsche	104	3,6	14,1	31,2 ◉
Knüller Pfirsich-Aprikose	104	3,6	14,1	31,2 ◉
Knüller Stracchiatella	139	5,3	18,0	34,3 ◉
Knüller Vanilla	116	3,9	15,4	30,3 ◉
Milchreis Original Apfel	107	2,2	18,8	18,5 ●
Milchreis Original Erdbeer	103	2,1	17,9	18,3 ●
Milchreis Original Himbeer	107	2,2	18,5	18,5 ●
Milchreis Original Kirsche	108	2,2	18,8	18,3 ●
Milchreis Original Pur	101	2,6	15,9	23,2 ●
Milchreis Original Schoko	110	2,5	18,3	20,5 ●
Milchreis Original Toffee	107	2,3	18,3	19,3 ●
Milchreis Original Vanillegeschmack	103	2,5	16,8	21,8 ●
Milchreis Original Zimt	109	2,4	18,5	19,8 ●
Mini à la Birne Hélène	165	10,1	14,9	55,1 ◉
Mini Erdbeer-Sahne	146	7,9	15,2	48,7 ◉
Mini Pistazie-Haselnuss	157	10,1	14,9	50,4 ◉
Mini Venezianische Crème & Kaffeebiskuit	151	8,0	16,2	47,7 ◉
Mousse au Chocolat	176	8,2	20,6	41,9 ◉
Schoko-Milchreis mit Kokos	200	2,6	17,5	11,7 ●
Schokopudding mit Vanillesoße	107	2,4	18,5	20,2 ●
Vanillapudding mit Schokosoße	108	2,1	19,1	17,5 ●
natreen				
Creme Dessert Schokolade	77	3,5	7,3	40,9 ◉
Creme Dessert Vanille-Geschmack	73	3,2	7,6	39,5 ◉
Mousse au Chocolat	94	4,1	6,8	39,3 ◉

Joghurt, Quark und Milchdesserts

Produktbezeichnung	Energie (kcal)	Fett (g)	Kohlenhydrate (g)	LowFett 30-Faktor
Pudding Schokolade	68	1,6	9,8	21,2 ○○●
Pudding Vanille-Geschmack	66	1,5	10,0	20,5 ○○●
Nestlé				
LC1 Pur	76	3,5	5,6	41,5 ○●○
LC1 Vanilla	104	3,0	14,4	26,0 ○○●
Onken				
Bighurt, 0,1 % Fett, cremig gerührt	48	0,1	6,3	1,9 ○○●
Bighurt stichfest, 1,5 % Fett	53	1,5	5,8	25,5 ○○●
Bighurt stichfest, 3,7 % Fett	71	3,7	5,6	46,9 ○●○
Joghurt mild Diät, 0,1 % Fett, Erdbeere	54	0,2	8,0	3,3 ○○●
Joghurt mild Diät, 0,1 % Fett, Kirsche	50	0,2	7,4	3,6 ○○●
Joghurt mild Diät, 0,1 % Fett, Pfirsich-Maracuja	50	0,1	7,2	1,8 ○○●
Joghurt mild Diät, 0,1 % Fett, Vanille	49	0,1	7,2	1,8 ○○●
Joghurt mild Diät Vollkorn, 0,1 % Fett, Blutorange-Ananas	56	0,2	8,3	3,2 ○○●
Joghurt mild Diät Vollkorn, 0,1 % Fett, Erdbeere	57	0,3	8,5	4,7 ○○●
Joghurt mild Diät Vollkorn, 0,1 % Fett, Heidelbeere-Holunder	58	0,2	8,8	3,1 ○○●
Joghurt mild Diät Vollkorn, 0,1 % Fett, Traube-Feige-Dattel	57	0,2	8,5	3,2 ○○●
Joghurt mild Erdbeere	103	2,7	15,8	23,6 ○○●
Joghurt mild Himbeere	101	2,7	15,1	24,1 ○○●
Joghurt mild Kirsche	107	2,7	16,7	22,7 ○○●
Joghurt mild Pfirsich-Maracuja	104	2,7	16,0	23,4 ○○●
Joghurt mild Vollkorn Erdbeere	111	2,9	17,2	23,5 ○○●
Joghurt mild Vollkorn Kirsche	113	2,9	17,4	23,1 ○○●
Länder-Joghurt, 3,7 % Fett, Typ Sangria	107	3,5	14,1	29,4 ○○●
Länder-Joghurt, 3,7 % Fett, Mango-Papaya-Maracuja	103	2,7	15,5	23,6 ○○●
Länder-Joghurt, 3,7 % Fett, Australische Macadamia-Nuss	109	3,6	15,3	29,7 ○○●
Länder-Joghurt, 3,7 % Fett, Stracciatella Ital. Art	132	4,4	18,7	30,0 ○○●
Onken Bratapfel	103	2,7	14,5	23,6 ○○●
Onken Gebrannte Mandeln	109	2,7	14,5	22,3 ○○●
Onken Lebkuchen	115	3,2	16,3	25,0 ○○●
Onken Pflaume-Zimt	104	2,7	14,9	23,4 ○○●

JOGHURT, QUARK UND MILCHDESSERTS

Produktbezeichnung	Energie (kcal)	Fett (g)	Kohlen-hydrate (g)	LowFett 30-Faktor
Puddis				
»in Love« Cappucino	142	4,7	21,0	29,8 ○○●
Bananenpudding mit Schokosoße	100	2,4	17,0	21,6 ○○●
Karamellpudding mit Schokosoße	99	2,1	17,0	19,1 ○○●
Milchpudding Bourbon-Vanille mit Schokosoße	103	2,0	19,0	17,5 ○○●
Milchpudding mit Schokolade	107	2,7	17,0	22,7 ○○●
Milchpudding Vanille	97	2,1	17,0	19,5 ○○●
Schokopudding mit Bourbon-Vanillesoße	112	2,7	19,0	21,7 ○○●
Wackelpudding Himbeergeschmack mit Vanillesoße	103	1,7	21,0	14,9 ○○●
Wackelpudding Waldmeistergeschmack mit Vanillesoße	103	1,7	21,0	14,9 ○○●
real,- Quality				
Buttermilchdessert Birne-Vanille	116	4,0	16,0	31,0 ○●○
Buttermilchdessert Kirsche-Vanille	115	4,0	15,0	31,3 ○●○
Fruchtjoghurt Ananas, 3,8% Fett	100	2,8	15,2	25,2 ○○●
Fruchtjoghurt Erdbeere, 3,5% Fett	104	2,8	15,5	24,2 ○○●
Fruchtjoghurt Haselnuss, 3,5% Fett	134	5,7	16,3	38,3 ○●○
Fruchtjoghurt Kirsch, 3,8% Fett	108	2,7	17,3	22,5 ○○●
Joghurt, 0,1% Fett	44	0,1	6,0	2,0 ○○●
Joghurt, 1,5% Fett	44	1,5	4,1	30,7 ○●○
Joghurt, 3,5% Fett	61	3,5	4,0	51,6 ○●○
Knick-Joghurt mit 13% Bananenzubereitung und schokolierten Cerealien	141	4,7	19,6	30,0 ○○●
Knick-Joghurt mit Müslizubereitung	124	4,3	15,7	31,2 ○●○
Mousse au Chocolat	436	16,2	57,2	33,4 ○●○
Mousse au Citron	436	11,0	78,0	22,7 ○○●
Sahnesoftpudding Schoko	171	9,3	18,4	48,9 ○●○
Sahnesoftpudding Vanille	159	8,9	16,7	50,4 ○●○
Speisequark, 20% Fett i. Tr.	109	5,1	2,7	42,1 ○●○
Speisequark, 40% Fett i. Tr.	159	11,4	2,6	64,5 ●○○
Speisequark, mager	73	0,3	3,2	3,7 ○○●
Südmilch				
Der Cremige, 3,5% Fett	70	3,5	6,6	45,0 ○●○
TiP				
Fruchtjoghurt Ananas, 0,1% Fett	81	0,1	15,4	1,1 ○○●
Fruchtjoghurt Erdbeere, 0,1% Fett	79	0,1	15,0	1,1 ○○●
Fruchtjoghurt Heidelbeere, 1,8% Fett	94	1,4	16,0	13,4 ○○●

Laktosefreie Milch und Milchprodukte

Produktbezeichnung	Energie (kcal)	Fett (g)	Kohlenhydrate (g)	LowFett 30-Faktor
Fruchtjoghurt Kirsch, 1,8 % Fett	94	1,4	16,0	13,4 ◐
Fruchtquark mit Schokoraspeln Banane	146	7,5	14,0	46,2 ◐
Fruchtquark mit Schokoraspeln Stracciatella	146	7,5	14,0	46,2 ◐
Joghurt, 1,5 % Fett	44	1,5	4,1	30,7 ◐
Joghurt, 3,5 % Fett	61	3,5	4,0	51,6 ◐
Speisequark (Magerstufe)	70	0,5	4,0	6,4 ●
Speisequark, 40 % Fett i. Tr.	143	10,0	3,8	62,9 ●
Trinkjoghurt Kirsch-Vanilla, 0,1 % Fett	66	0,1	14,0	1,4 ●
Zaziki	113	7,4	7,7	58,9 ◐
Tzatziki, mager	54,5	0,7	3,1	11,6 ●
Weihenstephan				
Der Cremige, 0,1 % Fett, Kirsche	86	0,1	15,1	1,0 ●
Der Cremige, 0,1 % Fett, Zitrone	89	0,1	16,4	1,0 ●
Frischer Fruchtquark Himbeere	137	6,2	14,0	40,7 ◐
Frischer Quark, 0,1 % Fett	68	0,1	7,0	1,3 ●
Fruchtjoghurt mild Heidelbeere-Johannisbeere	103	2,8	14,2	24,5 ●
Fruchtjoghurt mild Mango-Orange	96	2,8	13,6	25,2 ●
Joghurt mild unser Cremigster	122	10,0	3,9	73,8 ●
Joghurt mild unser Cremigster Erdbeere	144	7,9	14,8	49,4 ◐
Zott				
Cremore	180	11,0	17,8	55,0 ◐
Gourmet Diät Joghurt	62	1,3	8,0	18,9 ●
Jogolé Diät	49	0,1	8,0	1,8 ●
Jogolé Fruchtinsel	86	0,9	16,1	9,4 ●
Jogolé Fuchtjoghurt, 0,1 % Fett	69	0,1	13,0	1,3 ●
Mocca-Joghurt	100	2,7	15,4	24,3 ●
Monte	195	13,3	15,9	61,4 ●
Sahne Joghurt	141	7,7	15,5	49,1 ◐
Sahne-Joghurt Diät	114	8,0	8,0	63,2 ●
Sahne-Joghurt La Dessert	146	8,7	14,5	53,6 ◐
Starfrucht	94	2,5	14,9	23,9 ●
Laktosefreie Milch und Milchprodukte				
Muh				
Fettarme H-Milch, 1,5 % Fett – laktosefrei	48	1,5	5,0	28,1 ●
Haltbare Schlagsahne, 30 % Fett – laktosefrei	293	30,0	3,4	92,2 ●
Haltbare Vollmilch, 3,5 % Fett – laktosefrei	66	3,5	4,9	47,7 ◐

Milchersatzprodukte aus Sojamilch

Produktbezeichnung	Energie (kcal)	Fett (g)	Kohlenhydrate (g)	LowFett 30-Faktor
Schokodrink aus haltbarer Vollmilch, 3,5 % Fett – laktosefrei	80	3,5	9,3	39,4 ◐
Omira				
MinusL Buttermilch	38	0,5	4,5	11,8 ●
MinusL frische Milch, 1,5 % Fett	47	1,5	4,9	28,7 ●
MinusL haltbare Milch, 1,5 % Fett	46	1,5	4,7	29,3 ●
MinusL Joghurt Erdbeere	97	2,7	15,0	25,1 ●
MinusL Joghurt Vanille	110	2,7	18,4	22,1 ●
MinusL Kaffeesahne in der Glasflasche	120	10,0	4,3	75,0 ●
MinusL Milchpudding Schoko	125	5,0	16,7	36,0 ◐
MinusL Milchpudding Vanille	97	3,2	14,2	29,7 ●
MinusL Quark	67	0,3	4,3	4,0 ●
MinusL Quark-Topfen-Zubereitung	62	0,3	2,2	4,4 ●
MinusL Schokomilch	57	1,5	7,4	23,7 ●
MinusL Schoko-Pudding mit Sahne	104	4,0	13,8	34,6 ◐
MinusL Vanille-Pudding mit Sahne	105	4,2	13,8	36,0 ◐
MinusL Wiener Eiskaffee	58	1,8	8,9	27,9 ●
MinusL Zaziki	234	22,2	5,1	85,4 ●
Weihenstephan				
Laktosefreie Alpenmilch, 1,5 % Fett	48	1,5	4,8	28,1 ●
Laktosefreie Alpenmilch, 3,5 % Fett	65	3,5	4,8	48,5 ◐
Milchersatzprodukte aus Sojamilch				
Alnatura				
Sojadrink Calcium	42	1,9	3,0	40,7 ◐
Sojadrink Natur	40	2,1	1,6	47,3 ◐
Sojadrink Schoko	65	1,8	8,9	24,9 ●
Sojadrink Vanille	53	1,9	5,7	32,3 ◐
alpro				
Soja Dessert Dunkle Schokolade	93	2,2	14,9	21,3 ●
Soja Dessert Softer Karamell	82	1,8	13,4	19,8 ●
Soja Dessert Vanille	81	1,7	13,0	18,9 ●
Soja Drink Bio Natur	37	1,8	2,3	43,8 ◐
Soja Drink Light	29	1,2	2,0	37,2 ◐
Soja Drink Schoko	70	1,8	9,8	23,1 ●
Soja Joghurt Heidelbeere	75	2,0	9,7	24,0 ●
Soja Joghurt Natur	46	2,3	2,2	45,0 ◐
Soja Joghurt Vanille	75	2,2	9,5	26,4 ●

KÄSE

Produktbezeichnung	Energie (kcal)	Fett (g)	Kohlen-hydrate (g)	LowFett 30-Faktor
granoVita				
Soja-Drink, ungesüßt	39	2,3	0,9	53,1 ○◐○
Soja Saane	155	11,0	12,3	63,9 ●○○
Bio-Soja-Drink, ungesüßt	39	2,3	0,9	53,1 ○◐○
Bio-Reis-Drink, ungesüßt	56	1,1	11,4	17,6 ○○●
Soja-Drink plus Calcium	40	2,3	0,9	51,8 ○◐○
Soja-Drink, ungesüßt	39	2,3	0,9	53,1 ○◐○
Vitaquell				
Bio SojaDrink Kakao	83	2,4	11,1	26,0 ○○●
Bio SojaDrink Natur	35	2,2	0,1	56,6 ○◐○
SojaDrink Calcium mit Vanille	46	2,2	2,8	43,0 ○◐○
Käse				
Almette				
Kräuter, 7% Fett	119	7,0	4,0	52,9 ○◐○
mit Joghurt, 16% Fett	192	16,0	6,0	75,0 ●○○
Natur	270	26,0	3,0	86,7 ●○○
Andechser				
Bio-Alpenländer Kräuterkäse	316	26,5	0,0	75,5 ●○○
Bio-Bergkäse	393	31,6	0,0	72,4 ●○○
Bio-Hirtenkäse	290	18,0	0,0	55,9 ○◐○
Bioländer	330	26,0	0,1	70,9 ●○○
Bio-Ziegen-Butterkäse	352	28,5	23,8	72,9 ●○○
Körniger Bio-Frischkäse	103	4,5	3,0	39,3 ○◐○
Arla				
Buko Active	70	0,2	4,0	2,6 ○○●
Buko Balance, 17% Fett	200	17,0	3,0	76,5 ●○○
Buko Der Sahnige	260	25,0	3,0	86,5 ●○○
Esrom Classic	323	25,0	0,1	69,7 ●○○
Esrom Leicht	250	15,0	0,1	54,0 ○◐○
Finello Light	251	13,9	1,7	49,8 ○◐○
Finello Pizzakäse	299	13,6	2,1	40,9 ○◐○
Blauschimmelkäse, mind. 50% Fett i. Tr.	358	29,8	1,0	74,9 ●○○
Bresso				
Antipasti (alle Sorten)	327	31,0	3,0	85,3 ●○○
Balance mit Kräutern der Provence	186	15,0	3,7	72,6 ●○○
Cremig-frisch (alle Sorten)	334	29,0	0,3	78,1 ●○○
Frischkäse mit französischem Schnittlauch	200	18,0	3,0	81,0 ●○○

EIER, MILCH UND MILCHPRODUKTE

KÄSE

EIER, MILCH UND MILCHPRODUKTE

Produktbezeichnung	Energie (kcal)	Fett (g)	Kohlenhydrate (g)	LowFett 30-Faktor
Frischkäse mit frischem Knoblauch	249	22,0	4,7	79,5 ●○○
Frischkäse mit grünem Pfeffer	242	22,0	3,0	81,8 ●○○
Frischkäse mit Kirschtomaten & Chili	205	18,0	4,2	79,0 ●○○
Frischkäse mit Kräutern der Provence	240	22,0	2,8	82,5 ●○○
Frischkäse mit Wildkräutern	203	18,0	3,5	79,8 ●○○
Frischkäse mit Ziegenmilch & Rosmarin	203	18,0	3,5	79,8 ●○○
Leichtgenuss mit cremigem Joghurt	183	10,0	2,2	49,2 ○◐○
Leichtgenuss mit feinen Kräutern	132	8,0	4,5	54,5 ○◐○
Selection feiner Blauschimmel	436	43,0	0,3	88,8 ●○○
Selection mild-würzig	374	33,0	0,1	79,4 ●○○
Traditionelle Feine Kräuter	353	35,0	3,0	89,2 ●○○
Weichkäse-Scheiben	404	36,5	0,8	81,3 ●○○
Brunch				
Classic	231	22,0	3,6	85,7 ●○○
Feine Kräuter	234	22,0	3,6	85,7 ●○○
Feta-Olive	212	20,0	4,0	84,9 ●○○
Légère Balance	183	15,0	7,0	73,8 ●○○
mit 50 % Gemüse	139	11,0	7,0	71,2 ●○○
Paprika-Pepperoni	212	22,0	4,0	84,9 ●○○
Sweet Thai Chili	216	20,0	7,2	83,3 ●○○
Tomate-Ricotta	216	20,0	4,6	83,3 ●○○
Buttermilchfrischkäse	140	8,0	1,0	51,4 ○◐○
Camembert, 30 % Fett i. Tr.	215	13,5	0,0	56,5 ○◐○
Chavroux, 60 % Fett i. Tr.	304	28,0	0,5	82,9 ●○○
Du darfst				
Aromatischer Aufschnitt	260	16,0	0,0	55,4 ○◐○
Der Hauchfeine – Basilikum Käse	260	16,0	0,0	55,4 ○◐○
Der Hauchfeine – Milder Gouda	260	16,0	0,0	55,4 ○◐○
Edamer	270	17,0	0,0	56,7 ○◐○
Feine Ecken	190	10,0	7,0	47,4 ○◐○
Gemüse Gouda	270	16,0	1,0	53,3 ○◐○
Gouda	260	16,0	0,0	55,4 ○◐○
Käseraspel	270	17,0	1,0	56,7 ○◐○
Maasdamer	270	16,0	0,0	53,3 ○◐○
Milder Aufschnitt	260	16,0	0,0	55,4 ○◐○
Mittelalter Gouda	250	16,0	0,0	57,6 ○◐○
Pesto Käse	260	16,0	0,0	55,4 ○◐○
Schmelzkäse Tomate-Paprika	160	9,0	5,0	50,6 ○◐○
Schmelzli	170	9,0	5,0	47,6 ○◐○

KÄSE

Produktbezeichnung	Energie (kcal)	Fett (g)	Kohlenhydrate (g)	LowFett 30-Faktor
Tilsiter	260	16,0	0,0	55,4 ○◐○
Toasties kräftiger Allgäuer	200	12,0	6,0	54,0 ○◐○
Toasties milder Holländer	200	12,0	7,0	54,0 ○◐○
Toasties zartschmelzender Klassiker	200	12,0	7,0	54,0 ○◐○
Weichkäse – Der Milde	190	10,0	2,0	47,4 ○◐○
Weichkäse – Der Raffinierte	190	10,0	2,0	47,4 ○◐○
Edamer, 40% Fett i. Tr.	316	23,4	0,0	66,7 ●○○
Edamer, 45% Fett i. Tr.	354	28,3	0,0	72,0 ●○○
Exquisa				
Balance, 5% Fett	99	5,0	4,0	45,5 ○◐○
Creation à la Bruschetta	235	22,0	3,8	84,3 ●○○
Creation à la Elsässer Flammkuchen	230	21,5	2,9	84,1 ●○○
Creation Gartengemüse	156	12,0	4,2	69,2 ●○○
Creation Liptauer mild	129	10,0	4,0	69,8 ●○○
Creation mit mildem Ziegenfrischkäse und Schnittlauch	239	22,6	2,7	85,1 ●○○
Der Sahnige Kräuter	233	22,0	2,8	85,0 ●○○
Der Sahnige Meerrettich	225	21,0	2,8	84,0 ●○○
Der Sahnige natur	247	23,5	2,5	85,6 ●○○
Exquisa-Scheiben aus Frischkäse Mediterrane Kräuter	309	28,5	3,3	83,0 ●○○
Exquisa-Scheiben aus Frischkäse Natur	316	29,5	3,0	84,0 ●○○
Exquisa-Scheiben aus Frischkäse Paprika-Chili	309	28,5	3,7	83,0 ●○○
Exquisa-Scheiben leicht Frühlingskräuter	141	8,0	4,3	51,1 ○◐○
Exquisa-Scheiben leicht natur	138	8,0	3,3	52,2 ○◐○
Feinschmecker Kugeln Mix	279	24,9	7,3	80,3 ●○○
Feinschmecker Kugeln Schnittlauch	267	24,5	4,5	82,6 ●○○
Fitline pikante Kräuter, 0,2% Fett absolut	64	0,2	4,5	2,8 ○○●
Fitline pur, 0,2% Fett absolut	61	0,2	3,9	3,0 ○○●
Früchtchen Ananas-Mango	261	20,5	14,0	70,7 ●○○
Früchtchen Erdbeer	278	22,0	15,0	71,2 ●○○
Körniger Frischkäse	65	0,8	1,0	11,1 ○○●
mit Joghurt Kräuter	175	15,0	3,0	77,1 ●○○
mit Joghurt natur	176	15,0	3,0	76,7 ●○○
Feta, 40% Fett i. Tr.	218	16,0	0,0	66,1 ●○○
Feta, 45% Fett i. Tr.	250	17,2	2,0	61,9 ●○○
Fol Epi				
leicht, 32% Fett i. Tr.	325	16,0	0,1	44,3 ○◐○
Provence, 50% Fett i. Tr.	350	27,2	1,7	70,0 ●○○

KÄSE

Produktbezeichnung	Energie (kcal)	Fett (g)	Kohlen-hydrate (g)	LowFett 30-Faktor
50 % Fett i. Tr.	362	27,8	3,9	69,1 ●○○
Frico				
Belle Blanche Ziegenkäse kräftig-würzig	421	36,0	0,0	77,0 ●○○
Belle Blanche Ziegenkäse mild	371	31,0	0,0	75,2 ●○○
Brennnessel Gouda	376	32,0	0,0	76,6 ●○○
Butterkäse	334	26,0	0,0	75,2 ●○○
Cantenaar	290	18,0	0,0	55,9 ○◐○
Gouda Alt	423	35,0	0,0	74,5 ●○○
Gouda Jung	362	30,0	0,0	74,6 ●○○
Gouda Mittelalt	401	33,0	0,0	74,1 ●○○
Hot Chili Gouda	372	32,0	0,0	77,4 ●○○
Knoblauch Gouda	376	32,0	0,0	76,6 ●○○
Maasdam	347	27,0	0,0	70,0 ●○○
Oriental Gouda	376	32,0	0,0	76,6 ●○○
Frischkäse Kräuter, 20 % Fett i. Tr.	136	7,5	3,3	49,6 ○◐○
Géramont				
Frisch-Genuss	371	36,5	3,5	88,5 ●○○
cremig-würzig	334	29,1	1,7	78,4 ●○○
Classic	360	32,0	1,0	80,0 ●○○
Fraîche	344	32,0	1,0	83,7 ●○○
Cremig-Leicht	232	16,0	2,0	62,1 ●○○
Kräuter-Leicht	232	16,0	2,0	62,1 ●○○
Feine Scheiben	371	33,0	1,1	80,1 ●○○
Feine Scheiben mit Joghurt	268	20,0	2,0	67,2 ●○○
Le Snack	347	31,0	1,0	80,4 ●○○
Gorgonzola	327	28,1	0,3	77,3 ●○○
Gouda, 40 % Fett i. Tr.	300	22,3	0,0	66,9 ●○○
Gouda, 48 % Fett i. Tr.	364	30,8	0,0	76,2 ●○○
Harzer Käse	131	0,7	0,0	4,8 ○○●
Hochland				
Buttermilch-Käse natur	247	17,4	4,7	63,4 ●○○
Buttermilch-Käse Schnittlauch	243	17,1	4,6	63,3 ●○○
Feine Auslese Aufschnitt	346	27,0	0,0	70,2 ●○○
KäseCreme Gouda leicht	184	12,0	6,1	58,7 ○◐○
KäseCreme Sahne	251	20,0	7,8	71,7 ●○○
Käse-Ecken 4 Sorten	289	25,0	7,0	77,9 ●○○
Käse-Ecken Gouda	299	27,0	5,0	81,3 ●○○
Käse-Ecken Gouda leicht	179	11,0	6,0	55,3 ○◐○

KÄSE

Produktbezeichnung	Energie (kcal)	Fett (g)	Kohlenhydrate (g)	LowFett 30-Faktor
Kleine Käsemahlzeit Gouda	312	24,0	3,0	69,2 ●○○
Patros aus Ziegenmilch	237	19,0	0,1	72,2 ●○○
Patros Leicht	210	14,0	1,0	60,0 ○○○
Patros Natur	261	22,0	0,7	75,9 ●○○
Sandwich Scheiben Emmentaler	331	27,0	4,0	73,4 ●○○
Sandwich Scheiben Gouda	340	28,0	3,0	74,1 ●○○
Sandwich Scheiben Gouda leicht	248	16,0	3,0	58,1 ○○○
Schmelz Scheiben (alle Sorten)	241	17,0	6,0	63,5 ●○○
Schmelz Scheiben leicht	212	12,0	6,0	50,9 ○●○
Körniger Frischkäse, ‹ 10 % Fett i. Tr.	81	1,4	3,3	15,6 ○○●
Körniger Frischkäse, mind. 10 % Fett i. Tr.	90	2,9	1,6	29,0 ○○●
Körniger Frischkäse, mind. 20 % Fett i. Tr.	104	4,3	3,3	37,2 ○●○
Kraft				
Philadelphia Klassik Doppelrahm	255	24,5	3,2	86,5 ●○○
Philadelphia Klassik Balance	160	12,0	4,1	67,5 ●○○
Philadelphia Klassik So leicht	110	4,7	5,0	38,5 ○●○
Philadelphia Joghurt Balance	169	13,0	4,2	69,2 ●○○
Philadelphia Kräuter Doppelrahm	230	21,5	3,3	84,1 ●○○
Philadelphia Kräuter Genuss	155	11,5	4,4	66,8 ●○○
Philadelphia Kräuter So Leicht	107	4,5	5,2	37,9 ○●○
Philadelphia Schnittlauch Balance	161	12,0	4,3	67,1 ●○○
Philadelphia Meerrettich Balance	150	11,0	4,7	66,0 ●○○
Philadelphia Pilzmischung mit Steinpilz Balance	145	11,0	3,8	68,3 ●○○
Philadelphia Feta & Gurke Balance	151	11,0	4,0	65,6 ●○○
Philadelphia gegrillte Paprika Balance	146	10,5	5,0	64,7 ●○○
Philadelphia mit Milka	298	13,5	35,5	40,8 ○●○
Philadelphia Honig	225	17,0	13,5	68,0 ●○○
Le Tartare				
Feine Kräuter	353	34,5	3,5	88,0 ●○○
Balance, 14 % Fett absolut	247	22,5	3,5	82,0 ●○○
Leerdammer				
Léger	273	17,0	0,0	56,0 ○●○
Caractère Léger	287	19,0	0,0	59,6 ○●○
Original	358	28,0	0,0	70,4 ●○○
Yoghu	311	23,0	0,0	66,6 ●○○
Limburger, 20 % Fett i. Tr.	184	8,6	0,1	42,0 ○●○
Limburger, 40 % Fett i. Tr.	267	19,7	0,0	66,4 ●○○
Limburger, 60 % Fett i. Tr.	374	34,0	0,0	81,8 ●○○

KÄSE

Produktbezeichnung	Energie (kcal)	Fett (g)	Kohlenhydrate (g)	LowFett 30-Faktor
Loose				
Bauern-Handkäse	125	0,5	0,1	3,6 ○○●
Bauernschmecker	125	0,5	0,1	3,6 ○○●
Gold Drilling	120	0,5	0,1	3,8 ○○●
Großvaters Leckerbissen	125	0,5	0,1	3,6 ○○●
Hausmacher mit Kümmel	125	0,5	0,1	3,6 ○○●
Hausmacher ohne Kümmel	125	0,5	0,1	3,6 ○○●
Kleine Hausmacher	125	0,5	0,1	3,6 ○○●
Kleiner Bauern-Handkäse	125	0,5	0,1	3,6 ○○●
Mutters Leckerbissen	125	0,5	0,1	3,6 ○○●
Olmützer Quargel	125	0,5	0,1	3,6 ○○●
Silber Drilling	120	0,5	0,1	3,6 ○○●
Sonder-Edition Grüner Pfeffer	125	0,4	0,4	2,9 ○○●
Vaters Leckerbissen	125	0,5	0,1	3,6 ○○●
Manchego	395	32,0	2,6	72,9 ●○○
Milkana				
Käse Vielfalt	224	16,0	7,0	64,3 ●○○
Leichte Vielfalt	161	9,0	5,0	50,3 ○●○
Sahne	261	21,0	7,0	72,4 ●○○
Milram				
Benjamin	357	29,0	0,1	73,1 ●○○
Benjamin, 16 % Fett	260	16,0	0,1	55,4 ○●○
Burlander	347	27,0	0,1	70,0 ●○○
Burlander, 16 % Fett	260	16,0	0,1	55,4 ○●○
Sylter	357	29,0	0,1	73,1 ●○○
Kräuter-Knoblauchkäse	362	30,0	0,1	74,6 ●○○
Edamer	311	23,0	0,1	66,6 ●○○
Edamer, 16 %Fett	260	16,0	0,1	55,4 ○●○
Gouda	347	27,0	0,1	70,0 ●○○
Mozzarella	297	21,0	1,0	63,6 ●○○
Miree				
Knoblauch	243	22,5	4,0	83,3 ●○○
Französische Kräuter	239	23,0	2,5	86,6 ●○○
Lachs	245	23,0	3,0	84,5 ●○○
Meerrettich	242	22,5	4,0	83,7 ●○○
Gorgonzola	272	26,0	3,0	86,0 ●○○
Bärlauch	239	22,5	3,5	84,7 ●○○
Walnuss	246	23,0	3,5	84,1 ●○○

KÄSE

Produktbezeichnung	Energie (kcal)	Fett (g)	Kohlenhydrate (g)	LowFett 30-Faktor
Bunter Pfeffer	250	23,5	3,5	84,6 ●○○
Getrocknete Tomate	239	22,0	4,0	82,8 ●○○
Paprika & Chillies	237	22,5	3,0	85,4 ●○○
Mozzarella	263	21,0	1,8	71,9 ●○○
Mozzarella, 20% Fett i. Tr.	104	4,3	3,3	37,2 ○●○
Parmesan, mind. 30% Fett i. Tr.	374	25,8	0,0	62,1 ●○○
Parmesan, mind. 40% Fett i. Tr.	407	30,2	0,0	66,8 ●○○
Parmesan, mind. 45% Fett i. Tr.	396	30,4	0,0	69,6 ●○○
Ramee				
Rahm-Camembert, 55% Fett i. Tr.	347	30,0	0,3	77,8 ●○○
real,- Quality				
Emmentaler	369	29,0	0,0	70,7 ●○○
Gouda	346	26,0	3,0	67,6 ●○○
Gouda light	268	16,0	3,0	53,7 ○●○
Käsescheiben aromatisch, 5% Fett	177	5,0	0,0	25,4 ○○●
Körniger Frischkäse, 20% Fett	92	4,0	1,0	39,1 ○●○
Schichtkäse	72	2,0	4,6	25,0 ○○●
Roquefort	360	30,6	0,0	76,5 ●○○
Salakis				
Der Leichte	157	9,0	2,0	51,6 ○●○
Der Pure Feta	262	22,0	0,8	75,6 ●○○
Südmilch				
Aufs Brot aus feinem Rahm und Joghurt mild (Natur)	229	22,0	4,5	86,5 ●○○
Schichtkäse, 10% Fett i. Tr.	76	2,0	3,6	23,7 ○○●
TiP				
Butterkäse	330	26,0	0,1	70,9 ●○○
Camembert, 30% Fett i. Tr.	211	13,0	0,4	55,5 ○●○
Edamer	316	24,0	0,1	68,4 ●○○
Emmentaler, 45% Fett i. Tr.	369	28,5	0,0	69,5 ●○○
Frischkäse Doppelrahmstufe	268	26,0	3,0	87,3 ●○○
Frischkäse light	144	9,1	4,2	56,9 ○●○
Gouda jung	353	29,0	0,1	73,9 ●○○
Gouda light	256	16,0	0,1	56,3 ○●○
Harzer Roller	121	0,5	0,0	3,7 ○○●
Körniger Frischkäse	104	4,6	2,7	39,8 ○●○
Mozzarella, 45% Fett i. Tr.	347	27,0	0,1	70,0 ●○○
Mozzarella, 8,5% Fett absolut	165	8,5	1,5	46,4 ○●○

EIER, MILCH UND MILCHPRODUKTE

Laktosefreier Käse

Produktbezeichnung	Energie (kcal)	Fett (g)	Kohlenhydrate (g)	LowFett 30-Faktor
Ziegenschnittkäse, mind. 30% Fett i. Tr.	118	6,0	3,6	45,8 ◐
Ziegenschnittkäse, mind. 45% Fett i. Tr.	344	27,0	0,0	70,6 ●
Ziegenschnittkäse, mind. 50% Fett i. Tr.	400	33,6	2,3	75,6 ●
Zott				
Bayerntaler kräftig-würzig	363	29,0	0,1	71,9 ●
Bayerntaler Leicht nussig-mild	298	18,0	0,0	54,4 ○
Bayerntaler nussig-mild	369	28,5	0,0	69,5 ●
Biotaler	369	28,5	0,0	69,5 ●
Zottarella Kugel Classic	247	19,0	1,5	69,2 ●
Zottarella Kugel Leicht	157	8,5	1,0	48,7 ○
Zottarella Mozzarella-Taler	292	20,0	6,0	61,6 ●
Zottarella Mozzarella-Taler Basilikum	283	19,0	6,0	60,4 ●
Zottarella Mozzarella-Taler Tomate	283	18,5	7,0	58,8 ◐
Zottarella Rolle (alle Sorten)	247	19,0	1,5	69,2 ●
Zottarella Rolle Leicht	157	8,5	1,5	48,7 ◐
Laktosefreier Käse				
Andechser				
Bio-Alpenländer Butterkäse	316	26,5	0,0	75,5 ●
Bio-Alpenländer Kräuterkäse	316	26,5	0,0	75,5 ●
Bio-Bergblumenkäse	341	28,0	0,0	73,9 ●
Bio-Hirtenkäse	290	18,0	0,0	55,9 ◐
Bioländer	330	26,0	0,0	70,9 ●
Bio-Mondscheinkäse	381	33,0	0,0	78,0 ●
Bio-Rahmtilsiter	381	33,0	0,0	78,0 ●
Bio-Sennkäse	365	33,0	0,0	81,4 ●
Bio-Ziegen-Butterkäse	352	28,5	0,0	72,9 ●
Omira				
MinusL Bergkäse in Scheiben	422	34,6	0,1	73,8 ●
MinusL Butterkäse in Scheiben	330	26,0	0,1	70,9 ●
MinusL Camembert	293	23,0	0,4	70,7 ●
MinusL Edamer	311	23,0	0,1	66,6 ●
MinusL Emmentaler gerieben	386	30,0	0,1	70,0 ●
MinusL Emmentaler in Scheiben	386	30,0	0,1	70,0 ●
MinusL Feta	275	23,0	0,5	75,3 ●
MinusL Frischkäse pur	246	23,5	2,5	86,0 ●
MinusL Gouda in Scheiben	344	28,0	0,1	73,3 ●
MinusL Käseaufschnitt	360	28,5	0,1	71,3 ●
MinusL Käsecreme	324	28,0	0,1	77,8 ●

LAKTOSEFREIER KÄSE

Produktbezeichnung	Energie (kcal)	Fett (g)	Kohlen-hydrate (g)	LowFett 30-Faktor
MinusL körniger Frischkäse	93	4,0	4,0	38,7 ○●○
MinusL Mascarpone	407	41,0	4,3	90,7 ●○○
MinusL Mozzarella	240	18,0	1,0	67,5 ●○○
MinusL Quark	67	0,3	4,3	4,0 ○○●
MinusL Tilsiter	347	27,0	0,1	70,0 ●○○
MinusL Toastscheiben	257	21,0	0,1	73,5 ●○○
MinusL Weichkäse	454	21,0	0,5	41,6 ○●○
MinusL Zaziki	234	22,2	5,1	85,4 ●○○

Fette und Speiseöle

Produktbezeichnung	Energie (kcal)	Fett (g)	Kohlen-hydrate (g)	LowFett 30-Faktor
Fette und Speiseöle				
Arla				
Kaergarden Balance ungesalzen	520	57,0	0,5	F 98,7 ●○○
Kaergarden Ungesalzen	680	75,0	0,5	F 99,3 ●○○
Butter	741	83,2	0,6	100 ●○○
Butterschmalz	880	99,5	0,0	100 ●○○
Distelöl	884	100,0	0,0	F 100 ●○○
Du darfst				
Die Leichte Butter	360	39,0	1,5	97,5 ●○○
Die Leichte Margarine mit Joghurt	240	24,0	4,0	F 90,0 ●○○
Halbfettmargarine	362	40,0	0,4	F 99,5 ●○○
Kattus				
Distelöl	819	91,0	0,0	F 100 ●○○
Kürbiskernöl	806	89,6	0,0	F 100 ●○○
Olivenöl fruchtig-herb	900	92,0	0,0	F 92,0 ●○○
Sonnenblumenöl raffiniert	822	91,4	0,0	F 100 ●○○
Walnussöl	812	90,2	0,0	F 100 ●○○
Kokosfett	887	100,0	0,0	100 ●○○
Leinöl	884	100,0	0,0	F 100 ●○○
Maiskeimöl	884	100,0	0,0	F 100 ●○○
Mazola				
Basilico	820	91,0	0,0	F 99,9 ●○○
Basilico Basilikum & Olive in reinem Keimöl	891	99,0	0,0	F 100 ●○○
Distelöl	828	92,0	0,0	F 100 ●○○
Erdnussöl	828	92,0	0,0	F 100 ●○○
Keimöl	820	91,0	0,0	F 99,9 ●○○
Knoblauchöl	828	92,0	0,0	F 100 ●○○
Olivenöl	820	91,0	0,0	F 99,9 ●○○
Rapsöl	820	91,0	0,0	F 99,9 ●○○
Sesamöl	828	92,0	0,0	F 100 ●○○
Olivenöl	884	100,0	0,2	F 100 ●○○
Pflanzenmargarine	884	100,0	0,0	F 100 ●○○
real,- Bio				
Distelöl	828	92,0	0,0	F 100 ●○○
Rapsöl	282	92,0	0,0	F 100 ●○○
Sonnenblumenöl	828	92,0	0,0	F 100 ●○○

Fette und Speiseöle

Produktbezeichnung	Energie (kcal)	Fett (g)	Kohlenhydrate (g)	LowFett 30-Faktor
Olivenöl	828	92,0	0,0	F 100 ● ○ ○
real,- Quality				
Halbfettmargarine	374	39,0	5,5	F 93,9 ● ○ ○
Pflanzencreme	666	74,0	0,0	F 100 ● ○ ○
Sonnenblumenöl (kaltgepresst)	884	100,0	0,0	F 100 ● ○ ○
Thomy				
Reines Sonnenblumenöl	900	100,0	0,0	F 100 ● ○ ○
Sonne & Olive	900	100,0	0,0	F 100 ● ○ ○
TiP				
Färberdistelöl	828	92,0	0,0	F 100 ● ○ ○
Kräuterbutter	575	62,0	3,0	97,0 ● ○ ○
Pflanzenmargarine	721	80,0	0,5	F 99,9 ● ○ ○
Pflanzenöl aus Raps	828	92,0	0,0	F 100 ● ○ ○
Sonnenblumenmargarine	720	80,0	0,0	F 100 ● ○ ○
Sonnenblumenöl	828	92,0	0,0	F 100 ● ○ ○

FRISCHFLEISCH

Fleisch und Fleischwaren

Produktbezeichnung	Energie (kcal)	Fett (g)	Kohlenhydrate (g)	LowFett 30-Faktor
Frischfleisch				
Hackfleisch (halb & halb)	233	17,6	0,0	68,0 ●○○
Hase	114	3,0	0,0	23,8 ○○●
Hirsch	113	3,3	0,0	26,6 ○○●
Kalb				
– Bratenfleisch	95	1,0	0,0	9,6 ○○●
– Bries	100	3,4	0,0	30,6 ○●○
– Brust (Spannrippe)	200	14,2	0,0	63,9 ●○○
– Haxe (Vorderhaxe)	118	4,5	0,0	34,4 ○●○
– Kotelett	146	7,8	0,0	48,1 ○●○
– Niere	128	6,4	1,0	45,0 ○●○
– Schnitzel	91	1,0	0,0	9,9 ○○●
Kaninchen	152	7,6	0,0	45,1 ○●○
Lamm				
– Brust	287	25,0	0,0	78,4 ●○○
– Lende / Filet	202	9,8	0,0	43,6 ○●○
– Leber	134	5,0	1,8	33,6 ○●○
– Muskelfleisch	117	3,7	0,0	28,5 ○○●
– Kotelett	216	15,9	0,0	66,3 ●○○
Pferd	109	2,7	0,4	22,1 ○○●
Rehfleisch	122	3,6	0,0	26,6 ○○●
Rind				
– Falsches Filet / Schulterfilet / Buglende	129	5,3	0,0	37,0 ○●○
– Filetsteak	121	4,0	0,0	29,8 ○○●
– Gulasch	129	5,3	0,0	37,0 ○●○
– Hackfleisch	207	14,0	0,1	60,8 ●○○
– Herz	124	6,0	0,6	43,6 ○●○
– Hochrippe	155	8,1	0,0	47,0 ○●○
– Kamm / Hals	160	9,3	0,0	52,3 ○●○
– Leber	132	3,7	0,0	25,2 ○○●
– Lende / Filet	121	4,0	0,0	29,8 ○○●
– Roastbeef	130	4,5	0,0	31,2 ○●○
– Roulade	121	4,3	0,0	32,0 ○●○
– Tafelspitz	163	7,4	0,4	40,9 ○●○
– Tatar / Schabefleisch / Beefsteakhack	116	3,0	0,0	23,3 ○○●
– T-Bone Steak	146	6,4	0,0	39,5 ○●○

FLEISCH, TIEFGEFROREN

Produktbezeichnung	Energie (kcal)	Fett (g)	Kohlenhydrate (g)	LowFett 30-Faktor
Schwein				
– Bauch	259	21,1	0,0	73,3 ●○○
– Eisbein	185	12,2	0,0	59,4 ○●○
– Filet	107	2,0	0,0	16,8 ○○●
– Gulasch	217	16,5	0,0	68,4 ●○○
– Hackfleisch	276	22,5	0,0	73,4 ●○○
– Kasseler	108	2,2	0,0	18,3 ○○●
– Kotelett	133	5,2	0,0	35,2 ○●○
– Leber	130	4,5	0,9	31,2 ○●○
– Lummer	107	2,0	0,0	16,8 ○○●
– Mett	318	27,5	0,0	77,8 ●○○
– Roulade	136	5,6	0,0	37,1 ○●○
– Rückenspeck	746	82,5	0,0	99,5 ●○○
– Schinkenspeck	152	7,7	0,0	45,6 ○●○
– Schnitzel	107	1,9	0,0	16,0 ○○●
– Schulter	217	16,5	0,0	68,4 ●○○
Wildschwein, Keule	161	9,3	0,0	52,0 ○●○
Wildschwein, Rücken	109	3,4	0,0	28,1 ○○●
Ziege	149	7,9	0,0	47,7 ○●○
Fleisch, tiefgefroren				
Bofrost				
»Cordon bleu« vom Schwein	155	4,8	9,1	27,9 ○○●
Bayrischer Mini-Leberkäs'	184	13,3	0,6	65,1 ●○○
Mini-Krakauer	213	16,0	0,3	67,5 ●○○
Original Nürnberger Rostbratwürstl	334	29,5	2,4	79,6 ●○○
Partyfrikadellen	223	17,7	7,6	59,3 ○●○
Rinderbraten	100	3,0	3,3	28,0 ○○●
Tafelspitz	128	5,6	4,0	39,4 ○●○
Wiener Würstchen	263	22,5	0,5	77,1 ●○○
Wildschweinbraten	115	3,6	9,2	28,2 ○○●
Eismann				
Hasenrückenfilet	112	1,9	0,5	15,3 ○○●
Kalbshüftsteak Steakhouse Style	105	2,3	0,5	19,7 ○○●
Rinderhüftsteak Steakhouse Style	119	2,9	0,6	21,9 ○○●
Rinderrouladen nach Hausfrauenart	63	2,0	1,9	28,6 ○○●
Schweinefilet, natur	113	2,5	0,1	19,9 ○○●
Schweineschnitzel, paniert	156	2,8	17,8	16,2 ○○●
Wiener Kalbsschnitzel	157	1,5	20,8	8,6 ○○●

Frischgeflügel

Produktbezeichnung	Energie (kcal)	Fett (g)	Kohlenhydrate (g)	LowFett 30-Faktor
Frischgeflügel				
Bernard Matthews				
Geflügelfrikadellen	181	9,0	9,0	44,8 ○◐○
Hähnchenfilet-Steaks Knoblauch	111	3,0	2,0	24,3 ○○●
Hähnchen-Filetstreifen gebraten	153	5,0	2,0	29,4 ○○●
Hähnchensteaks Barbecue	111	3,0	2,0	24,3 ○○●
Mini-Geflügelfrikadellen mit Gemüse	171	7,0	10,0	36,8 ○◐○
Putenfilets-Steaks Barbecue	115	3,0	2,0	23,5 ○○●
Putenfilet-Steaks italienisch	115	3,0	2,0	23,5 ○○●
Putenfilet-Steaks Kräuter der Provence	115	3,0	2,0	23,5 ○○●
Putenfilet-Steaks Paprika	115	3,0	2,0	23,5 ○○●
Puten-Filetstreifen gebraten	157	5,0	3,0	28,7 ○○●
Putenkasseler	93	1,0	1,0	9,7 ○○●
Ente	225	17,2	0,0	68,8 ●○○
Fasan	154	6,6	0,0	38,6 ○◐○
Gans	338	31,0	0,0	82,5 ●○○
Huhn				
– Brathähnchen mit Haut	166	9,6	0,0	52,1 ○◐○
– Brathähnchen ohne Haut	132	5,7	0,0	38,9 ○◐○
– Brust mit Haut	166	9,6	0,0	52,1 ○◐○
– Brust ohne Haut	102	0,7	0,0	6,2 ○○●
– Herz	125	5,8	0,7	41,8 ○◐○
– Schenkel mit Haut	173	11,2	0,0	58,3 ○◐○
– Leber	136	4,7	1,2	31,1 ○◐○
– Poularde	240	18,4	0,0	69,0 ●○○
– Suppenhuhn	255	20,3	0,0	71,7 ●○○
Perlhuhn mit Haut	146	7,3	0,0	45,0 ○◐○
Putepur				
Cevapcici	235	15,0	9,0	57,4 ○◐○
Knusperbärchen	206	10,0	13,0	43,7 ○◐○
Schnitte Art Cordon Bleu	234	14,0	12,0	53,8 ○◐○
Schnitte Wiener Art	218	12,0	13,0	49,5 ○◐○
Truthahn, Pute				
– Babyputer	151	6,8	0,0	40,5 ○◐○
– Brust ohne Haut	107	1,0	0,0	8,4 ○○●
– Keule ohne Haut	115	3,6	0,0	28,2 ○○●
– Leber	133	1,0	0,0	6,8 ○○●
– Truthahn mit Haut	157	8,5	0,0	48,7 ○◐○

GEFLÜGEL, TIEFGEFROREN

Produktbezeichnung	Energie (kcal)	Fett (g)	Kohlenhydrate (g)	LowFett 30-Faktor
Wiesenhof				
Fixe Schnitzel BBQ Senf	116	3,1	1,1	24,1 ○○●
Fixe Schnitzel Hot BBQ	108	2,6	0,1	21,7 ○○●
Hähnchenbrustfilet »Florenz«	114	2,1	1,8	16,6 ○○●
Hähnchenbrustfilet »Provence«	115	3,2	0,6	25,0 ○○●
Hähnchenbrustfilet »Texas«	126	1,8	7,5	12,9 ○○●
Hähnchenbrustfilet, natur	105	1,0	0,0	8,6 ○○●
Putenbrustfilet, natur	107	0,8	0,0	6,7 ○○●
Puten-Grillschnecke	124	3,3	0,5	24,0 ○○●
Putenschnitzel, natur	107	0,8	0,0	6,7 ○○●
Geflügel, tiefgefroren				
bofrost				
Chicken Chips	206	8,7	16,9	38,1 ○●○
Ganze Schenkel vom Hähnchen	197	14,1	0,8	64,4 ●○○
Geflügelfrikadellen	190	10,5	7,4	49,8 ○●○
Hähnchen-Filetinis	98	0,8	1,9	7,4 ○○●
Hähnchen-Brustfiletstücke	169	5,1	0,4	27,1 ○○●
Hähnchenschnitzel »Cordon Bleu«	134	2,7	9,9	18,1 ○○●
Truthahn-Schnitzel	113	1,4	2,0	11,2 ○○●
eismann				
Chicken Chips	131	1,0	13,8	6,9 ○○●
Gegarte Hähnchen-Filetspitzen	113	1,6	0,5	12,7 ○○●
Hähnchenbrustfilet paniert	129	1,0	11,6	7,0 ○○●
Hähnchenbrustfilet unpaniert	95	0,9	0,8	8,5 ○○●
Putenschnitzel unpaniert	105	1,0	0,7	8,6 ○○●
Iglo				
Chicken Cheese Nuggets	265	16,0	16,0	54,3 ○●○
Chicken Nuggets	234	13,0	16,0	50,0 ○●○
Chicken Sticks	224	11,0	17,0	44,2 ○●○
Crispy Chicken Cordon Bleu Art	224	10,0	17,0	40,2 ○●○
Crispy Chicken Original	251	13,0	18,0	46,6 ○●○
Hähnchen Schlemmer-Filet India Curry-Ananas	200	12,0	9,3	54,0 ○●○
real,- Quality				
Geflügelstäbchen, paniert	219	11,0	18,0	45,2 ○●○
Hähnchenbrustfilet, paniert	120	1,2	9,7	9,0 ○○●
Hähnchenpfanne mit Flüssigwürzung	193	13,0	2,0	60,6 ●○○
Putenschnitzel, natur	110	0,5	7,3	3,8 ○○●

FLEISCH- UND WURSTWAREN, AUFSCHNITT

Produktbezeichnung	Energie (kcal)	Fett (g)	Kohlenhydrate (g)	LowFett 30-Faktor
TiP				
Chicken Wings	180	12,0	2,1	60,0 ◐
Hähnchen Cordon Bleu	125	2,4	8,8	17,3 ●
Hähnchen Medaillons Hawaii	121	4,2	5,2	31,2 ◐
Hähnchenbrustfilet, unpaniert	94	1,4	0,3	13,4 ●
Tulip				
Chicken Nuggets	223	11,0	17,0	44,4 ◐
Wachteln	111	2,3	0,0	18,7 ●
Fleisch- und Wurstwaren, Aufschnitt				
Abraham				
Bauernschinken, luftgetrocknet	240	16,0	1,0	60,0 ◐
Bündner Fleisch	213	5,0	41,0	21,1 ●
Katen-Nussschinken, geräuchert	155	7,0	1,0	40,6 ◐
Lachsschinken	106	2,0	1,0	17,0 ●
Landschinken geräuchert	218	14,0	1,0	57,8 ◐
Leichter Genuss Schinken mild, geräuchert	139	3,0	1,0	19,4 ●
Leichter Genuss Schinken mild, geräuchert, gewürfelt	114	2,0	1,0	15,8 ●
Leichter Genuss Schwarzwälder Schinken	139	3,0	1,0	19,4 ●
Schwarzwälder Kernschinken	231	15,0	1,0	58,4 ◐
Adler				
Bärlauchschinken	92	2,0	0,5	19,6 ●
Bratwurst weiß	275	25,0	0,5	81,8 ○
Bureschinken	202	14,0	1,0	62,4 ○
Echt Schwarzwälder Speck-Breitseite	383	30,0	0,3	70,5 ○
Feuerteufel	237	19,0	0,5	72,2 ○
Fleischwurst 1a	271	25,0	0,5	83,0 ○
Griebenwurst	400	38,0	0,6	85,5 ○
Hausmacher Leberwurst	343	31,0	0,1	81,3 ○
Jagdwurst	201	15,0	0,5	67,2 ○
Käsebierwurst	246	20,0	0,5	73,2 ○
Kirschwassersalami 1a	321	27,0	0,5	75,7 ○
Leberwurst grob	366	34,0	0,1	83,6 ○
Lyoner (Dose)	273	25,0	1,0	82,4 ○
Schinkenfleischwurst im Ring	275	25,0	0,5	81,8 ○
Schlemmerschinkle	118	4,0	0,5	30,5 ◐
Schweinshaxe ohne Knochen (Dose)	115	7,0	0,1	54,8 ◐
Servela	279	25,0	0,5	80,6 ○

FLEISCH- UND WURSTWAREN, AUFSCHNITT

Produktbezeichnung	Energie (kcal)	Fett (g)	Kohlen-hydrate (g)	LowFett 30-Faktor
becel				
Diät Kalbsleberwurst	312	27,2	1,6	78,5 ● ○ ○
Diät Landleberwurst	312	27,2	2,0	78,5 ● ○ ○
Diät Teewurst	308	27,2	2,0	79,5 ● ○ ○
Bernard Matthews				
Balance Aufschnitt Hähnchen-Braten mild gewürzt	106	2,0	1,0	17,0 ○ ○ ●
Balance Aufschnitt Puten-Braten mit Honig veredelt	110	2,0	1,0	17,0 ○ ○ ●
Balance Hähnchen-Brust mit grünem Spargel	106	2,0	1,0	17,0 ○ ○ ●
Balance Puten-Fleischw. mit 25% Joghurt	144	8,0	2,0	50,0 ○ ● ○
Balance Puten-Jagdwurst mit 25% Joghurt	144	8,0	2,0	50,0 ○ ● ○
Geflügel-Bierschinken mit 20% Joghurt	144	8,0	2,0	50,0 ○ ● ○
Bierschinken	172	10,5	2,8	54,9 ○ ● ○
BiFi				
BiFi Original XXL	510	45,0	0,9	79,4 ● ○ ○
Minis	510	45,0	0,9	79,4 ● ○ ○
Original	510	45,0	0,9	79,4 ● ○ ○
Geflügel	480	40,0	1,0	75,0 ● ○ ○
Roll Peperoni	450	31,0	27,0	62,0 ● ○ ○
BiFi auf's Brot Original	400	35,0	0,8	78,6 ● ○ ○
BiFi auf's Brot scharf	400	35,0	1,5	78,6 ● ○ ○
BiFi auf's Brot Pfeffer	400	35,0	0,8	78,6 ● ○ ○
BiFi Peperoni	440	31,0	25,0	63,4 ● ○ ○
BiFi Roll Korn	440	31,0	25,0	63,4 ● ○ ○
BiFi Roll	450	31,0	27,0	62,0 ● ○ ○
Bockwurst	271	24,5	0,3	81,4 ● ○ ○
Bratwurst (Schwein)	329	29,5	0,3	80,7 ● ○ ○
Cervelatwurst	391	34,8	0,3	80,1 ● ○ ○
Corned beef	141	6,0	0,0	38,3 ○ ● ○
Dölling				
Deichgraf Cervelatwurst	307	25,0	0,5	73,3 ● ○ ○
Wiener Würstchen	253	23,0	0,5	81,8 ● ○ ○
Holsteiner Bauernwurst	333	27,0	0,5	73,0 ● ○ ○
Holsteiner Elbkatenwurst 1a	304	26,0	0,5	77,0 ● ○ ○
Holsteiner Lotsenwurst 1a	316	29,0	0,5	82,6 ● ○ ○
Holsteiner Schinkenwurst fein	270	20,0	0,5	66,7 ● ○ ○
Holsteiner Schinkenwurst grob	215	13,0	0,5	54,4 ○ ● ○

Fleisch- und Wurstwaren, Aufschnitt

Produktbezeichnung	Energie (kcal)	Fett (g)	Kohlen-hydrate (g)	LowFett 30-Faktor
Holsteiner Würstchen	277	25,0	1,0	81,2 ●◐◐
La Barca Edelsalami italienischer Art	307	25,0	0,5	73,3 ●◐◐
Marschländer Mettwurst 1a	416	38,0	0,5	82,2 ●◐◐
Maruschka Salami	379	33,0	0,5	78,4 ●◐◐
Puten-Salami 1a	315	25,0	0,5	71,4 ●◐◐
Schinkenbockwurst	291	27,0	0,5	83,5 ●◐◐
Reine Rindsalami	221	15,0	0,5	61,1 ●◐◐
Würstchen	253	23,0	0,6	81,8 ●◐◐
Dosenwürstchen	271	24,5	0,3	81,4 ●◐◐
Du darfst				
Apfel-Zwiebel-Leberwurst	262	20,0	6,0	68,7 ●◐◐
Cervelatwurst	252	19,0	1,0	67,9 ●◐◐
Fränkische Fleischwurst	228	19,0	1,0	75,0 ●◐◐
Pikante Geflügelleberwurst	256	21,0	1,5	73,8 ●◐◐
Hauchfein Baguette Salami	270	19,0	1,0	63,3 ●◐◐
Hauchfein Fruchtige Pute	100	2,0	1,0	18,0 ◐◐●
Gourmet Aufschnitt	193	10,0	0,5	46,6 ◐●◐
Hauchfein Genießerbraten	100	2,0	1,0	18,0 ◐◐●
Putensalami	262	19,0	0,7	65,3 ●◐◐
Kalbsleberwurst	264	21,0	1,5	71,6 ●◐◐
Landleberwurst	258	21,0	1,0	73,3 ●◐◐
Pfälzer Leberwurst	258	21,0	1,0	73,3 ●◐◐
Fruchtige Putenleberwurst	272	21,2	5,2	70,2 ●◐◐
Salami	262	21,0	2,0	65,3 ●◐◐
Waldpilz Leberwurst mit Pute	264	21,0	2,5	71,6 ●◐◐
Schnittlauch-Leberwurst	262	21,0	2,5	72,1 ●◐◐
Feine Teewurst nach Rügenwalder Art	310	27,0	0,5	78,4 ●◐◐
Grobe Teewurst nach Rügenwalder Art	310	27,0	0,5	78,4 ●◐◐
Fränkische Fleischwurst	228	19,0	1,0	75,0 ●◐◐
Würstchen	191	15,0	1,0	70,7 ●◐◐
Fleischkäse / Leberkäse	150	8,3	0,3	49,8 ◐●◐
Fleischwurst	300	28,3	0,2	84,9 ●◐◐
Frankfurter Würstchen	267	24,4	0,2	82,3 ●◐◐
Geflügelbratwurst	115	2,8	0,3	21,9 ◐◐●
Geflügelmortadella, fettarm	236	19,1	4,0	72,8 ●◐◐
Gutfried				
Putenbrust »Natur«	110	2,0	1,0	16,4 ◐◐●
Putenbrust »Nouvelle«	115	2,0	1,0	15,7 ◐◐●

FLEISCH- UND WURSTWAREN, AUFSCHNITT

Produktbezeichnung	Energie (kcal)	Fett (g)	Kohlenhydrate (g)	LowFett 30-Faktor
Geflügel Dreierlei	193	14,0	1,0	65,3 🔴◯◯
Puten Braten	125	5,0	1,0	36,0 ◯🟡◯
Puten Lachsschinken	148	2,0	2,0	12,2 ◯◯🟢
Puten »Coppa«	173	7,0	1,0	36,4 ◯🟡◯
hareico				
Bauernmettwurst	256	20,0	0,1	70,3 🔴◯◯
Bratwurst grob	297	25,0	0,5	75,8 🔴◯◯
Feine Katenkrone	244	18,0	0,5	66,4 🔴◯◯
Feine Putensalami	297	23,0	0,5	69,7 🔴◯◯
Geflügel Bratwurst (Saisonprodukt)	238	20,0	0,5	75,6 🔴◯◯
Grobe Katenkrone	207	13,0	0,5	56,5 ◯🟡◯
Hademarscher Schinkenmettwurst	123	3,0	0,1	22,0 ◯◯🟢
Hamburger Gekochte	371	35,0	0,5	84,9 🔴◯◯
Hamburger Knackwurst in Lake	288	25,0	0,5	78,1 🔴◯◯
Holsteiner Aalrauch	367	35,0	0,1	85,8 🔴◯◯
Holsteiner Bauernwurst	248	18,0	0,5	65,3 🔴◯◯
Holsteiner Lotsenwurst	289	23,0	0,5	71,6 🔴◯◯
Holsteiner Schinkensalami	171	10,0	0,2	52,6 ◯🟡◯
Holsteiner Streichmett grob mit grünem Pfeffer	312	28,0	0,1	80,8 🔴◯◯
Hot Dog Würstchen	271	25,0	0,5	83,0 🔴◯◯
Kutschermettwurst	359	30,0	0,2	75,2 🔴◯◯
La Barca Edelsalami	307	25,0	0,5	73,3 🔴◯◯
Lamm Salami (Saisonprodukt)	401	35,0	0,5	78,6 🔴◯◯
Lammbratwurst (Saisonprodukt)	285	25,0	1,0	79,0 🔴◯◯
Münchener Weißwurst	275	25,0	0,5	81,8 🔴◯◯
Rindswürstchen	240	20,0	1,0	75,0 🔴◯◯
Scharfe Bratwurst (Saisonprodukt)	279	25,0	0,5	80,7 🔴◯◯
Schinken-Käse Bratwurst (Saisonprodukt)	291	25,0	0,5	77,3 🔴◯◯
Smett Sahne Leberwurst	344	32,0	2,0	83,7 🔴◯◯
Smett Zwiebelmettwurst	183	13,0	0,5	63,9 🔴◯◯
Stadion Wiener	271	25,0	0,5	83,0 🔴◯◯
Wiener Würstchen	271	25,0	0,5	83,0 🔴◯◯
Herta				
Cevapcici	307	24,0	3,0	70,4 🔴◯◯
Delikater Krustenschinken	174	9,0	1,0	46,6 ◯🟡◯
Delikatess Leberwurst	320	29,0	0,6	81,6 🔴◯◯
Edelsalami	315	23,4	0,1	66,9 🔴◯◯
Farmer Schinken Virginia	118	3,0	1,0	22,9 ◯◯🟢

FLEISCH- UND WURSTWAREN, AUFSCHNITT

Produktbezeichnung	Energie (kcal)	Fett (g)	Kohlenhydrate (g)	LowFett 30-Faktor
Finesse Edelsalami hauchzart & herzhaft	284	19,9	0,1	63,1 ●○○
Finesse Edelsalami pikant	274	19,0	1,0	62,4 ●○○
Finesse Grillschinken	116	3,0	1,0	23,3 ○○●
Finesse Prosciutto Grigliato	114	3,0	1,0	23,7 ○○●
Finesse Putenbrust BBQ	102	2,0	1,0	17,7 ○○●
Finesse Putenbrust hauchzart mit Honig	109	2,0	0,6	16,5 ○○●
Finesse raffiniert gegrillte Putenbrust	103	2,0	1,5	17,5 ○○●
Finesse Rindersaftschinken hauchzart	112	3,0	1,0	24,1 ○○●
Finesse Rindersaftschinken im Gewürzmantel	112	3,0	1,0	24,1 ○○●
Finesse Schinken Hauchzart	110	3,0	0,5	24,5 ○○●
Finesse Schinken herzhaft geräuchert	110	3,0	0,5	24,5 ○○●
Finesse Schinken mit Belèm-Pfeffer	110	3,0	0,5	24,6 ○○●
Finesse Schinken Pikant	112	3,0	1,0	24,1 ○○●
Finesse Schweinebraten	116	3,0	0,0	23,3 ○○●
Frikadelle mit Senf	300	21,0	12,0	63,0 ●○○
Geräucherte Putenbrust	110	1,9	0,7	15,5 ○○●
Grobe Leberwurst	286	24,7	1,4	77,7 ●○○
Große Bengels	272	24,5	0,1	81,1 ●○○
Hähnchen-Brust gegrillt	104	2,0	0,9	17,3 ○○●
Jubiläums Schinkenfleischwurst	296	26,7	1,0	81,2 ●○○
Knacki	320	29,5	2,0	83,0 ●○○
Lange Kerls	272	24,5	0,1	81,1 ●○○
Natürlicher Genuss – Feine Edelsalami	299	22,4	0,7	67,4 ●○○
Natürlicher Genuss– Zarter Landschinken	113	3,0	0,9	23,9 ○○●
Rostbratwurst Fränkische Art	260	21,6	0,8	74,8 ●○○
Saftige Fleischwurst	320	30,0	1,0	84,4 ●○○
Saftige Geflügel-Fleischwurst	225	18,5	0,1	74,0 ●○○
Saftiger Genuss – Gegrillte Putenbrust	114	2,5	1,3	19,7 ○○●
Saftiger Genuss– Saftschinken	109	3,0	1,0	24,8 ○○●
Salami Art d'Auvergne	436	34,0	1,0	70,2 ●○○
Jagdwurst	203	15,8	0,2	70,1 ●○○
Knackwurst	258	23,5	0,3	82,0 ●○○
Lachsschinken	116	4,0	0,9	31,0 ○●○
Leberpastete	313	28,6	0,7	82,2 ●○○
Leberwurst, grob	354	33,2	0,9	84,4 ●○○
Leberwurst, mager	184	9,9	0,9	48,4 ○●○

FLEISCH- UND WURSTWAREN, AUFSCHNITT

Produktbezeichnung	Energie (kcal)	Fett (g)	Kohlenhydrate (g)	LowFett 30-Faktor
Meica				
Bio-Wiener	243	21,0	0,5	77,8 ●○○
Bockwurst	239	21,0	0,5	79,1 ●○○
Bratmaxe	256	22,0	0,5	77,3 ●○○
Curry King	224	16,0	11,0	64,3 ●○○
Deutschländer Würstchen	216	18,0	0,5	75,0 ●○○
Dicke Ammerländer	266	24,0	0,5	81,2 ●○○
Geflügelwürstchen	166	12,0	0,5	65,1 ●○○
Mini Wini Geflügelkette	182	14,5	0,5	71,7 ●○○
Mini Wini-Kette	166	12,0	0,5	65,1 ●○○
Schinkenwürstchen	239	21,0	0,5	79,1 ●○○
Trueman's Hot Dog Chicken	166	12,0	0,5	65,1 ●○○
Würstchen Frankfurter Art	239	21,0	0,5	79,1 ●○○
Mettwurst (zum Streichen)	387	35,9	0,2	83,5 ●○○
Mettwurst, luftgetrocknet	335	28,6	0,2	76,8 ●○○
Mortadella	309	29,2	0,4	85,1 ●○○
Münchener Weißwurst	297	27,2	2,1	82,4 ●○○
Puress				
Aromano nach Bierschinken Art	116	5,0	1,0	38,8 ○●○
Champignon nach Art Champignon-Lyoner	143	8,0	2,0	50,3 ○●○
Griller grob nach Art bayr. Bratwurst grob	155	8,0	1,0	46,5 ○●○
Mild nach Art Lyoner	147	8,0	2,0	49,0 ○●○
Paprika nach Art Paprika-Lyoner	145	8,0	2,0	49,7 ○●○
Pikant nach Art Jagdwurst	155	8,0	1,0	46,5 ○●○
Würstchen nach Art Wienerwürstchen	145	8,0	1,5	49,7 ○●○
Putepur				
Bierschinken	156	10,0	1,5	57,7 ○●○
Bratwurst	254	22,0	1,5	78,0 ●○○
Brustschinken	101	1,5	2,0	13,4 ○○●
Champignonfleischwurst	156	12,0	1,5	69,2 ●○○
Debreziner	205	15,0	1,5	65,9 ●○○
Eierwurst mit Paprika nach Art einer Lyoner	182	14,0	1,5	69,2 ●○○
Fleischkäse Stuttgarter Art	195	15,0	3,0	69,2 ●○○
Gelbwurst	162	12,0	1,5	66,7 ●○○
Gourmetleberwurst fein	369	35,0	1,0	85,4 ●○○
Grillbrustschinken	106	2,0	2,0	17,0 ○○●
Gutswurst	162	10,0	1,5	55,6 ○●○
Kaiserjagdwurst	179	13,0	1,5	65,4 ●○○
Käsekrainer	205	15,0	1,5	65,9 ●○○

FLEISCH- UND WURSTWAREN, AUFSCHNITT

Produktbezeichnung	Energie (kcal)	Fett (g)	Kohlen-hydrate (g)	LowFett 30-Faktor
Lachsschinken	116	2,0	1,5	15,5 ○○●
Landleberwurst	294	26,0	1,0	79,6 ●○○
Leberkäse, gebacken	189	15,0	1,5	71,4 ●○○
Paprikabrust	102	1,5	2,0	13,2 ○○●
Paprikafleischwurst	159	11,0	2,0	62,3 ●○○
Putenbrust mit Jalapenos	102	1,5	2,0	13,2 ○○●
Pizza-Leberkäs	186	14,0	2,0	67,7 ●○○
Rostbratwurst	254	22,0	1,5	78,0 ●○○
Schinkenwurst	184	14,0	1,5	68,5 ●○○
Wiener	234	20,0	1,5	76,9 ●○○
real,- Quality				
Baconwürfel	288	25,0	0,8	78,1 ●○○
Bayerischer Leberkäse	295	27,0	1,0	82,4 ●○○
Cervelatwurst 1 A, fettreduziert	300	24,0	1,0	72,0 ●○○
Delikatess Kochhinterschinken	111	3,0	1,0	24,3 ○○●
Delikatess Leberwurst	369	35,0	1,0	85,4 ●○○
Delikatess Schinkenpfefferbraten	111	3,0	1,0	24,3 ○○●
Delikatess Schweinebraten nach Burgunder Art	121	5,0	1,0	37,2 ○○◐
Delikatess Schweinebraten nach Gyrosart	111	3,0	1,0	24,3 ○○●
Delikatess Schweinebraten, Natur	121	5,0	1,0	37,2 ○○◐
Delikatess Wiener Würstchen	272	24,0	1,0	79,4 ●○○
Deutsches Corned Beef mit Gelee	116	1,0	4,0	7,8 ○○●
Gourmet Backschinken	129	5,0	1,0	34,9 ○○◐
Gourmet-Schinken, gewürfelt	114	2,0	1,0	15,8 ○○●
Kasselerbraten	111	3,0	1,0	24,3 ○○●
Leichtschinken	139	3,0	1,0	19,4 ○○●
Schinkensülze in Aspik	94	2,0	1,0	19,1 ○○●
Reinert				
Aktifit Hähnchen in Aspik	97	2,0	2,5	18,6 ○○●
Aktifit Putenfleisch in Aspik	98	2,0	3,0	18,4 ○○●
Aktifit Schinken in Aspik	99	2,0	3,0	18,2 ○○●
Aktifit Westfälischer Kochschinken	115	2,0	1,0	15,7 ○○●
Bärchensalami	296	23,0	1,0	69,9 ●○○
Bärchen-SchlaWiener	278	25,0	1,0	80,9 ●○○
Bärchen-Streich	337	32,0	1,0	85,5 ●○○
Bärchenwurst / Geflügelmortadella	192	15,0	1,0	70,3 ●○○
Chambelle Gourmet-Lachsschinken mit französischem Camembert	163	2,0	1,0	11,0 ○○●

Fleisch- und Wurstwaren, Aufschnitt

Produktbezeichnung	Energie (kcal)	Fett (g)	Kohlenhydrate (g)	LowFett 30-Faktor
Holsteiner Katenschinken	200	12,0	1,0	54,0 ◐
Schinken Nuggetz extra mager	140	3,0	1,0	19,3 ●
Schinken Nuggetz herzhaft	232	15,0	1,0	58,2 ◐
Westfälischer Knochenschinken	210	10,0	1,0	42,9 ◐
Rotwurst / Thüringer	178	10,9	0,2	55,1 ◐
Rügenwalder				
Mühlen Mett – Zwiebelmettwurst	207	15,0	1,0	65,2 ●
Mühlen Mett – Zwiebelmettwurst mit Kräutern	207	15,0	1,0	65,2 ●
Mühlen Schinken – Gegrillter Kochschinken	111	3,0	1,0	24,3 ●
Mühlen Schinken – Geräucherter Kochschinken	111	3,0	1,0	24,3 ●
Mühlen Schinken – Zarter Kochschinken	111	3,0	1,0	24,3 ●
Mühlen Würstchen Geflügel	218	18,0	1,0	74,3 ●
Pommersche Geflügelleberwurst Fein	276	22,0	2,0	71,7 ●
Pommersche Gutsleberwurst Grob	248	20,0	1,0	72,6 ●
Pommersche Gutsleberwurst mit Schnittlauch	326	30,0	1,0	82,8 ●
Schinken Spicker – Feine Schinkenwurst	245	21,0	1,0	77,1 ●
Schinken Spicker – Geflügel	182	14,0	1,0	69,2 ●
Schinken Spicker – Grobe Schinkenwurst	204	16,0	1,0	70,6 ●
Schinken Spicker – Schnittlauch	245	21,0	1,0	77,1 ●
Teewurst Grob	357	33,0	1,0	83,2 ●
Teewurst Leicht	284	24,0	1,0	76,1 ●
Teewurst mit grünem Pfeffer	421	41,0	1,0	87,7 ●
Salami	375	32,6	1,8	78,2 ●
Schächter				
Delikatess Hinterschinken	109	2,6	1,5	21,5 ●
Lachsschinken	123	3,0	0,5	22,0 ●
Original Bauernschinken luftgetrocknet	202	12,6	0,3	56,1 ◐
Original Knochenschinken luftgetrocknet	198	10,2	1,8	46,4 ◐
Schinken, gekocht, ohne Fettrand	128	3,7	1,1	26,0 ●
Schinken, gepökelt, geräuchert	118	4,7	0,9	35,8 ◐
Schinkenspeck / Bacon	152	7,7	0,0	45,6 ◐
Speck, durchwachsen	615	65,0	0,0	95,1 ●
TiP				
Delikatess Hinterkochschinken	107	3,0	1,0	25,2 ●
Edelsalami	406	36,0	2,0	79,8 ●
Gourmet-Metzgerschinken	129	6,5	1,0	45,3 ◐

VEGETARISCHER FLEISCH- UND WURSTERSATZ

Produktbezeichnung	Energie (kcal)	Fett (g)	Kohlen-hydrate (g)	LowFett 30-Faktor
Kasseleraufschnitt	111	3,0	1,0	24,3 ○○●
Kräuterlachsschinken	122	2,0	1,0	14,8 ○○●
Lachsschinken	122	2,0	1,0	14,8 ○○●
Spanischer Serrano Schinken	267	15,0	1,0	50,6 ○●○
Wiener Würstchen	297	27,0	1,0	81,8 ●○○
Tulip				
Bacon	310	28,0	0,5	81,3 ●○○
Bacon Englischer Art vom Kotelettstück	214	16,0	1,0	67,3 ●○○
Bacon-Streifen	310	28,0	0,5	81,3 ●○○
Dänischer Vorderschinken	178	12,0	0,5	60,7 ●○○
Danisches Frühstücksfleisch	286	26,0	0,5	81,8 ●○○
Gourmetti Hähnchenbrustfilet Classic	114	2,0	2,0	15,8 ○○●
Gourmetti Hähnchenbrustfilet Provence	110	2,0	2,0	16,4 ○○●
Hauchschnitt Hähnchenbrust Pur	93	1,0	1,0	9,7 ○○●
Hauchschnitt Putenbrust Kentucky	97	1,0	1,0	9,3 ○○●
Hauchschnitt Putenbrust Pur	97	1,0	1,0	9,3 ○○●
Vegetarischer Fleisch- und Wurstersatz				
Alnatura				
Bratwürstchen aus Seitan	238	12,0	6,1	45,4 ○●○
Falafel	261	11,3	32,0	39,0 ○●○
Knackies aus Seitan	257	13,4	5,6	46,9 ○●○
Tofu Bärlauch	92	5,5	1,8	53,8 ○●○
Tofu Mandel-Nuss	201	14,5	2,4	64,9 ●○○
Tofuaufschnitt Kräuter	224	13,5	5,7	54,2 ○●○
Tofuaufschnitt Paprika	216	12,4	6,6	51,7 ○●○
granoVita				
Bauernschmaus	326	28,7	6,9	79,2 ●○○
Bio-Kräuter-Tofu	113	6,5	1,0	51,8 ○●○
Bio-Linsen-Pastete	220	18,3	7,0	74,9 ●○○
Bio-Räucher-Tofu	137	8,0	1,0	52,6 ○●○
Bio-Tofu	119	7,0	1,0	52,9 ○●○
Curry Bratwurst	262	20,0	9,0	68,7 ●○○
Delikat Brotbelag mit Pilzen	301	25,0	5,0	74,8 ●○○
FlanzenFleisch der große Heideländer	225	12,8	8,0	51,2 ○●○
FlanzenFleisch Mini-Frikadellen	227	8,8	5,4	34,9 ○●○
FlanzenFleisch Nuggets mit Peperoni	294	15,8	6,3	48,4 ○●○
FlanzenFleisch Puten-Filets	251	13,5	8,5	48,4 ○●○
FlanzenFleisch Schnitzel	306	16,3	15,3	47,9 ○●○

Vegetarischer Fleisch- und Wurstersatz

Produktbezeichnung	Energie (kcal)	Fett (g)	Kohlenhydrate (g)	LowFett 30-Faktor
Gemüse-Mandel-Bratling	263	14,0	7,7	47,9 ○●○
Grobe Landbratwurst	254	20,0	8,0	70,9 ●○○
Grünkern-Tempeh-Bratling	245	12,2	9,6	44,8 ○●○
Hirtenvesper	105	5,0	11,0	42,9 ○●○
Lüneburger Räucherwürstchen	375	37,0	3,0	88,8 ●○○
Mini-Salami	263	15,0	6,0	51,3 ○●○
Quinoa-Bratling	232	10,4	8,1	40,3 ○●○
Sandwich-Pastete Champignon	219	17,8	4,5	73,2 ●○○
Sandwich-Pastete Oliven	235	20,4	2,4	78,1 ●○○
Soja-Steakli	340	0,5	17,5	1,3 ○○●
Vegavita	382	8,3	12,7	19,6 ○○●
Vegetarische Bratwurst	352	30,0	4,0	76,7 ●○○
Vegetarische Bratwurst – ohne Ei	251	15,0	7,0	53,8 ○●○
Vegetarische Cevapcici	261	13,0	6,1	44,8 ○●○
Vegetarische Lyoner	326	30,0	1,5	82,8 ●○○
Vegetarische Mini-Krakauer	227	15,0	2,0	59,5 ○●○
Vegetarische Mortadella mit Knoblauch	328	30,0	3,0	82,3 ●○○
Vegetarische Rostbratwürstchen	352	30,0	3,0	76,7 ●○○
Vegetarische Streichwurst mit Preiselbeeren	245	15,0	12,0	55,1 ○●○
Vegetarische Wiener	250	20,0	2,0	72,0 ●○○
Vegetarische Wienerle	363	35,5	3,3	88,0 ●○○
Vegetarische Würstchen pikant	378	37,1	3,5	88,3 ●○○
Vegetarischer Reinbeißer nach Wiener Art	256	20,0	3,0	70,3 ●○○
Taifun				
Tofu Basilikum	217	14,6	3,5	60,6 ●○○
Tofu geräuchert	175	9,4	3,6	48,3 ○●○
Tofu Rosso	241	17,0	4,8	63,5 ●○○
Tofu, natur	77	4,8	0,5	56,1 ○●○
Tofu, Seiden	52	3,2	0,4	55,4 ○●○

Fisch, Meeresfrüchte und Fischwaren

Produktbezeichnung	Energie (kcal)	Fett (g)	Kohlen-hydrate (g)	LowFett 30-Faktor
Frischfisch				
Aal	278	24,5	0,0	79,3 ●○○
Barsch	82	1,8	0,0	19,8 ○○●
Brassen	116	5,5	0,0	42,7 ○●○
Felchen	100	3,2	0,0	28,8 ○○●
Flunder	73	0,7	0,0	8,6 ○○●
Forelle	103	2,7	0,0	23,6 ○○●
Seehecht	94	2,8	0,0	F 26,8 ○○●
Heilbutt	96	1,6	0,0	15,0 ○○●
Hering	231	17,8	0,0	F 69,4 ●○○
Kabeljau	78	0,7	0,0	8,1 ○○●
Karpfen	116	4,8	0,0	37,2 ○●○
Katfisch	81	1,9	0,0	21,1 ○○●
Lachs	180	11,2	0,0	F 56,0 ○●○
Makrele	181	11,9	0,0	F 59,2 ○●○
Matjesfilet, gesalzen	270	23,4	0,0	F 78,0 ●○○
Ostseehering	155	9,2	0,0	F 53,4 ○●○
Pangasius	77	1,8	0,0	21,0 ○○●
Rotbarsch	106	3,6	0,0	F 30,6 ○●○
Sardine	119	4,5	0,0	F 34,0 ○●○
Schellfisch	78	0,6	0,0	6,9 ○○●
Schleie	78	0,7	0,0	8,1 ○○●
Scholle	86	1,9	0,0	F 19,9 ○○●
Hecht	81	0,9	0,0	10,0 ○○●
Seelachs	100	2,4	0,0	F 21,6 ○○●
Seeteufel	66	0,6	0,0	8,2 ○○●
Seezunge	83	1,7	0,0	F 18,4 ○○●
Steinbutt	83	1,7	0,0	18,4 ○○●
Thunfisch	224	15,5	0,0	F 62,3 ●○○
Welsfilet	162	11,3	0,0	62,8 ●○○
Zander	84	0,7	0,0	7,5 ○○●
Meeresfrüchte				
Austern	67	1,2	4,8	16,1 ○○●
Garnelen	92	1,4	0,9	13,7 ○○●
Hummer	83	1,9	0,5	9,8 ○○●
Jakobsmuschel	77	0,9	5,9	10,5 ○○●

FISCH, TIEFGEFROREN

Produktbezeichnung	Energie (kcal)	Fett (g)	Kohlenhydrate (g)	LowFett 30-Faktor
Krebs	91	1,4	0,7	13,9 ○○●
Languste	85	1,1	1,3	11,7 ○○●
Miesmuschel	70	1,9	2,4	24,4 ○○●
Tintenfisch	82	0,9	2,0	9,9 ○○●
Fisch, tiefgefroren				
bofrost				
Alaska-Seelachsfilet, naturbelassen	74	0,8	0,0	F 9,7 ○○●
Fischstäbchen	176	7,2	15,1	36,9 ○◐○
Kabeljaufilet, naturbelassen	88	0,8	0,0	8,1 ○○●
Kap-Seehecht, mehliert	90	0,8	6,4	F 8,0 ○○●
Lachsfilet	202	13,6	0,0	F 60,6 ●○○
Limanda aspera (Pazifische Kliesche), paniert	160	6,4	8,3	F 36,1 ○◐○
Luxuskrabben (Tiefseegarnelen)	63	0,8	0,0	11,4 ○○●
Nordsee Schollenfilets, naturbelassen	68	0,7	0,0	F 9,2 ○○●
Pangasius »Petit«	156	8,2	5,7	47,4 ○○○
Pazifische Scholle, paniert	102	0,7	13,2	F 6,2 ○○●
Rotbarschfilet, naturbelassen	125	4,3	0,0	F 31,0 ○◐○
Schellfischfilet	77	0,6	0,0	7,0 ○○●
Seelachsfilet (Köhler)	81	0,9	0,0	F 10,0 ○○●
Wildlachs in Spinat-Rahmsoße	86	3,9	2,5	F 40,9 ○◐○
Costa				
Atlantik Hummer, gekocht	92	1,3	0,0	15,0 ○○●
Blätterteighäppchen mit Garnelen	271	17,1	23,6	56,8 ○◐○
Blätterteighäppchen Spinat-Lachs	272	17,3	22,0	57,2 ○◐○
Bouillabaisse	45	1,4	2,3	28,0 ○○●
Cocktail-Shrimps, geschält	57	1,0	0,0	15,8 ○○●
Doradenfilets	96	1,9	0,0	17,8 ○○●
Eismeer Shrimps	94	1,5	1,0	14,4 ○○●
Garnelen in Knusperpanade	153	3,2	27,7	18,8 ○○●
Garnelenpfanne Knoblauch	166	13,0	4,0	70,5 ●○○
Garnelen-Ring mit Cocktailsauce	103	3,8	4,1	33,2 ○◐○
Garnelenspieße Classic	63	1,0	0,0	14,3 ○○●
Grill-Finesse Kap Seehechtfilets	76	3,0	1,8	F 35,5 ○◐○
Kammmuscheln	79	0,8	2,4	9,1 ○○●
Kap Seehechtfilets in Knusperpanade	218	10,4	19,5	F 42,9 ○◐○
King Prawns roh, geschält	69	1,0	0,0	13,0 ○○●
Lachsfilet	189	13,0	0,0	F 61,9 ●○○
Lachsfilets Dill-Zitrone	193	13,0	0,9	F 60,6 ●○○

FISCH, TIEFGEFROREN

Produktbezeichnung	Energie (kcal)	Fett (g)	Kohlenhydrate (g)	LowFett 30-Faktor
Lachsforellenfilets	161	10,2	0,0	57,0 ◐
Lachslasagne Blattspinat	160	8,5	11,5	F 47,8 ◐
Meeresfrüchtemischung / Frutti di Mare	74	1,2	1,4	14,6 ●
Ofenfisch Atlantiklachs Blattspinat	126	9,2	3,7	F 65,7 ⬤
Pizza Lachs-Spinat	223	10,6	22,0	42,8 ◐
Riesengarnelen (Panaeus vannamei)	81	1,0	0,0	11,1 ●
Sardinen	124	4,5	0,0	F 32,7 ◐
Schollenfilets	89	1,9	0,0	F 19,2 ●
Schollen-Filets Sylter Art	228	5,0	18,2	F 19,7 ●
Seemuscheln natur	19	0,4	1,0	19,0 ●
Seemuscheln Provence	24	0,9	1,4	33,8 ◐
Sushi	152	2,0	28,0	F 11,8 ●
Thunfischfilets Kräuter-Knoblauch	221	14,9	0,2	F 60,7 ⬤
Tiefseeshrimps geschält	57	1,0	0,0	15,8 ●
Tilapiafilets	82	2,0	0,0	22,0 ●
Tintenfischringe in Knusperpanade	212	3,0	33,6	12,7 ●
eismann				
Alaska-Seelachsfilet	76	0,8	0,1	F 9,5 ●
Alaska-Seelachsfilet Müllerin	92	0,8	6,9	F 7,8 ●
Eismeer-Seelachs-Grilletten	106	0,9	8,5	F 7,6 ●
Garnelen in Knusperteig	169	1,0	27,0	5,3 ●
Kabeljaufilets	76	0,4	0,1	4,7 ●
Kap-Seehecht, mehliert	90	0,8	6,4	F 8,0 ●
Limanda Aspera-Naturfilets	87	1,3	0,1	F 13,4 ●
Pangasiusfilet	100	3,0	0,1	27,0 ●
Red Snapper-Filet	93	1,3	0,1	12,6 ●
Riesengarnelen	69	0,7	0,1	9,1 ●
Schollenfilets	87	2,0	0,1	F 20,7 ●
Seelachsfilet-Portionen	78	0,8	0,5	F 9,2 ●
St. Petersfisch-Filet	87	1,4	0,1	14,5 ●
Steinbuttfilets	96	2,7	0,1	F 25,3 ●
Thunfischsteaks	102	1,0	0,1	F 8,8 ●
Tiefseegarnelen	70	1,0	0,1	12,9 ●
Zanderfilets	81	0,8	0,1	8,9 ●
Frosta				
Wildlachs Filet in Butter-Blätterteig	244	14,1	20,0	F 52,0 ◐
Iglo				
Calamares im Backteig	203	11,0	17,0	48,8 ◐
Del mar Naturfilets Pangasius	74	2,0	0,0	24,3 ●

FISCHKONSERVEN UND -MARINADEN

Produktbezeichnung	Energie (kcal)	Fett (g)	Kohlenhydrate (g)	LowFett 30-Faktor
Del mar Naturfilets Wildlachs	102	2,4	0,0	F 21,2 ○○●
Del mar Pazifische Scholle	61	0,6	0,0	F 8,9 ○○●
Filegro in Kräutersauce	113	5,9	2,9	47,0 ○●○
Fisch-Frikadellen	153	1,9	22,0	11,2 ○○●
Fischstäbchen	189	7,7	17,0	36,7 ○●○
Goldknusper-Filets Spinat	229	13,0	16,0	F 51,1 ○●○
Knusprige Ofen-Garnelen Lemon-Pepper	247	10,8	24,7	39,4 ○●○
Schlemmer-Filet à la Bordelaise Classic	159	9,1	6,2	F 51,5 ○●○
Schlemmer-Filet à la Bordelaise knusprig cross	187	11,0	11,0	F 52,9 ○●○
Schlemmer-Filet Blattspinat	133	7,3	3,9	F 49,4 ○●○
Schlemmer-Filet Champignon	223	16,0	9,7	F 64,6 ●○○
Schlemmer-Filet Italiano	120	7,2	1,9	F 54,0 ○●○
real,- Quality				
Alaska Seelachs-Filet	69	0,5	0,0	F 6,5 ○○●
Alaska Seelachs-Filet, paniert	112	0,8	13,8	F 6,4 ○○●
Calamares	209	11,2	21,0	48,2 ○●○
Eismeerkrabben	46	0,4	2,4	7,8 ○○●
Fischstäbchen	182	7,9	15,0	39,1 ○●○
Kabeljaufilets	83	1,0	0,0	10,8 ○○●
Regenbogenforellen	149	7,9	0,0	47,7 ○●○
Schlemmerfilet Bordelaise	136	8,1	3,1	F 53,6 ○●○
Schlemmerfilet Champignon	127	7,3	8,3	F 51,7 ○●○
Schollenfilets, natur	68	1,3	0,0	F 17,2 ○○●
Schollenfilets, paniert	129	1,5	16,0	F 10,5 ○○●
Thunfischsteak	136	1,1	0,0	F 7,3 ○○●
Zanderfilet	79	0,8	0,0	9,1 ○○●
TiP				
Fischstäbchen	189	8,1	17,4	38,6 ○●○
Knusper-Filet im Backteig	173	7,3	14,5	F 38,0 ○●○
Rotbarschfilet	105	3,4	0,0	F 29,1 ○○●
Fischkonserven und -marinaden				
Appel				
Genießerhappen in Asia-Dressing	197	11,2	11,0	F 51,2 ○●○
Genießerhappen in Curry-Kokos-Dressing	231	17,1	7,1	F 66,6 ●○○
Genießerhappen in Tomaten-Dressing	152	9,7	3,1	F 57,4 ○●○
Genießerhappen mit mediterranem Dressing	180	12,8	2,8	F 64,0 ●○○
Pangasius Snack in pikanter Thai-Sauce	121	4,6	12,1	34,2 ○●○
Pangasius Snack in würziger Senf-Sauce	148	8,7	8,7	52,9 ○●○

FISCHKONSERVEN UND -MARINADEN

Produktbezeichnung	Energie (kcal)	Fett (g)	Kohlen-hydrate (g)	LowFett 30-Faktor
Thunfisch Salat mit Dressing	110	1,6	10,9	F 13,1 ○○●
Thunfisch Salat mit Öl	158	8,9	7,8	F 50,7 ○◐○
Homann				
Bismarckhering	120	7,9	0,2	F 59,3 ○◐○
Brathering	195	14,1	0,2	F 65,1 ●○○
Dill Happen	291	26,1	5,4	F 80,7 ●○○
Flusskrebssalat	244	19,8	10,4	73,0 ●○○
Nordseekrabben mit klassischem Dressing	308	27,3	5,2	79,8 ●○○
Rollmops	120	8,0	0,2	F 60,0 ○◐○
Roter Heringssalat	255	22,6	8,6	F 79,8 ●○○
Sahne Happen	258	22,5	7,6	F 78,5 ●○○
Sahne Heringsfilets	274	24,6	6,1	F 80,8 ●○○
Sylter Happen	257	21,5	10,3	75,3 ●○○
Tiefseekrabben mit Aioli Dressing	292	26,6	6,8	82,0 ●○○
Tiefseekrabben mit Balsamico-Sherry-Dressing	298	27,0	7,6	81,5 ●○○
Nadler				
Dill Sahne Heringsfilets	304	28,0	6,0	F 82,9 ●○○
Heringsbecher	336	32,0	5,0	F 85,7 ●○○
Heringssalat mit Roter Bete	267	23,0	10,0	F 77,5 ●○○
Joghurt Dillhappen light	191	15,0	7,0	F 70,7 ●○○
Krabbensalat in feiner Salatcreme	362	34,0	7,0	84,5 ●○○
Krabbensalat in Knoblauch-Dill Sauce	372	36,0	5,0	87,1 ●○○
Kronsild	212	16,0	0,0	67,9 ●○○
Rollmöpse	173	13,0	1,0	F 67,6 ●○○
Sylter Matjestopf	269	25,0	2,0	F 83,6 ●○○
real,- Quality				
Fisch-Filet Honig-Senf	210	13,0	13,0	55,7 ○◐○
Heringsfilets Feinschmeckerplatte	187	10,5	9,0	F 50,5 ○◐○
Heringsfilets in Mango-Pfeffercreme	196	14,0	4,0	F 64,3 ●○○
Heringsfilets in Paprikacreme	178	12,8	3,2	F 64,7 ●○○
Heringsfilets in Senfcreme	188	13,2	4,0	F 63,2 ●○○
Heringsfilets in Tomatencreme	206	14,0	5,5	F 61,2 ●○○
Riesengarnelen in Aufguss	69	0,7	0,0	9,1 ○○●
Thunfisch Filets im eigenen Saft	111	1,0	0,1	F 8,1 ○○●
Saupiquet				
Thunfisch Gourmet »in Knoblauch-Sauce«	177	11,3	0,5	F 57,5 ○◐○
Thunfisch Gourmet »Naturale – ohne Öl«	109	0,9	0,0	F 7,4 ○○●
Thunfisch Brotaufstrich »Pâté Classic«	275	21,8	1,3	F 71,4 ●○○

FISCHKONSERVEN UND -MARINADEN

Produktbezeichnung	Energie (kcal)	Fett (g)	Kohlenhydrate (g)	LowFett 30-Faktor
Thunfisch Brotaufstrich »Pâté Knoblauch«	275	21,8	1,3	F 71,4 ●○○
Thunfisch Brotaufstrich »Pâté Zitrone & Basilikum«	275	21,8	1,3	F 71,4 ●○○
Thunfisch Snack »Tomate«	86	2,9	4,8	F 30,4 ○●○
Thunfisch Snack »Curry & Chili«	95	3,9	4,4	F 37,0 ○●○
Thunfisch-Filets in Sonnenblumenöl	194	10,0	0,0	F 46,4 ○●○
Thunfisch-Filets Naturale ohne Öl	107	0,8	0,0	F 6,7 ○○●
Thunfisch Salat Snack »Western«	179	13,0	6,5	F 65,4 ●○○
Thunfisch Salat Snack »Mexicana«	195	13,0	9,5	F 60,0 ○●○
Thunfisch- Filets »in Olivenöl«	194	10,0	0,0	F 46,4 ○●○
TiP				
Bismarckhering	111	8,6	6,7	F 69,7 ●○○
Heringsfilets in Paprikasauce	171	13,0	4,0	F 68,4 ●○○
Heringsfilets in Senfsauce	191	14,4	2,3	F 67,9 ●○○
Heringsfilets in Tomatensauce	189	14,0	4,5	F 66,7 ●○○
Rollmops	224	17,0	0,0	F 68,3 ●○○
Sahne-Hering	326	30,0	4,8	F 82,8 ●○○
Sardinen in Öl	210	13,9	0,0	F 59,6 ○●○
Thunfischstücke im eigenen Saft	111	1,0	0,1	F 8,1 ○○●
Thunfischstücke in Öl	181	9,3	0,1	F 46,2 ○●○
Thunfisch in Öl (abgetropft)	281	20,9	0,0	F 66,9 ●○○
Thunfisch in Wasser (abgetropft)	100	0,4	0,0	F 3,6 ○○●

Getreide und Getreideprodukte

Produktbezeichnung	Energie (kcal)	Fett (g)	Kohlenhydrate (g)	LowFett 30-Faktor
Getreide				
Amaranth	385	6,5	66,2	15,2 ◐◐●
Aurora				
Dinkel Mehl Type 1050	342	1,8	67,2	4,7 ◐◐●
Dinkel Vollkornmehl	349	2,6	64,0	6,7 ◐◐●
Dunkles Weizenmehl Type 1050	340	1,8	67,2	4,8 ◐◐●
Helles Dinkelmehl Type 630	344	1,8	69,7	4,7 ◐◐●
Instant-Mehl (Type 405)	340	1,0	70,9	2,7 ◐◐●
Roggen Vollkornschrot	317	1,5	59,0	4,3 ◐◐●
Roggenmehl Type 1150	331	1,3	67,2	3,5 ◐◐●
Sonnenstern Grieß Hartweizen	343	1,2	68,9	3,2 ◐◐●
Sonnenstern Grieß Weichweizen	339	0,8	69,0	2,1 ◐◐●
Urkraft des Keimes	336	1,2	70,1	2,7 ◐◐●
Weizen-Vollkornmehl	325	2,4	59,5	6,7 ◐◐●
Bernbacher				
Nockerlgrieß	343	1,2	69,0	3,2 ◐◐●
Buchweizen, geschält	343	1,7	71,0	4,5 ◐◐●
Buchweizengrütze	342	1,6	72,6	4,2 ◐◐●
Buchweizenmehl	346	0,8	78,3	2,1 ◐◐●
Couscous	329	0,8	69,0	2,2 ◐◐●
Dr. Oetker				
Gustin klassische Speisestärke	346	0,1	86,0	0,3 ◐◐●
Gerste	321	2,1	63,3	5,9 ◐◐●
Gerstengraupen	342	1,4	71,0	3,7 ◐◐●
Gerstengrütze	316	1,5	66,1	4,3 ◐◐●
Goldpuder				
Dinkelmehl Type 630	335	1,2	70,0	3,2 ◐◐●
Hartweizen-Grieß	335	1,2	69,0	3,2 ◐◐●
Instantmehl Type 405	335	1,0	71,0	2,7 ◐◐●
Roggenmehl Type 1150	320	1,3	68,0	3,7 ◐◐●
Vollkornmehl Weizen	310	2,0	61,0	5,8 ◐◐●
Weichweizen-Grieß	335	1,0	71,0	2,7 ◐◐●
Weizenmehl Type 1050	330	1,7	67,0	4,6 ◐◐●
Weizenmehl Type 405	335	1,0	71,0	2,7 ◐◐●
Weizenmehl Type 550	335	1,1	70,0	3,0 ◐◐●

GETREIDE

Produktbezeichnung	Energie (kcal)	Fett (g)	Kohlenhydrate (g)	LowFett 30-Faktor
granoVita				
Kleie +	393	11,3	49,7	25,9
Grünkern	327	2,7	63,2	7,4
Grünkernflocken / Dinkelflocken	333	1,7	60,3	4,6
Grünkernmehl	372	2,0	76,8	4,8
Hafer	332	7,1	55,7	19,3
Haferflocken (Vollkorn)	354	6,7	59,5	17,0
Hafergrütze	355	5,8	58,9	14,7
Hafermehl	396	7,2	67,9	16,4
Hirse	357	3,9	68,8	9,8
Mais	357	3,9	68,8	9,8
Maismehl	329	3,8	64,2	10,4
Maizena				
Feine Speisestärke	350	0,1	86,0	0,3
Mondamin				
Feine Speisestärke	350	0,0	87,0	0,0
Paniermehl	358	2,1	73,5	5,3
Quinoa	355	6,0	62,4	15,2
real,- BIO				
4-Korn Flocken	309	2,9	60,0	8,4
5-Korn Getreide	308	2,8	60,0	8,2
Dinkel	320	1,7	60,0	4,8
Dinkelflocken	337	2,6	64,0	6,9
Grünkern	341	2,7	63,0	7,1
Haferflocken	348	7,0	58,7	18,1
Maisgrieß	326	3,8	64,0	10,5
Perlgraupen	335	1,4	71,0	3,8
Speisehirse	353	3,9	69,0	9,9
Vollkorn Buchweizenmehl	351	2,7	70,7	6,9
Vollkorn Dinkelmehl	353	2,6	64,0	6,6
Vollkorn Weizenmehl	298	1,8	59,6	5,4
Weizengrieß	321	1,4	67,0	3,9
Weizenkleie	267	4,7	17,7	15,8
Weizenmehl Type 550	336	1,1	70,9	2,9
Reismehl	358	0,7	79,6	1,8
Roggen	300	1,7	60,7	5,1
Roggenmehl Type 815	326	1,0	71,0	2,8
Roggenmehl Type 997	316	1,1	67,9	3,1

GETREIDE UND GETREIDEPRODUKTE

REIS

GETREIDE UND GETREIDEPRODUKTE

Produktbezeichnung	Energie (kcal)	Fett (g)	Kohlen-hydrate (g)	LowFett 30-Faktor
Roggenmehl Type 1150	323	1,3	67,8	3,6 ○○●
Roggenmehl Type 1370	320	1,4	66,7	3,9 ○○●
Roggenmehl Type 1590	310	1,4	64,1	4,1 ○○●
Roggenmehl Type 1740	305	1,5	63,1	4,4 ○○●
Roggenmehl Type 1800	296	1,5	58,8	4,6 ○○●
Sojamehl	360	20,6	3,1	51,5 ○●○
Weizen	305	1,8	59,6	5,3 ○○●
Weizengrieß	329	0,8	69,0	2,2 ○○●
Weizengrütze	329	0,8	69,0	2,2 ○○●
Weizenkeime	322	9,2	30,6	25,7 ○○●
Weizenkleie	178	4,7	17,7	23,8 ○○●
Weizenmehl Type 405	343	1,0	72,3	2,6 ○○●
Weizenmehl Type 550	345	1,1	72,0	2,9 ○○●
Weizenmehl Type 630	340	1,5	69,0	4,0 ○○●
Weizenmehl Type 812	334	1,3	66,7	3,5 ○○●
Weizenmehl Type 1050	337	1,8	67,2	4,8 ○○●
Weizenmehl Type 1200	334	2,2	66,1	5,9 ○○●
Weizenmehl Type 1600	335	2,1	65,2	5,6 ○○●
Weizenmehl Type 1700	315	2,1	60,9	6,0 ○○●
Weizenstärke	353	0,1	86,1	0,3 ○○●
Reis				
Müllers Mühle				
8 Minuten Reis (roh)	349	1,3	77,0	3,4 ○○●
Duftreis Jasmin / Basmati (roh)	347	0,9	77,3	2,3 ○○●
Bio Spitzen Langkorn Reis (roh)	348	1,2	75,9	3,1 ○○●
Langkorn Naturreis (roh)	351	2,0	76,0	5,1 ○○●
Milchreis (roh)	349	0,5	79,0	1,3 ○○●
Natur Reis (roh)	351	2,0	76,0	5,1 ○○●
Bio Natur Reis (roh)	351	2,0	76,0	5,1 ○○●
Parboiled & Wildreis (roh)	353	1,4	76,6	3,6 ○○●
Risotto Reis (roh)	349	0,5	79,0	1,3 ○○●
real,- Bio				
Basmatireis	354	1,9	75,0	4,8 ○○●
Langkornreis Natur	345	2,2	74,1	5,7 ○○●
real,- Quality				
Basmati & Wildreis	353	1,0	76,9	2,5 ○○●
Basmatireis	347	0,9	77,3	2,3 ○○●
Langkorn Parboiled Spitzenreis	349	1,3	77,0	3,4 ○○●

REIS

Produktbezeichnung	Energie (kcal)	Fett (g)	Kohlen-hydrate (g)	LowFett 30-Faktor
Milchreis	351	0,5	79,0	1,3 ○○●
Natur & Wildreis	362	2,5	74,2	6,2 ○○●
Parboiledreis	353	1,3	77,0	3,3 ○○●
Risotto Reis	351	0,5	79,0	1,3 ○○●
Reis, Naturreis	352	2,2	74,1	5,6 ○○●
Reis, Naturreis, gekocht	126	0,8	26,5	5,7 ○○●
Reis, parboiled	351	0,5	78,9	1,3 ○○●
Reis, parboiled, gekocht	121	0,2	27,2	1,5 ○○●
Reis, poliert	351	0,6	77,7	1,5 ○○●
Reis, poliert, gekocht	126	0,2	27,8	1,4 ○○●
Reis, Wildreis	374	2,0	74,9	4,8 ○○●
Reis, Wildreis, gekocht	134	0,4	26,9	2,7 ○○●
reis-fit				
8 Minuten Natur-Reis (roh)	352	2,4	75,0	6,1 ○○●
8 Minuten Spitzen-Langkorn (roh)	232	0,7	72,0	2,7 ○○●
Basmati & Wildreis (roh)	345	0,8	73,0	2,1 ○○●
Basmati-Reis (roh)	349	1,0	76,0	2,6 ○○●
einfach lecker Basmati (zubereitet)	195	1,8	36,0	8,3 ○○●
einfach lecker Langkorn (zubereitet)	169	1,5	32,0	8,0 ○○●
einfach lecker Milchreis (zubereitet)	120	1,3	22,0	9,6 ○○●
Natur & Wildreis (roh)	348	2,2	73,0	5,7 ○○●
Natur-Reis (roh)	350	2,9	73,0	7,5 ○○●
Parboiled Spitzen-Langkorn (roh)	351	1,1	78,0	2,8 ○○●
Spitzen-Langkorn & Wildreis (roh)	343	0,8	76,0	2,1 ○○●
Spitzen-Langkorn (roh)	345	0,6	78,0	1,6 ○○●
Thai-Jasmin-Reis (roh)	350	1,0	77,0	2,6 ○○●
Trigrano-Reis (roh)	342	1,4	7,4	3,7 ○○●
Rickmers Reis				
Bali Langkorn parboiled mit Wildreis (roh)	349	1,1	76,4	2,8 ○○●
Bali US Wildreis (roh)	347	1,4	70,3	3,6 ○○●
Indischer Basmati-Reis (roh)	344	0,7	76,0	1,8 ○○●
Langkorn parboiled (roh)	348	1,2	75,9	3,1 ○○●
Milchreis (roh)	347	0,6	77,0	1,6 ○○●
Reis Flocken Original (roh)	341	0,8	75,8	2,1 ○○●
Rundkorn Reis weiß (roh)	347	0,8	77,8	2,1 ○○●
Vollkornreis Parboiled (roh)	343	2,9	71,1	7,6 ○○●
TiP				
Basmati Reis	365	2,0	78,0	4,9 ○○●
Milchreis	340	1,4	75,6	3,7 ○○●

NUDELN

Produktbezeichnung	Energie (kcal)	Fett (g)	Kohlen-hydrate (g)	LowFett 30-Faktor
Parboiledreis	351	0,6	80,0	1,5 ⦁
Uncle Ben's				
Basmati & Thai-Reis (roh)	346	0,4	78,0	1,0 ⦁
Basmati-Reis (roh)	351	1,1	76,0	2,8 ⦁
Express Basmati und Thai-Reis (zubereitet)	183	2,4	36,7	11,8 ⦁
Express Basmati-Reis (zubereitet)	146	1,5	30,0	9,3 ⦁
Express Langkorn & Wild-Reis (zubereitet)	146	1,1	30,9	6,8 ⦁
Express Spitzen-Langkorn-Reis (zubereitet)	147	1,3	30,9	8,0 ⦁
Langkorn & Wild-Reis (roh)	345	1,2	76,0	3,1 ⦁
Natur-Reis 10 Minuten (roh)	344	2,2	73,0	5,8 ⦁
Risotto- / Arboria-Reis (roh)	342	0,4	78,0	1,1 ⦁
Spitzen-Langkorn-Reis 10 Minuten (roh)	344	1,3	76,0	3,4 ⦁
Spitzen-Langkorn-Reis 20 Minuten (roh)	347	1,0	77,0	2,6 ⦁
Nudeln				
3 Pauly				
Bio Dinkel Spaghetti / Spiralen / Bandnudeln	351	1,7	71,2	4,4 ⦁
Bio Vollkorn Dinkel Spaghetti / Spiralen / Spätzle	334	2,8	62,5	7,5 ⦁
Teff Spiralen / Hörnchen	357	2,0	75,0	5,0 ⦁
Barilla				
Bavette	356	1,5	71,7	3,8 ⦁
Capellini	356	1,5	71,7	3,8 ⦁
Conchiglie Rigate	356	1,5	72,2	3,8 ⦁
Farfalle Integrali	351	2,5	66,7	6,4 ⦁
Fusilli	356	1,5	72,7	3,8 ⦁
Lasagne con Spinaci	350	1,5	72,2	3,9 ⦁
Maccheroncini	356	1,5	71,7	3,8 ⦁
Mini Farfalle	356	1,5	72,7	3,8 ⦁
Mini Farfalle mit Karotte und Kürbis	388	2,2	70,2	5,5 ⦁
Penne Rigate	356	1,5	72,2	3,8 ⦁
Spaghetti	356	1,5	71,7	3,8 ⦁
Tagliatelle	356	1,5	72,2	3,8 ⦁
Tortellini Prosciutto & Formaggio	405	13,0	54,8	28,9 ⦁
Tortellini Ricotta & Spinaci	404	15,0	48,5	33,4 ◐
Bernbacher				
Gold – Extra Breite / Wellenband / Spätzle / Große Spirale	372	3,7	68,0	9,0 ⦁
Die Guten – Band / Breite Band / Hörnchen / Pfiffli / Kordelli / etc.	361	2,5	70,0	6,2 ⦁

NUDELN

Produktbezeichnung	Energie (kcal)	Fett (g)	Kohlen-hydrate (g)	LowFett 30-Faktor
PASTA – Tagliatelle / Rondelli / Fusilli / Rigatoni / Pennette / etc.	353	1,6	71,0	4,1 ◌◌●
Birkel				
3 Glocken – Genuss Pur	352	1,5	71,0	3,8 ◌◌●
3 Glocken – Tortellini mit 5 Käse-Sorten	342	6,2	59,0	16,3 ◌◌●
3 Glocken – Tortellini mit ital. Schinken	385	8,8	62,0	20,6 ◌◌●
7 Hühnchen Eiernudeln	361	2,5	70,0	6,2 ◌◌●
Birkel's No.1 Eiernudeln	361	2,5	70,0	6,2 ◌◌●
Birkel's No.1 Eiernudeln EDITION	361	2,5	70,0	6,2 ◌◌●
Möwe – Himmlische Nudeln	361	2,5	70,0	6,2 ◌◌●
Möwe – Meine liebsten Nudeln ohne Ei	361	2,5	70,0	6,2 ◌◌●
Eierteigwaren	362	2,8	69,9	6,7 ◌◌●
Eierteigwaren, gekocht	97	0,9	17,5	8,4 ◌◌●
Glasnudeln	339	0,6	83,2	1,6 ◌◌●
Glasnudeln, gekocht	97	0,1	23,7	0,9 ◌◌●
Nudeln, eifrei	348	1,2	70,5	3,1 ◌◌●
Nudeln, eifrei, gekocht	139	0,5	28,2	3,2 ◌◌●
real,- Bio				
Hartweizen Spaghetti	353	1,5	74,4	3,8 ◌◌●
Penne Rigate	360	1,5	74,0	3,8 ◌◌●
Penne Rigate Vollkorn	330	2,2	65,5	6,0 ◌◌●
Vollkorn Spätzle	325	2,3	63,0	6,4 ◌◌●
real,- Quality				
Bandnudeln	367	2,1	70,0	5,1 ◌◌●
Bavette	362	1,5	75,0	3,7 ◌◌●
Eierspätzle	345	2,8	68,0	7,3 ◌◌●
Farfalle	362	1,5	75,0	3,7 ◌◌●
Fusilli	362	1,5	75,0	3,7 ◌◌●
Hörnchen	367	2,1	70,0	5,1 ◌◌●
Spaghetti	367	2,1	70,0	5,1 ◌◌●
Schneekoppe				
Bandnudeln	358	1,6	82,0	4,0 ◌◌●
Rigatoni	358	1,6	82,0	4,0 ◌◌●
Schupfnudeln	128	1,7	22,9	12,0 ◌◌●
TiP				
Fussili	362	1,5	75,0	3,7 ◌◌●
Spätzle	345	2,8	68,0	7,3 ◌◌●
Tortelloni Ricotta & Spinat	292	5,5	47,8	17,0 ◌◌●
Tortelloni Schinken & Mortadella	378	8,0	62,0	19,0 ◌◌●

Müsli und Frühstücksflocken

Produktbezeichnung	Energie (kcal)	Fett (g)	Kohlenhydrate (g)	LowFett 30-Faktor
Tress				
Die Exklusiven – versch. Sorten	358	3,9	65,5	9,8 ○○●
Die Leckeren – versch. Sorten	361	1,0	75,6	2,5 ○○●
Großmutters Küche – versch. Sorten	366	3,0	72,6	7,4 ○○●
Original Hausmacher – versch. Sorten	363	3,0	68,0	7,4 ○○●
Purer Dinkel – versch. Sorten	358	2,1	73,2	5,3 ○○●
Vollkornnudeln	323	2,5	60,6	7,0 ○○●
Vollkornnudeln, gekocht	143	1,1	26,9	7,0 ○○●
Glutenfreie Nudeln				
3 Pauly				
Glutenfreie Bandnudeln / Spiralen / Rigatoni / Spätzle / Sternchen	360	2,6	78,8	6,5 ○○●
Spaghetti, glutenfrei	366	1,6	85,0	3,9 ○○●
Nudeln aus dem Kühlregal				
real,- Quality				
Ravioli con Spinaci	163	3,0	28,0	16,6 ○○●
Tagliatelle	263	1,7	51,0	5,8 ○○●
Tortelloni con Carne	191	4,2	30,0	19,8 ○○●
Tortelloni con Formaggio	186	2,9	31,0	14,0 ○○●
Steinhaus				
Eier Spätzle	183	3,0	32,0	14,8 ○○●
Fettuccine	183	1,5	33,5	7,4 ○○●
Fettuccine Verde	187	2,5	32,5	12,0 ○○●
Fleisch Tortelloni	225	6,5	31,0	26,0 ○○●
Pasta Mista	228	6,5	32,0	25,7 ○○●
Schwäbische Maultaschen	255	12,0	26,0	42,4 ○◐○
Spinat-Ricotta Tortelloni	225	6,5	31,0	26,0 ○○●
Tortelloni Toscana	222	5,5	33,5	22,3 ○○●
Müsli und Frühstücksflocken				
Dr. Oetker				
Vitalis Schoko Müsli klassisch	412	12,1	62,2	26,4 ○○●
Vitalis Schoko Müsli feinherb	409	16,0	56,0	35,2 ○◐○
Vitalis Schoko Müsli Kirsch	414	12,4	61,5	27,0 ○○●
Vitalis Knusper Schoko feinherb	465	19,2	60,2	37,2 ○◐○
Vitalis Früchte Müsli	333	4,5	61,8	12,2 ○○●
Vitalis Joghurt Müsli	396	12,0	62,0	27,3 ○○●
Vitalis Frucht Genuss Früchte-Vollkorn-Müsli	333	2,9	64,7	7,8 ○○●
Vitalis Frucht Genuss Früchte-Vollkorn-Müsli ohne Rosinen	347	3,5	65,9	9,1 ○○●

MÜSLI UND FRÜHSTÜCKSFLOCKEN

Produktbezeichnung	Energie (kcal)	Fett (g)	Kohlenhydrate (g)	LowFett 30-Faktor
Vitalis Knusper Müsli	442	15,4	62,2	31,4 ◐
Vitalis Knusper Schoko	436	13,9	66,2	28,7 ●
Vitalis Knusper Honeys	438	13,7	67,8	28,2 ●
Vitalis Knusper Flakes	441	13,0	71,2	26,5 ●
Vitalis Knusper Banane	417	15,4	65,8	33,2 ◐
Vitalis Knusperkissen Schoko-Geschmack	450	14,9	67,4	29,8 ●
Vitalis Knusper Plus Double Chocolate	467	20,8	61,0	40,1 ◐
Vitalis Knusper Plus Nussmischung	489	23,3	56,0	42,9 ◐
Vitalis Knusper Plus Honig-Mandel	476	20,7	58,8	39,1 ◐
Vitalis Knusper Plus Schoko-Mandel-Nuss	490	23,4	56,2	43,0 ◐
Dr. Ritter				
Bio Basis Müsli	343	3,4	64,0	8,9 ●
Bircher-Müsli	323	2,7	65,5	7,5 ●
Schlemmer-Müsli	358	7,9	63,5	19,9 ●
Nuss-Kern-Müsli	382	14,8	49,0	34,9 ◐
Viel-Frucht-Müsli	382	5,2	64,8	12,3 ●
Prebiotisches Müsli Pflaume-Weizenkleie	333	5,5	49,3	14,9 ●
Apfel-Haferkleie Vital-Müsli	358	4,3	64,3	10,8 ●
Prebiotisches Megafrucht-Müsli	320	3,9	57,8	11,0 ●
Erbacher				
Dinkel-Früchte-Müsli	326	5,4	57,6	14,9 ●
Dinkel-Knusper-Mix Original	364	2,2	76,0	5,4 ●
Dinkel-Knuspersterne	328	2,3	69,7	6,3 ●
Dinkel-Schoko-Müsli	345	6,3	61,2	16,4 ●
Festtagsmüsli	369	8,1	60,2	19,8 ●
Vielkorn-Müsli	395	8,3	57,5	18,9 ●
granoVIta				
8-Früchte Müsli	335	7,5	56,9	20,1 ●
Bircher-Müsli	352	7,3	55,4	18,7 ●
Classic Flakes	378	1,0	82,1	2,4 ●
Vollkorn-Haferflocken kräftiges Großblatt	372	7,0	58,7	16,9 ●
Vollkorn-Haferflocken zartes Kleinblatt	372	7,0	58,7	16,9 ●
Vollkorn-Knusper Amaranth	461	16,7	58,5	32,6 ◐
Vollkorn-Knusper Erdbeer	444	15,0	62,3	30,4 ◐
Vollkorn-Knusper Nuss-Mandel	473	20,6	57,1	39,2 ◐
Vollkorn-Knusper ohne Rosinen	427	13,0	61,1	27,4 ●
Vollkorn-Knusper Granatapfel	432	15,5	59,5	32,3 ◐
Vollkorn-Knusper Schoko-Banane	462	18,4	59,2	35,8 ◐
Vollkorn-Knusper Joghurt-Himbeer	435	15,7	59,0	32,5 ◐

Müsli und Frühstücksflocken

Produktbezeichnung	Energie (kcal)	Fett (g)	Kohlenhydrate (g)	LowFett 30-Faktor
Kellogg's				
All-Bran Plus	334	3,5	48,0	9,4 ◐◐●
Choco Krispies	387	2,5	85,0	5,8 ◐◐●
Choco Krispies Luna Stella	378	2,0	78,0	4,8 ◐◐●
Choco Krispies XXL	386	3,0	82,0	7,0 ◐◐●
Chocos	381	2,5	78,0	5,9 ◐◐●
Cornflakes	378	0,9	84,0	2,1 ◐◐●
Crunchy Nut	402	5,0	82,0	11,2 ◐◐●
DayVita All-Bran Apfel Feige	361	2,5	68,0	6,2 ◐◐●
DayVita All-Bran Flakes	370	4,0	67,0	9,7 ◐◐●
Froot Loops	391	3,5	80,0	8,1 ◐◐●
Frosties	375	0,6	87,0	1,4 ◐◐●
Frosties mit weniger Zucker	373	0,6	85,0	1,4 ◐◐●
Honey Bsss Pops	383	1,0	88,0	2,3 ◐◐●
Honey Loops	377	3,5	74,0	8,4 ◐◐●
Kringelz	385	2,0	84,0	4,7 ◐◐●
Rice Krispies	384	1,5	85,0	3,5 ◐◐●
Smacks	382	1,5	84,0	3,5 ◐◐●
Special K	379	1,5	76,0	3,6 ◐◐●
Special K Choco Noir	406	7,0	72,0	15,5 ◐◐●
Special K Red Fruit	380	1,5	77,0	3,6 ◐◐●
Special K Strawberry Choco	385	3,0	76,0	7,0 ◐◐●
Toppas	364	2,0	72,0	4,9 ◐◐●
Toppas Choco	397	9,0	64,0	20,4 ◐◐●
Toppas Traube	345	2,0	69,0	5,2 ◐◐●
Tresor Choco Nougat	448	16,0	66,0	32,1 ◐●◐
Tresor Choco Toffie	429	13,0	68,0	27,3 ◐◐●
Kölln				
Blütenzarte Haferflocken / Kernige Haferflocken	359	6,4	56,1	16,0 ◐◐●
Cakes	510	26,9	58,1	47,5 ◐●◐
Früchte-Vollkorn Müsli	369	7,6	60,6	18,5 ◐◐●
Haferkleie Fleks	365	7,4	47,5	18,3 ◐◐●
Haferkleie Flocken	347	7,4	41,8	19,2 ◐◐●
Haferkyss	381	5,7	65,3	13,5 ◐◐●
Instant Flocken	365	6,7	57,9	16,5 ◐◐●
Knusper Müsli Honig-Nuss	455	17,5	61,5	34,6 ◐●◐
Knusper Müsli Karamell	453	17,0	62,8	33,8 ◐●◐
Knusper Müsli Klassik	444	15,2	65,5	30,8 ◐●◐

Müsli und Frühstücksflocken

Produktbezeichnung	Energie (kcal)	Fett (g)	Kohlenhydrate (g)	LowFett 30-Faktor
Knusper Müsli Pflaume	450	16,3	64,0	32,6 ◐
Knusper Müsli Schoko & Krokant	451	16,5	63,2	32,9 ◐
Multikorn Flocken	347	4,0	61,0	10,4 ●
Müsli Früchte Vollkorn	369	7,6	60,6	18,5 ●
Müsli Knusper Joghurt Himbeer	416	10,7	66,0	23,2 ●
Müsli Schoko mit weniger Zucker	398	11,3	57,7	25,6 ●
Müsli Weiße Schokolade und Mandel	402	12,0	57,4	26,9 ●
Schmelzflocken	359	5,9	58,8	14,8 ●
Vollkorn Haferfleks Klassik	392	5,4	72,4	12,4 ●
Vollkorn Haferfleks Schoko	394	5,3	75,7	12,1 ●
Zauberfleks Honig	397	4,6	81,4	10,4 ●
Zauberfleks Schoko	399	5,7	77,6	12,9 ●
Nestlé				
Chocolade-Clusters	396	6,4	72,1	14,5 ●
Cini-Minis	412	9,9	75,7	21,6 ●
Fitness	372	1,4	78,4	3,4 ●
Fitness & Fruits	362	2,3	75,7	5,7 ●
Fitness Chocolat	398	6,3	74,8	14,2 ●
Fitness Knusper-Müsli Frucht	371	4,4	69,2	10,7 ●
Mandel-Nuss-Clusters	408	9,5	66,1	21,0 ●
Nesquik Knusper-Frühstück	387	4,0	76,2	9,3 ●
Schreddies	371	1,9	73,7	4,6 ●
Trio	378	2,0	82,8	4,8 ●
real,- Bio				
Basis Müsli	367	7,7	56,0	18,9 ●
Beeren Müsli	320	4,9	59,5	13,8 ●
Bircher Müsli	325	6,1	57,7	16,9 ●
Cornflakes	361	1,0	80,0	2,5 ●
Früchte Müsli	333	7,0	58,2	18,9 ●
Knusper Müsli	444	18,9	59,6	38,3 ◐
Knusper Müsli Waldbeere	450	18,5	62,2	37,0 ◐
Knusperweizen	381	1,1	83,0	2,6 ●
Schoko Müsli	356	8,4	59,3	21,2 ●
Trauben-Nuss-Müsli	372	13,9	49,5	33,6 ◐
real,- Quality				
Bärige Schokoflakes	375	2,5	79,0	6,0 ●
Drachen Honeys	383	1,7	84,0	4,0 ●
Früchte Müsli	241	6,3	61,3	23,5 ●

BROT & CO.

Produktbezeichnung	Energie (kcal)	Fett (g)	Kohlenhydrate (g)	LowFett 30-Faktor
Knusper Müsli mit Honig	434	18,4	58,7	38,2 ◐
Wellness Flakes	378	1,5	78,7	3,6 ●
Wellness Flakes mit roten Früchten	372	1,6	77,3	3,9 ●
Schneekoppe				
10 Früchte Müesli	314	3,4	62,2	9,7 ●
Auslese Joghurt Himbeer Müesli	318	8,4	44,3	23,8 ●
Auslese Nuss Crunchy Müesli	365	9,5	60,0	23,4 ●
Ballaststoff Früchte Müesli	268	5,2	56,4	17,5 ●
Cranberry & Dinkel Müesli	343	3,7	67,5	9,7 ●
Schoko & Kakao Müesli	358	7,4	67,5	18,6 ●
Vita-Flakes	360	1,0	81,0	2,5 ●
TiP				
Cornflakes	375	1,1	83,2	2,6 ●
Früchte Müsli	341	4,8	62,5	12,7 ●
Honey Wheels	375	2,9	81,3	7,0 ●
Nougatbits	459	17,0	71,0	33,3 ◐
Schoko Müsli	365	9,5	60,4	23,4 ●
Sweet Flakes	381	0,8	87,4	1,9 ●
Trauben Nuss Müsli	371	9,3	56,3	22,6 ●
Weizenpops (Honey Wheat)	381	3,3	79,9	7,8 ●
Zimtchips	418	11,8	71,5	25,4 ●
Müsli und Frühstücksflocken – glutenfrei				
3 Pauly				
Schokokissen, glutenfrei	368	3,1	76,7	7,6 ●
Cornflakes, glutenfrei	373	1,3	81,6	3,1 ●
Schoko Müsli, glutenfrei	404	10,6	69,3	23,6 ●
Dr. Schär				
Crunchy Müsli, glutenfrei	428	13,7	60,7	28,8 ●
Müsli Fruit, glutenfrei	375	9,0	56,6	21,6 ●
Brot & Co.				
3 Pauly				
Bio Mini Grissini	419	9,0	72,0	19,3 ●
Schnittbrot mit Buchweizen und Leinsamen	197	3,0	36,0	13,7 ●
Vollkorn Zwieback mit Dinkel	406	12,3	56,8	27,3 ●
Vollkorn Knister Brot	319	4,0	61,0	11,3 ●
Baguette	284	1,8	55,9	5,7 ●
Brandt				
Anis-Zwieback	392	4,0	81,0	9,2 ●

BROT & CO.

Produktbezeichnung	Energie (kcal)	Fett (g)	Kohlen-hydrate (g)	LowFett 30-Faktor
Diät-Markenzwieback	422	7,0	77,0	14,9 ○○●
Kleine Scheibchen Klassik	382	2,8	78,4	6,6 ○○●
Kleine Scheibchen Rustikal	369	2,9	71,7	7,1 ○○●
Kokos-Zwieback	428	12,0	71,0	25,2 ○○●
Markenzwieback	401	6,0	74,0	13,5 ○○●
Mini-Zwieback Klassik	401	6,0	74,0	13,5 ○○●
Mini-Zwieback Kokos	445	14,1	70,5	28,5 ○○●
Mini-Zwieback Schoko Vollmilch	483	20,1	62,4	37,5 ○●○
Mini-Zwieback Zartbitter	467	22,3	51,1	43,0 ○●○
Schoko-Zwieback	456	19,0	56,4	37,5 ○●○
Vollkornzwieback	383	6,0	64,0	14,1 ○○●
Brötchen, hell	284	1,8	55,9	5,7 ○○●
Burger				
Ballaststoff Knäckebrot	341	4,5	54,2	11,9 ○○●
BIO 5-Saaten	324	5,2	59,2	14,4 ○○●
BIO Sesam Knäckebrot	360	5,0	61,0	12,5 ○○●
Bio Zwieback	384	4,6	72,5	10,8 ●●
Buttermilch Knäckebrot	345	1,5	67,3	3,9 ○○●
Delikatesse	346	1,7	65,2	4,4 ○○●
Dinkel Knäckebrot	351	1,7	65,9	4,4 ○○●
Knäck' it Paprika	342	1,5	66,4	4,0 ○○●
Knäck' it Sweet Tomato	340	1,4	66,4	3,7 ○○●
Knäckebrot mit Milch	343	1,7	63,8	16,5 ○○●
Kümmel Knäckebrot	361	3,2	64,6	8,0 ○○●
Markenzwieback	395	5,5	72,5	12,5 ○○●
Urtyp Knäckebrot	353	1,7	66,8	4,3 ○○●
Dr. Schär				
Solena Vollkornbrot, glutenfrei	209	6,0	31,0	25,8 ○○●
Grissini, glutenfrei	403	6,3	82,1	14,1 ○○●
Zwieback	425	8,2	82,9	17,4 ○○●
Ditsch (Angaben je Stück)				
Laugenbrezel	237	4,4	42,4	16,7 ○○●
Laugenbrötchen	189	2,7	35,4	12,9 ○○●
Laugencroissant	264	15,4	26,5	52,5 ○●○
Laugenstange	195	3,0	36,1	13,8 ○○●
Pizza Classico	463	19,8	51,5	38,5 ○●○
Pizza Hawaii	436	13,3	58,2	27,5 ○○●
Pizza-Brezel	297	9,5	38,4	28,8 ○○●
Rahmkuchen Elsässer Art	302	11,5	37,8	34,3 ○●○

GETREIDE UND GETREIDEPRODUKTE

BROT & CO.

Produktbezeichnung	Energie (kcal)	Fett (g)	Kohlenhydrate (g)	LowFett 30-Faktor
Schinken-Käse-Croissant	296	17,7	26,0	53,8 ◐
Schinken-Käse-Stange	426	13,8	55,5	29,2 ●
Tomate-Mozzarella-Stange	330	9,4	48,0	25,6 ●
Finn Crisp				
Original	360	2,4	60,0	6,0 ●
Fladenbrot	242	1,2	48,8	4,5 ●
Gutena				
Filinchen Diät Knusper-Brot	402	4,2	88,0	9,4 ●
Filinchen Knusper-Brot Ballaststoff	380	4,0	72,0	9,5 ●
Filinchen Knusper-Brot Original	406	6,0	75,0	13,3 ●
Filinchen Vital Knusper-Brot	399	5,0	73,0	11,3 ●
Kamps				
3-Fit Brot	240	6,5	35,9	24,0 ●
Bäckerkruste	234	0,9	49,3	3,0 ●
Baguette	289	1,1	61,5	3,0 ●
Bonjour	231	1,0	46,8	4,0 ●
Butterstuten	325	8,6	55,0	24,0 ●
Eck (Brot)	249	9,2	32,6	33,0 ◐
Fanblock	284	5,9	49,9	19,0 ●
Laugenbrezel	265	4,8	48,2	16,0 ●
Mehrkornbrötchen	280	6,3	45,7	20,0 ●
Reines Roggen	226	1,0	48,0	4,0 ●
Roggenbrötchen	222	2,0	42,5	8,0 ●
Rübchen	243	5,6	39,5	21,0 ●
Schnittbrötchen	275	2,3	55,2	8,0 ●
Knäckebrot	322	1,4	66,1	3,9 ●
Knäckebrot, Vollkorn	362	2,1	73,3	5,1 ●
Kokoszwieback	406	9,2	72,1	20,4 ●
Laugenbrezeln / -brötchen	300	4,1	55,8	12,3 ●
Leicht & Cross				
Bio-Dreikorn	359	2,1	69,0	5,3 ●
Roggen	367	3,2	71,0	7,8 ●
Vital	365	2,6	69,0	6,4 ●
Weizen	380	3,5	72,0	8,3 ●
Mehrkornbrötchen	255	1,5	51,2	5,3 ●
Mestemacher				
Activ 3 Vollkornbrot	209	3,6	33,4	15,5 ●
Bio Sonnenblumen / Vollkornbrot	216	4,0	34,7	16,7 ●
Bio Volles Korn	188	1,1	35,7	5,3 ●

BROT & CO.

Produktbezeichnung	Energie (kcal)	Fett (g)	Kohlen-hydrate (g)	LowFett 30-Faktor
Bio Vollkorn-Brot	184	1,2	34,2	5,9 ○○●
Diät-Brot	189	1,7	24,9	8,1 ○○●
Echt Westfälisches Vollkornbrot	184	3,4	32,9	16,6 ○○●
Kürbiskernbrot	214	4,0	34,4	16,8 ○○●
Pumpernickel in Dosen	164	1,2	32,9	6,6 ○○●
Sylter Walnussbrot Dose	184	3,4	32,9	16,6 ○○●
Mohnbrötchen	266	3,2	49,1	10,9 ○○●
Pema				
Barbara-Rütting-Biobrot	169	2,0	32,0	10,7 ○○●
Bio Sprossen Brot	185	2,0	35,0	9,7 ○○●
Bio-Dinkelbrot	196	2,0	38,0	9,2 ○○●
Bio-Roggenbrot	175	1,0	37,0	5,1 ○○●
Bio-Vier-Korn-Brot	188	2,0	37,0	9,6 ○○●
Fitness-Brot	203	4,0	33,0	17,7 ○○●
Fränkisch Vollkornbrot	175	1,0	36,0	5,1 ○○●
Leinsamenbrot	185	3,0	34,0	14,6 ○○●
Pumpernickel	175	1,0	37,0	5,1 ○○●
Spezial Leicht	168	2,0	31,0	10,7 ○○●
Pumpernickel	195	1,5	39,9	6,9 ○○●
real,- Bio				
Dinkel Zwieback	389	7,0	67,0	16,2 ○○●
real,- Quality				
Baguette classsic	265	0,8	54,3	2,7 ○○●
Baguette mit Zwiebeln	291	3,1	54,5	9,6 ○○●
Baguette Pesto	290	3,8	53,3	11,8 ○○●
Brödli mit Vollkorn	392	7,5	68,0	17,2 ○○●
Buttertoastbrot	266	3,7	48,6	4,8 ○○●
Dreikorntoast	254	3,3	45,2	11,7 ○○●
Fitness Toastbrötchen Dreikorn	234	1,6	45,0	6,2 ○○●
Fitness Toastbrötchen Roggen	232	1,3	46,0	5,0 ○○●
Pumpernickel	192	1,2	35,0	5,6 ○○●
Roggenvollkornbrot	205	1,1	39,2	4,8 ○○●
Roggenvollkornbrot mit Sonnenblumenkernen	232	5,3	34,4	20,6 ○○●
Tortilla-Wraps Weizen	309	7,3	52,0	21,3 ○○●
Weizenbrot	254	3,7	44,8	13,1 ○○●
Weizenbrötchen	280	2,0	55,9	6,4 ○○●
Weizensoftbrötchen (Burger Brötchen)	292	5,0	51,0	15,4 ○○●
Weizenvollkornbrot	246	3,9	40,7	14,3 ○○●

GETREIDE UND GETREIDEPRODUKTE

Brot & Co.

Produktbezeichnung	Energie (kcal)	Fett (g)	Kohlenhydrate (g)	LowFett 30-Faktor
Weizenvollkorntoastbrötchen	208	1,5	37,0	6,5 ◐◐●
Roggenbrot	198	1,2	40,7	5,5 ◐◐●
Roggenmischbrot	225	1,0	45,9	4,0 ◐◐●
Roggenvollkornbrot	198	1,2	38,7	5,5 ◐◐●
Schneekoppe				
Bauernbrötchen	261	3,7	54,0	12,8 ◐◐●
Saatenbrot, geschnitten	350	17,0	40,0	43,7 ◐◐◐
Schnittbrötchen	257	2,7	56,0	9,5 ◐◐●
Zwieback	415	7,0	77,0	15,2 ◐◐●
TiP				
Baguettebrötchen	251	1,0	52,0	3,6 ◐◐●
Bauernschnitte	212	1,3	43,0	5,5 ◐◐●
Buttertoast	266	3,7	48,3	12,5 ◐◐●
Mehrkornbrötchen zum Fertigbacken	257	4,2	42,4	14,7 ◐◐●
Roggenmischbrot	222	1,5	42,3	6,1 ◐◐●
Roggenvollkornbrot	193	1,1	35,7	5,1 ◐◐●
Sesam Knäckebrot	337	6,4	58,0	17,1 ◐◐●
Sonntagsbrötchen	246	3,1	43,9	11,3 ◐◐●
Vollkorn-Delikatess Knäckebrot	312	1,7	63,0	4,9 ◐◐●
Wasa				
Appetit	420	11,0	65,0	23,6 ◐◐●
Break	310	1,5	66,0	4,4 ◐◐●
Crisp'n Light Roggen	360	2,5	73,0	6,3 ◐◐●
Crisp'n Light Weizen	360	2,2	73,0	5,5 ◐◐●
Delicate Thin Crisp Rosmarin & Salz	430	8,0	73,0	16,5 ◐◐●
Delicate Thin Crisp Sesam	450	12,0	69,0	24,0 ◐◐●
Köstlich	350	6,5	48,0	16,7 ◐◐●
Mehrkorn	350	2,0	62,0	5,1 ◐◐●
Mjölk	350	2,5	62,0	6,4 ◐◐●
Roggen Dünn	340	1,5	67,0	4,0 ◐◐●
Runde Kernig-Kräftig	320	2,0	65,0	5,6 ◐◐●
Runde Original	320	2,0	66,0	5,6 ◐◐●
Rustikal	340	1,5	64,0	4,0 ◐◐●
Sesam	410	10,0	64,0	22,0 ◐◐●
Skorpa Vollkorn	360	2,2	73,0	5,5 ◐◐●
Solruta Quinoa & Roggen	360	7,0	61,0	17,5 ◐◐●
Solruta Sesam	370	8,0	62,0	19,5 ◐◐●
Sport	340	4,5	54,0	11,9 ◐◐●
Vollkorn	350	1,5	66,0	3,9 ◐◐●

BACKWAREN, TIEFGEFROREN

Produktbezeichnung	Energie (kcal)	Fett (g)	Kohlen-hydrate (g)	LowFett 30-Faktor
Weizenmischbrot	236	1,5	46,3	5,7 ○○●
Weizenschrotbrot	238	1,4	48,2	5,3 ○○●
Weizentoastbrot	261	3,6	48,1	12,4 ○○●
Weizenvollkornbrot	203	0,9	40,7	4,0 ○○●
Weißbrot	242	1,2	48,8	4,5 ○○●
Zwieback	375	4,3	73,1	10,3 ○○●
Brot & Co. – glutenfrei				
3 Pauly				
Knäckebrot leicht & locker, glutenfrei	381	1,0	85,0	2,4 ○○●
Mais Waffelbrot, gluten- und lactosefrei	384	2,0	87,0	4,7 ○○●
Toastbrot, glutenfrei	221	3,0	43,0	12,2 ○○●
Vollkornbrot, glutenfrei	202	2,0	38,0	8,9 ○○●
Dr. Schär				
Solena Vollkornbrot, glutenfrei	209	6,0	31,0	25,8 ○○●
Grissini, glutenfrei	403	6,3	82,1	14,1 ○○●
Backwaren, tiefgefroren				
bofrost				
Laugenstangen	259	3,9	43,2	13,6 ○○●
Mediterranes Kräuterbrot	346	10,2	54,8	26,5 ○○●
Original französische Buttercroissants	355	20,8	34,1	52,8 ○●○
Vollkornbrot aus Dinkel	249	5,5	37,9	19,9 ○○●
Vollkornbrot aus Vierkorn	248	6,2	34,1	22,5 ○○●
Vollkornbrot mit Sonnenblumenkernen	267	6,7	37,7	22,6 ○○●
Vollkornbrötchen	291	5,6	44,5	17,3 ○○●
Coppenrath & Wiese				
Baguette-Brötchen	253	0,7	51,4	2,5 ○○●
Ciabatta-Brötchen	242	2,1	45,1	7,8 ○○●
Dinkel-Brötchen	297	6,4	47,0	19,4 ○○●
Unsere Goldstücke Mehrkorn	273	4,5	46,8	14,8 ○○●
Unsere Goldstücke Weizen	270	2,1	52,1	7,0 ○○●
eismann				
Baguette-Brötchen	261	1,0	51,8	3,4 ○○●
Bauernbrötchen italienischer Art	265	0,9	52,8	3,1 ○○●
Brötchen-Mix Kaiserbrötchen	252	1,5	49,5	11,4 ○○●
Brötchen-Mix Saatenbrötchen	273	4,6	44,1	15,2 ○○●
Brötchen-Mix Schnittbrötchen mit Mohn	252	2,1	47,0	7,5 ○○●
Country-Brötchen-Mix Dreikornbrötchen	261	3,6	45,3	12,4 ○○●
Country-Brötchen-Mix Kraftkornbrötchen	262	3,1	44,8	10,6 ○○●
Country-Brötchen-Mix Weizenbrötchen	242	1,0	48,3	3,7 ○○●

Kekse und Gebäck

Produktbezeichnung	Energie (kcal)	Fett (g)	Kohlenhydrate (g)	LowFett 30-Faktor
Fladenbrot	234	1,4	45,8	5,4 ○○●
Hüttenbrot	266	5,7	41,0	19,3 ○○●
Laugengebäck	261	1,0	46,1	3,5 ○○●
Mini-Brötchenrad	288	1,2	58,4	3,8 ○○●
Weizenbrot Toscana	252	2,0	48,0	7,1 ○○●
Kekse und Gebäck				
Apfelkuchen aus Mürbeteig, gedeckt	230	8,8	34,5	34,4 ○●○
Aprikosenteilchen aus Blätterteig	522	33,0	44,2	56,9 ○●○
Bahlsen				
ABC	391	1,1	88,0	2,5 ○○●
Afrika Edelherb	519	32,0	55,0	55,5 ○●○
Afrika Vollmilch	525	30,0	55,0	51,4 ○●○
Akora Edelherb	387	11,0	65,0	25,6 ○○●
Blätter-Brezeln	520	29,0	57,0	50,2 ○●○
Bunte Lebkuchen Mischung (Saisonware)	497	24,0	63,0	43,5 ○●○
Butterblätter	497	24,0	63,0	43,5 ○●○
Choco Friends	551	32,0	59,0	52,3 ○●○
Choco Leibniz Edelherb	497	26,0	60,0	47,1 ○●○
Choco Leibniz Vollmilch	498	25,0	61,0	45,2 ○●○
Chokini	483	22,0	65,0	41,0 ○●○
Christmas Dreams (Saisonware)	396	16,0	57,0	36,4 ○●○
Coffee Collection	521	27,0	63,0	46,6 ○●○
Diät Choco Leibniz Vollmilch	503	26,0	62,0	46,5 ○●○
Diät Leibniz Butterkeks	423	11,0	73,0	23,4 ○○●
Domino Edelherb (Saisonware)	411	13,0	71,0	28,5 ○○●
Düsseldorfer Törtchen	409	12,0	70,0	26,4 ○○●
Feinster Butter Spekulatius (Saisonware)	473	19,0	68,0	36,2 ○●○
Feinster Gewürz Spekulatius (Saisonware)	462	17,0	70,0	33,1 ○●○
Feinster Mandel Spekulatius (Saisonware)	482	20,0	67,0	37,3 ○●○
Hannover Waffeln	547	34,0	57,0	55,9 ○●○
Hit	492	24,0	63,0	43,9 ○●○
Contessa (Saisonware)	400	13,0	63,0	29,3 ○○●
Contessa Schokolade (Saisonware)	417	14,0	65,0	30,2 ○●○
Chokini	483	22,0	65,0	41,0 ○●○
Kipferl	535	32,0	53,0	53,8 ○●○
Lebkuchen Herzen und Sterne (Saisonware)	395	11,0	66,0	25,1 ○○●
Lebkuchen-Brezeln (Saisonware)	391	11,0	66,0	25,3 ○○●
Lebkuchenmänner (Saisonware)	402	9,1	73,0	20,4 ○○●
Leibniz Butterkeks	428	11,0	74,0	23,1 ○○●

Kekse und Gebäck

Produktbezeichnung	Energie (kcal)	Fett (g)	Kohlenhydrate (g)	LowFett 30-Faktor
Leibniz Landkeks	441	15,0	70,0	30,6 ◐
Leibniz Butterkeks 30% weniger Zucker	416	9,7	74,0	21,0 ●
Leibniz Minis Schokokeks	488	21,0	66,0	38,7 ◐
Leibniz Vollkornkeks	420	15,0	63,0	32,1 ◐
Leibniz Zoo	427	11,0	75,0	23,2 ●
Messino Edelherb	400	14,0	64,0	31,5 ◐
Messino Vollmilch	399	13,0	66,0	29,3 ●
Mini Schoko-Spekulatius (Saisonware)	488	21,0	67,0	38,7 ◐
Mini Contessa (Saisonware)	399	12,0	65,0	27,1 ●
Noch Eine / Premium Eiswaffel	495	24,0	64,0	43,6 ◐
Ohne Gleichen Edelberb	555	37,0	48,0	60,0 ◐
Ohne Gleichen Vollmilch	555	37,0	48,0	60,0 ◐
Pflümis (Saisonware)	395	12,0	65,0	27,3 ●
Rekord Gebäckmischung	474	21,0	66,0	39,9 ◐
Rekord Waffelmischung	537	32,0	58,0	53,6 ◐
Saftige Schoko Bäumchen (Saisonware)	409	14,0	65,0	30,8 ◐
Selection	511	28,0	58,0	49,3 ◐
Sternschnuppen (Saisonware)	490	21,0	66,0	38,6 ◐
Süße Lust	519	30,0	56,0	52,0 ◐
Waffeletten Vollmilch	520	29,0	58,0	50,2 ◐
Zimtsterne (Saisonware)	498	27,0	54,0	48,8 ◐
Brandt				
Hobbits kernig	463	20,0	64,0	38,9 ◐
Hobbits Schoko	490	25,0	59,0	45,9 ◐
Dinkel-Hafer-Taler	459	19,0	64,0	37,3 ◐
Vollkornkeks Müsli	458	21,0	58,0	41,3 ◐
Coppenrath				
Classic Café-Kränze	479	19,1	69,9	35,9 ◐
Diät Genuss Vanille Cookies	485	28,2	60,5	52,3 ◐
Diät Genuss Wiener Sandringe	488	28,6	61,0	52,7 ◐
Eierplätzchen	368	3,5	78,6	8,6 ●
Gewürz-Spekulatius	467	20,3	67,1	39,1 ◐
Hausgebäck Choco Cookies	521	26,7	63,7	46,1 ◐
Hausgebäck Friesen-Blätter	511	26,5	61,7	46,7 ◐
Mandel-Spekulatius	503	23,4	64,6	41,9 ◐
Spritz-Genuss	551	31,3	59,6	51,1 ◐
Teegebäck Mailänder Ringe	514	24,0	65,0	42,0 ◐
Teegebäck Schoko-Ringe	530	27,0	62,0	45,8 ◐

Kekse und Gebäck

Produktbezeichnung	Energie (kcal)	Fett (g)	Kohlenhydrate (g)	LowFett 30-Faktor
Vollkorngebäck mit Nüssen	540	33,4	52,9	55,7 ◐◯
Wiener Torteletts	386	10,3	67,2	24,0 ◯◯●
De Beukelaer				
Biscuit d'Orange	398	11,0	70,0	24,9 ◯◯●
Butterkeks der Klassiker	488	12,0	78,0	22,1 ◯◯●
Butterkeks Vollkorn	440	12,0	71,0	24,5 ◯◯●
Cookies & Granola	502	24,0	62,0	43,0 ◯◐◯
Erfrischungsstäbchen	400	11,0	72,0	24,8 ◯◯●
Gebäckmischung	518	28,0	59,0	48,6 ◯◐◯
Knuspighurt	511	28,0	56,0	49,3 ◯◐◯
Peanut Time	556	36,0	41,0	58,3 ◯◐◯
Rondino	592	41,0	43,0	62,3 ●◯◯
Dominostein	414	16,6	59,0	36,1 ◯◐◯
Erbacher				
Dinkel-Knusperle Knuspriger Keks mit Kakao und Zimt	370	1,8	79,9	4,4 ◯◯●
Dinkel Herzinis	396	4,2	79,9	9,6 ◯◯●
Grabower				
Finesse Vollmilch	503	29,3	48,3	52,4 ◯◐◯
Finesse Zartbitter	485	33,0	39,3	61,2 ●◯◯
Golden Classics Kaffeekränzchen	449	23,3	51,9	46,7 ◯◐◯
Joghurt-Erdbeer-Waffelsticks	456	19,2	64,1	37,9 ◯◐◯
Mixed Cookies	455	21,9	56,6	43,3 ◯◐◯
New Festival	427	21,6	50,6	45,5 ◯◐◯
Nussplätzchen	494	29,3	49,6	53,4 ◯◐◯
Waffelblätter Vollmilch	492	29,9	48,3	54,7 ◯◐◯
Waffelblätter Zartbitter	503	31,5	47,2	56,4 ◯◐◯
Waffelmischung Favorit	491	29,2	53,0	53,5 ◯◐◯
Griesson				
1+2=3 Russisch Brot	395	1,0	88,0	2,3 ◯◯●
Black5	485	22,0	64,0	40,8 ◯◐◯
Café Musica	507	25,0	63,0	44,4 ◯◐◯
Choco Sticks– White	523	27,0	63,0	46,5 ◯◐◯
Chocolate Mountain Cookies – Big Nut	505	27,0	56,0	48,1 ◯◐◯
Chocolate Mountain Cookies Classic	502	25,0	61,0	44,8 ◯◐◯
Duo Keks Kakao	477	19,0	69,0	35,8 ◯◐◯
Duo Keks Vanille	497	21,0	71,0	38,0 ◯◐◯
Mandelhörnchen	448	21,0	53,0	42,2 ◯◐◯
Nussknacker	595	43,0	39,0	65,0 ●◯◯

KEKSE UND GEBÄCK

Produktbezeichnung	Energie (kcal)	Fett (g)	Kohlen-hydrate (g)	LowFett 30-Faktor
Schoko Keks– Vollmilch	511	26,0	61,0	45,8 ◐○○
Schoko Keks– Zartbitter	502	25,0	61,0	44,8 ◐○○
Shaun das Schaf	423	10,0	77,0	21,3 ○○●
Soft Cake Himbeer	384	10,0	69,0	23,4 ○○●
Soft Cake Kirsch	384	10,0	69,0	23,4 ○○●
Soft Cake Orange	384	10,0	69,0	23,4 ○○●
Soft Cake Orange Mini	398	12,0	67,0	27,1 ○○●
Soft Cake Pfirsich-Maracuja	384	10,0	69,0	23,4 ○○●
Soft Cake Vollmilch	383	8,6	72,0	20,2 ○○●
Kamps				
Amerikaner	304	5,3	60,2	15,7 ○○●
Apfelriemchen	195	4,6	35,9	21,2 ○○●
Käsekuchen	216	9,3	23,4	38,8 ○◐○
Korinthenbrötchen mit Hefe	259	1,2	52,8	4,2 ○○●
Löffelbiskuit	410	7,0	73,9	15,4 ○○●
Milka				
Milka Choco Bisquit	490	22,0	65,5	40,4 ○◐○
Milka Choco Minis	510	25,0	64,5	44,1 ○◐○
Milka Choco Moo	485	21,0	66,5	39,0 ○◐○
Milka ChocoCookie	485	24,0	59,5	44,5 ○◐○
Milka ChocoGrains	500	24,0	60,5	43,2 ○◐○
Milka ChocoWafer	520	28,0	60,0	48,5 ○◐○
Milka ChocoWafer weiß	545	32,0	57,0	52,8 ○◐○
Omira				
MinusL Mignonschnitten, laktosefrei	543	34,8	53,3	57,7 ○◐○
MinusL Butterkeks, laktosefrei	439	12,0	75,0	24,6 ○○●
MinusL Butterkeks mit Schokolade, laktosefrei	525	28,5	59,5	48,9 ○◐○
Prinzen				
Rolle Choco Duo	493	21,0	67,0	38,3 ○◐○
Rolle Kakao	491	21,0	68,0	38,5 ○◐○
Rolle Mehrkorn	484	22,0	62,0	40,9 ○◐○
Rolle Minis	483	19,0	70,0	35,4 ○◐○
Rolle Pocket	485	21,0	68,0	39,0 ○◐○
Taler	500	24,0	62,0	43,2 ○◐○
real,- Bio				
Honigwaffeln	470	17,0	74,0	32,6 ○◐○
Löffelbiskuit	408	4,0	85,0	8,8 ○○●

GETREIDE UND GETREIDEPRODUKTE

Kekse und Gebäck

Produktbezeichnung	Energie (kcal)	Fett (g)	Kohlenhydrate (g)	LowFett 30-Faktor
real,- Quality				
Biskuitzungen	398	4,8	77,0	10,9 ○○●
Butterkeks	435	12,1	74,7	25,0 ○○●
Butter-Spritzgebäck	508	27,7	57,0	49,1 ○●○
Dominosteine	383	9,8	70,3	23,0 ○○●
Eierplätzchen	373	3,5	77,6	8,4 ○○●
Gefüllte Lebkuchenherzen Vollmilch	360	7,3	66,6	18,3 ○○●
Mini-Doppelkeks	465	16,7	71,4	32,3 ○●○
Russisch Brot	391	1,1	88,0	2,5 ○○●
Waffelherzen	422	6,2	83,8	13,2 ○○●
Schnecken aus Hefeteig	338	8,0	59,5	21,3 ○○●
Schneekoppe				
Auslese-Gebäck-Mischung	517	29,0	57,0	50,5 ○●○
Diät-Apfeltaschen	404	24,0	52,0	53,5 ○●○
Diät-Doppelkeks	445	23,0	62,0	46,5 ○●○
Diät-Eiergebäck	511	30,0	57,0	52,8 ○●○
Diät-Erdnussplätzchen	465	27,0	57,0	52,3 ○●○
Diät-Feine Conditorei	501	28,0	57,0	33,5 ○●○
Diät-Kornolé	525	29,0	59,0	49,7 ○●○
Diät-Mandelhörnchen	463	27,0	44,0	52,5 ○●○
Diät-Mini-Hafergebäck	452	20,5	65,6	40,8 ○●○
Diät-Mini-Marmorgebäck	459	22,0	61,4	43,1 ○●○
Diät-Mini-Nussecken	463	29,0	48,0	44,7 ○●○
Diät-Mini-Spritzgebäck	464	22,2	65,6	43,1 ○●○
Diät-Schokogebäck	506	26,0	60,0	46,3 ○●○
Diät-Sinnliche Momente	470	23,0	67,0	44,0 ○●○
Diät-Süße Brezeln	495	31,0	56,0	56,4 ○●○
Diät-Vanille Kipferl	525	31,0	55,0	35,4 ○●○
Diät-Waffel Carrées Vollmilch	566	39,5	44,0	62,8 ●○○
Diät-Waffel Haselnuss	532	30,0	58,0	50,8 ○●○
Diät-Waffel Milch-Vanille	558	35,0	52,0	56,5 ○●○
Kakaocremewaffeln	467	21,0	63,0	40,5 ○●○
Waffel Sticks Vollmilch	537	33,0	53,0	55,3 ○●○
Waffelschnitte Vollmilch	520	33,0	53,0	57,1 ○●○
Zitronencremewaffeln	513	28,0	65,0	49,1 ○●○
Schoko-Donut	399	19,5	47,4	44,0 ○●○
TiP				
Doppelkeks	485	20,0	69,0	37,1 ○●○
Himbeer Cake	384	10,0	69,0	23,4 ○○●

KUCHEN, FRISCHEPACK

Produktbezeichnung	Energie (kcal)	Fett (g)	Kohlen-hydrate (g)	LowFett 30-Faktor
Lebkuchenallerlei	389	6,9	73,5	16,0 ○○●
Lebkuchenherzen, Zartbitter	392	11,3	64,0	25,9 ○○●
Orange Cake	384	10,0	69,0	23,4 ○○●
Pfeffernüsse	374	4,6	75,3	11,1 ○○●
Runde braune Lebkuchen	375	10,8	61,3	25,9 ○○●
Zimtsterne	452	20,5	56,3	40,8 ○●○
Kekse und Gebäck – glutenfrei				
3 Pauly				
Gewürzspekulatius, glutenfrei	427	14,0	66,0	29,5 ○○●
Mandelprinten, glutenfrei	381	12,0	64,0	28,3 ○○●
Oblatenlebkuchen, glutenfrei	382	12,0	65,0	28,3 ○○●
Dr. Schär				
Butterkeks – Petit beurre	459	14,3	79,9	28,0 ○○●
Cereal Bisco	467	17,7	69,5	34,1 ○●○
Disco Ciok	503	24,4	62,1	43,7 ○●○
Orangino	341	7,5	62,6	19,8 ○○●
Hammermühle				
Elisenlebkuchen mit feiner Mandelauflage	427	22,3	48,1	47,0 ○●○
Hasenkekse Schoko	402	11,5	70,3	25,8 ○○●
Hasenkekse Vanille	414	13,9	68,5	30,2 ○●○
Kuchen, Frischepack				
Bahlsen				
Bratapfel-Stollen (Saisonware)	417	21,0	49,0	45,3 ○●○
Butter-Stollen (Saisonware)	426	22,0	50,0	46,5 ○●○
Comtess Choco-Chips	446	25,0	50,0	50,5 ○●○
Comtess Diät Marmor	365	21,0	49,0	51,8 ○●○
Comtess Diät Zitrone	372	21,0	51,0	50,8 ○●○
Comtess Haselnuss	426	23,0	48,0	48,6 ○●○
Comtess Marmor	441	24,0	51,0	49,0 ○●○
Comtess Typ Eierlikör	425	23,0	51,0	48,7 ○●○
Comtess Typ Marzipan	451	26,0	50,0	51,9 ○●○
Edel-Marzipan-Stollen (Saisonware)	432	23,0	47,0	47,9 ○●○
Gourmet Mohn-Marzipan	449	26,0	48,0	52,1 ○●○
Mohn-Stollen (Saisonware)	426	23,0	46,0	48,6 ○●○
Rum-Stollen (Saisonware)	414	21,0	49,0	45,7 ○●○
Walnuss-Stollen (Saisonware)	485	31,0	42,0	57,5 ○●○
Milka				
Tender XL Milch	430	21,0	54,5	44,0 ○●○
Tender Kuhflecken	430	20,0	55,0	41,9 ○●○

GETREIDE UND GETREIDEPRODUKTE

Kuchen und Torten, tiefgefroren

Produktbezeichnung	Energie (kcal)	Fett (g)	Kohlenhydrate (g)	LowFett 30-Faktor
Kuchen und Torten, tiefgefroren				
bofrost				
Apfel-Butterstreusel-Schnitten	238	9,1	36,7	34,4 ◐
Aprikosen-Pudding-Plunder – zum Selberbacken	243	10,7	31,4	39,6 ◐
Butter-Apfelkuchen	276	12,0	38,3	39,1 ◐
Butterkuchen	369	15,5	49,3	37,8 ◐
Creme Berliner	317	13,1	43,6	37,2 ◐
Creme-Rolle »Frankfurter Art«	303	11,0	48,2	32,7 ◐
Erdbeer-Frischkäse-Schnitte	256	13,5	30,3	47,5 ◐
Himbeer-Käse-Sahnetorte	176	5,5	28,1	28,1 ●
Käse-Mohn-Kuchen	265	12,2	32,8	41,4 ◐
Kirschtasche	272	13,3	33,1	44,0 ◐
Kirsch-Versuchung	236	13,2	25,6	50,3 ◐
Landhaus Kirschschnitten	282	14,5	33,8	46,3 ◐
Mandel-Bienenstich	299	15,4	35,0	46,4 ◐
Marienkäfertorte	257	13,8	29,5	48,3 ◐
Mini-Eclairs	268	16,0	25,7	53,7 ◐
Obsttortenvielfalt	207	6,9	32,7	30,0 ●
Original schwedische Mandeltorte	426	27,2	36,2	57,5 ◐
Original Südtiroler Apfelstrudelstücke	161	5,0	26,6	28,0 ●
Premium Käse-Sahnetorte	201	9,0	24,6	40,3 ◐
Quarktasche	280	13,0	33,7	41,8 ◐
Schokoladen-Donuts	416	27,0	36,4	58,4 ◐
Schwarzwälder Kirsch-Schnitten	213	9,8	27,4	41,4 ◐
Coppenrath & Wiese				
Alt-Böhmischer Apfelkuchen	238	7,8	37,4	29,6 ●
Alt-Böhmischer Apfel-Walnuss-Kuchen	326	19,2	33,1	53,0 ◐
Alt-Böhmischer Käsekuchen	255	9,4	34,3	33,2 ◐
Alt-Böhmischer Pflaumenkuchen	246	8,9	35,5	32,6 ◐
Apfelstrudel	241	14,0	25,8	52,3 ◐
Cafeteria fein & sahnig Apfel-Sahne	236	11,6	29,7	44,2 ◐
Cafeteria fein & sahnig Donauwelle	320	21,2	28,8	59,6 ◐
Cafeteria fein & sahnig Mandarine-Sahne	245	14,4	24,6	52,9 ◐
Cafeteria fein & sahnig Waldbeeren Sahne	211	10,2	26,6	43,5 ◐
Cafeteria Käse-Kirsch	200	6,3	29,8	28,4 ●
Cafeteria Mandel-Bienenstich	335	19,7	33,2	52,9 ◐
Cafeteria Minis Berliner	406	21,8	45,9	48,3 ◐

Kuchen und Torten, tiefgefroren

Produktbezeichnung	Energie (kcal)	Fett (g)	Kohlenhydrate (g)	LowFett 30-Faktor
Cafeteria Minis Nussschnecken	472	31,9	37,4	60,8 ●○○
Cafeteria Minis Sahne-Windbeutel	251	16,1	19,8	57,7 ○●○
Cafeteria Minis Vanille-Windbeutel	275	16,5	25,8	54,0 ○●○
Feinste Kuchen Apfel-Mascarpone	291	16,9	29,9	52,3 ○●○
Feinste Kuchen Käse	278	14,9	26,9	48,2 ○●○
Feinste Sahne Marzipantorte	355	17,5	42,8	44,4 ○●○
Feinste Sahne Tiramisu-Torte	310	17,2	33,8	49,9 ○●○
Festtagstorte Nuss-Sahne	312	21,4	23,5	61,7 ●○○
Festtagstorte Sacher	366	15,4	51,5	37,9 ○●○
Festtagstorte Schwarzwälder-Kirsch	254	12,1	32,3	42,9 ○●○
Kirschstrudel mit Mandelpudding	276	14,5	31,7	47,3 ○●○
Meistertorte Donauwellen	319	19,0	33,5	53,6 ○●○
Meistertorte Eierlikör	310	18,4	31,2	53,4 ○●○
Meistertorte Obstgenuss	217	9,3	29,9	38,6 ○●○
Meistertorte PHILADELPHIA Classic	352	24,4	26,7	62,4 ●○○
Meistertorte PHILADELPHIA Mandarine	350	22,7	31,4	58,4 ○●○
Milka Kuhflecken Torte	392	25,2	34,3	57,9 ○●○
Quarkstrudel	267	14,5	27,5	48,9 ○●○
Sahne-Rolle Erdbeer	238	10,2	31,0	38,6 ○●○
Sahne-Rolle Erdbeer Diät	235	12,2	27,1	46,7 ○●○
Sahne-Rolle Schokolade	292	15,2	31,0	46,8 ○●○
Sahne-Rolle Schwarzwälder-Kirsch	241	12,0	27,2	44,8 ○●○
Sahne-Rolle Zitrone	273	14,6	29,5	48,1 ○●○
Sahne-Schnitte Cappuccino	284	16,8	28,2	53,2 ○●○
Sahne-Schnitte Eierlikör	289	16,0	30,4	49,8 ○●○
Tatü! Benjamin Blümchen Torte	283	15,6	31,3	49,6 ○●○
Torten-Träume Erdbeer-Bourbon-Vanille	268	12,8	34,1	43,0 ○●○
Torten-Träume Himbeer-Mascarpone	257	12,6	32,1	44,1 ○●○
Torten-Träume Schokolade-Trüffel	346	21,8	31,2	56,7 ○●○
eismann				
Apfelstrudel	239	12,8	28,0	48,2 ○●○
Bunte Kuchenplatte	273	13,4	31,5	44,2 ○●○
Butterkuchen	369	15,5	49,3	37,8 ○●○
Donauwelle	321	19,3	32,8	54,1 ○●○
Großmutters Apfelkuchen	267	14,5	30,6	48,9 ○●○
Himbeer-Käse-Sahnetorte	184	6,7	26,1	32,8 ○●○
Johannisbeer-Streusel-Taler	296	7,7	50,9	23,4 ○○●
Käsekuchen	273	13,4	31,5	44,2 ○●○

BACKMISCHUNGEN

Produktbezeichnung	Energie (kcal)	Fett (g)	Kohlen-hydrate (g)	LowFett 30-Faktor
Mandel-Bienenstich	306	15,1	36,4	44,4 ◐◑◯
Marillenknödel	174	3,9	26,6	20,2 ◯◯●
Mohnstriezel	341	13,9	44,1	36,7 ◯●◯
Quark-Kirsch-Striezel	209	5,2	35,4	22,4 ◯◯●
Quarktasche	393	12,5	36,7	28,6 ◯◯●
Unsere Fruchtigsten	206	7,1	32,6	31,0 ◯●◯
Backmischungen				
Dr. Oetker (100 g zubereitetes Produkt)				
Bratapfel Kuchen	245	14,4	26,0	52,9 ◯●◯
Brownies	411	17,9	55,1	39,2 ◯●◯
Cupcakes Mandarine	342	22,4	31,7	59,0 ◯●◯
Cupcakes Schoko	342	22,6	29,6	59,5 ◯●◯
Erdbeer Joghurt Herz	200	11,3	20,6	50,9 ◯●◯
Erdbeer Maulwurf Kuchen	232	14,6	21,8	56,6 ◯●◯
Erdbeer Quark Kuchen	182	10,5	17,2	51,9 ◯●◯
Erdbeer Windbeutel	215	15,7	14,4	65,7 ●◯◯
Gugelhupf	393	20,4	46,6	46,7 ◯●◯
Hefeteig	317	10,0	48,0	28,4 ◯◯●
Käse-Streusel Kuchen	264	9,4	36,4	32,1 ◯●◯
Kirschli Kuchen	342	18,0	40,0	47,4 ◯●◯
Kokos Kuchen	429	25,4	44,0	53,3 ◯●◯
Landgenuss Birne Nuss Kuchen	314	18,3	33,2	52,5 ◯●◯
Landgenuss Heidelbeer Quark Kuchen	213	6,5	31,0	27,5 ◯◯●
Landgenuss Mandarinen Schmand Kuchen	245	11,3	33,0	41,5 ◯●◯
Landgenuss Schoko Kisch Kuchen	272	18,2	23,5	60,2 ●◯◯
Marmor Kuchen	380	20,0	44,0	47,4 ◯●◯
Maulwurf Kuchen	278	18,0	25,5	58,3 ◯●◯
Nuss Kuchen	393	20,0	48,0	45,8 ◯●◯
Obstkuchenteig	435	22,5	52,0	46,6 ◯●◯
Pizzateig Italienischer Art	270	6,6	46,0	22,0 ◯◯●
Russischer Zupfkuchen	379	22,5	36,0	53,4 ◯●◯
Schokino Kuchen	428	24,0	47,0	50,5 ◯●◯
Schoko-Kuchen	412	24,0	43,0	52,4 ◯●◯
Schoko-Wolke	344	13,7	48,3	35,8 ◯●◯
Streuselteig	465	22,0	61,0	42,6 ◯●◯
Tortina Nuss-Sand-Kuchen	400	18,0	53,0	40,5 ◯●◯
Zitronen Muffins	415	20,7	52,7	44,9 ◯●◯
Zitronenkuchen	373	17,0	50,0	41,0 ◯●◯

BACKMISCHUNGEN

Produktbezeichnung	Energie (kcal)	Fett (g)	Kohlen-hydrate (g)	LowFett 30-Faktor
Mondamin				
Muffins Schokoladen Teig-Mix (pro Muffin)	150	4,5	25,0	27,0 ○○●
Muffins Schoko-Split Teig-Mix (pro Muffin)	150	4,0	25,0	24,0 ○○●
Pfannkuchen Teig-Mix (pro Pfannkuchen)	260	11,0	34,0	38,1 ○●○
Waffeln Teig-Mix (pro Waffel)	240	10,0	33,0	37,5 ○●○
American Pancake Teig-Mix (pro Pancake)	315	12,0	44,0	34,3 ○●○
Hefe-Obstkuchen-Teig (pro Portion)	90	2,5	14,0	25,0 ○○●
real,- Bio (pro 100 g Trockenprodukt)				
Brotbackmischung Dinkel	233	1,5	46,0	5,8 ○○●
Brotbackmischung Land	221	1,1	43,0	4,5 ○○●
Brotbackmischung Vollkorn	207	1,9	40,0	8,3 ○○●
real,- Quality (pro 100 g Trockenprodukt)				
Apfeltorte	365	0,4	85,8	1,0 ○○●
Brownies	374	1,4	84,0	3,4 ○○●
Crumble Apfel	187	6,6	30,0	31,8 ○●○
Donau-Schnitten	307	1,2	69,3	3,5 ○○●
Hügelkuchen	375	3,4	78,5	8,2 ○○●
Käse-Sahne-Torte	236	14,6	19,3	55,7 ○●○
Lemon Muffins	367	0,4	86,5	1,0 ○○●
Mamorkuchen	369	1,9	81,8	4,6 ○○●
Rührkuchen	369	1,8	82,4	4,4 ○○●
Sandkuchen	364	1,4	81,8	3,5 ○○●
Schokoflockenkuchen	403	8,6	74,8	19,2 ○○●
Tarte au Chocolat	416	10,6	71,0	22,9 ○○●
Zitronenkuchen	372	1,2	85,9	2,9 ○○●
RUF (pro 100 g zubereitetem Produkt)				
Aktifit-Brot mit Omega-3 Fettsäuren	221	1,9	44,0	7,7 ○○●
Aktifit-Brot mit prebiotischen Ballaststoffen	205	0,9	43,0	4,0 ○○●
American Muffins mit Schokostücken	356	22,0	34,0	55,6 ○●○
Elsässer Flammkuchen	234	13,0	23,0	50,0 ○●○
Elsässer Zwiebelkuchen	173	5,3	23,0	27,6 ○○●
Pizza-Teig	232	6,0	38,0	23,3 ○○●
Schneekoppe (pro 100 g Fertigprodukt)				
Sandkuchen	410	30,0	32,0	65,9 ●○○
Muffinteig	403	23,0	47,0	51,4 ○●○
Sonnenblumenkernbrot	236	9,2	34,0	35,1 ○●○
Mischbrot	213	5,5	38,0	23,2 ○○●
Pizzateig	220	5,0	41,0	20,5 ○○●

GETREIDE UND GETREIDEPRODUKTE

Frischteig und tiefgefrorener Teig

Produktbezeichnung	Energie (kcal)	Fett (g)	Kohlen-hydrate (g)	LowFett 30-Faktor
Backmischungen – glutenfrei				
Dr. Schär (pro 100 g Trockenprodukt)				
Brot-Mix Dunkel	327	2,6	63,2	1,6 ○○●
Choco Cake Mix	374	2,7	83,8	6,5 ○○●
Kuchen & Kekse	356	0,8	83,8	2,0 ○○●
Margherita-Mix A	374	0,5	91,0	1,2 ○○●
Hammermühle (pro 100 g Trockenprodukt)				
Back-Mix Kastanienbrot	357	0,6	85,0	1,5 ○○●
Back-Mix Körnerbrot	380	8,0	73,0	18,9 ○○●
Back-Mix Mischbrot	339	0,3	84,0	0,8 ○○●
Back-Mix Teffbrot	341	1,0	80,0	2,6 ○○●
Back-Mix Weißbrot	359	0,8	87,0	2,0 ○○●
Kuchen-Fix	376	1,6	87,0	3,8 ○○●
Pfannkuchen-Mix	355	5,1	71,0	12,9 ○○●
Pizza-Mix	413	10,5	78,0	22,9 ○○●
Sauerteig-Brot Mix	339	3,6	65,3	9,6 ○○●
Frischteig und tiefgefrorener Teig				
Nestlé				
Mürbeteig	525	29,5	57,8	50,6 ○●○
Schwarz-Weiß-Gebäck	529	29,0	61,0	49,3 ○●○
Vanillekipferlteig	503	26,8	58,3	48,0 ○●○
Weihnachtsknusper	522	28,6	59,9	49,3 ○●○
Zimtplätzchenteig	494	24,3	62,5	44,3 ○●○
real,- Quality				
Pizzateig	354	3,0	70,0	7,6 ○○●
Tante Fanny				
Filo- oder Yufkateig	329	5,6	60,0	15,3 ○○●
Flammkuchenteig	252	4,0	46,0	14,2 ○○●
Hefekuchenteig	276	6,0	47,0	19,6 ○○●
Pizzateig	247	4,0	44,0	14,6 ○○●
Strudelteig	329	5,6	60,0	15,3 ○○●
TiP				
Blätterteig (TK)	373	23,0	36,0	55,5 ○●○

Obst und Obstkonserven

Produktbezeichnung	Energie (kcal)	Fett (g)	Kohlenhydrate (g)	LowFett 30-Faktor
Frischobst				
Acerola	17	0,2	2,7	12,5
Ananas	56	0,2	12,4	2,4
Äpfel	61	0,0	14,4	0,0
Apfelsinen / Orangen	43	0,2	8,3	4,2
Aprikosen	43	0,1	8,5	2,8
Bananen	90	0,2	20,0	1,8
Birnen	52	0,3	12,4	5,0
Brombeeren	36	1,0	6,2	24,8
Datteln	280	0,5	65,0	1,6
Eberreschenfrucht	90	2,0	17,9	19,9
Erdbeeren	32	0,4	5,5	11,2
Feigen	63	0,5	12,9	7,1
Granatäpfel	76	0,6	16,1	7,2
Grapefruit	44	0,2	7,4	3,1
Guaven	34	0,5	5,8	13,2
Hagebutten	95	0,6	16,2	5,7
Heidelbeeren	37	0,6	6,1	14,8
Himbeeren	34	0,3	4,8	8,0
Holunderbeeren	55	1,7	6,5	28,0
Honigmelonen	55	0,1	12,4	1,6
Johannisbeeren, rot	33	0,2	4,8	5,4
Johannisbeeren, schwarz	40	0,2	6,1	4,9
Karambole / Sternfrucht	27	0,5	3,5	17,0
Kiwis	54	0,6	9,1	10,5
Limetten	47	2,4	1,9	46,0
Litchi	75	0,3	16,8	3,6
Loganbeeren	26	0,0	3,4	0,0
Mandarinen	50	0,3	10,1	5,4
Mangos	59	0,5	12,5	6,9
Maulbeeren	44	1,0	8,1	20,3
Mirabellen	66	0,2	14,0	2,7
Mispeln	49	0,2	10,6	3,7
Moosbeeren	36	0,7	3,9	17,7
Nektarinen	56	0,1	12,4	1,6
Orangen	43	0,2	8,3	4,2
Papayas	32	0,1	7,1	2,5

TROCKENOBST

Produktbezeichnung	Energie (kcal)	Fett (g)	Kohlen-hydrate (g)	LowFett 30-Faktor
Passionsfrucht	64	0,4	9,5	5,6 ○○●
Pfirsiche	41	0,1	8,9	2,4 ○○●
Pflaumen	45	0,2	10,2	3,4 ○○●
Preiselbeeren	45	0,2	10,2	3,4 ○○●
Quitten	39	0,5	7,3	11,6 ○○●
Reineclauden	58	0,1	12,3	1,6 ○○●
Rhabarber	13	0,1	1,4	9,4 ○○●
Sanddornbeeren	86	7,1	3,3	74,1 ●○○
Sauerkirschen	52	0,5	9,9	8,6 ○○●
Stachelbeeren	38	0,2	7,1	3,6 ○○●
Süßkirschen	60	0,3	23,3	4,7 ○○●
Wassermelonen	38	0,2	8,3	4,7 ○○●
Weintrauben	70	0,3	15,2	3,6 ○○●
Zitronen	36	0,6	3,2	14,9 ○○●
Trockenobst				
Äpfel	247	1,6	55,4	5,9 ○○●
Aprikosen	238	0,5	47,9	1,9 ○○●
Bananen	289	0,6	64,5	1,8 ○○●
Birnen	252	1,4	59,7	5,0 ○○●
Datteln	278	0,5	65,1	1,7 ○○●
Feigen	254	1,3	55,1	4,6 ○○●
Kluth				
Ananasstücke (gesüßt)	352	0,1	87,3	0,3 ○○●
Apfelstücke	254	1,6	56,9	5,7 ○○●
Beerenmischung	332	0,8	81,6	2,2 ○○●
Cranberries, ungeschwefelt	320	1,4	82,4	3,9 ○○●
Datteln, getrocknet und entsteint	293	0,5	65,0	1,5 ○○●
Feigen, türkisch	250	1,3	55,0	4,7 ○○●
Hawaii-Mix	374	11,0	63,1	26,5 ○○●
Mangostreifen	289	2,2	61,5	5,1 ○○●
Sauerkirschen	340	0,1	77,6	0,3 ○○●
Korinthen	244	0,6	49,8	2,2 ○○●
Pfirsiche	236	0,6	53,2	2,3 ○○●
Pflaumen	218	0,6	47,4	2,5 ○○●
real,- Bio				
Apfel Chips	310	0,4	75,0	1,2 ○○●
Bananen Chips	523	31,0	59,0	53,3 ○○◐
Sultaninen	290	0,6	66,0	1,9 ○○●

OBST, TIEFGEFROREN

Produktbezeichnung	Energie (kcal)	Fett (g)	Kohlenhydrate (g)	LowFett 30-Faktor
real,- Quality				
Apfelchips	338	0,5	81,2	1,3 ○○●
Aprikosen, geschwefelt	239	0,5	47,8	1,9 ○○●
Bananenchips	504	29,6	57,1	52,9 ○●○
Pflaumen, entsteint	222	0,6	53,2	2,4 ○○●
Seeberger				
Ananasstücke	337	1,2	80,0	3,2 ○○●
Apfelringe	274	1,6	57,0	5,3 ○○●
Aprikosen extra / Aprikosen ungeschwefelt	256	0,5	48,0	1,8 ○○●
Balance-Fruits	276	0,8	58,0	2,6 ○○●
Bananenchips	530	31,0	51,0	52,6 ○●○
Bananenstücke	339	1,6	74,0	4,2 ○○●
Bäriger Frucht-Mix	360	7,7	70,0	19,3 ○○●
Blaue Weinbeeren	305	0,6	68,0	1,8 ○○●
Datteln	290	0,5	65,0	1,6 ○○●
Delikatess-Feigen	272	1,3	55,0	4,3 ○○●
Früchte-Mix	269	0,7	56,0	2,3 ○○●
Ingwerstücke	309	0,1	76,0	0,3 ○○●
Mango	300	0,7	70,0	2,1 ○○●
Soft-Aprikosen	213	0,4	40,0	1,7 ○○●
Soft-Feigen	228	1,1	46,0	4,3 ○○●
Soft-Pflaumen	221	0,5	48,0	2,0 ○○●
Sultaninen	304	0,6	68,0	1,6 ○○●
Obst, tiefgefroren				
Bofrost				
Bunter Obstsalat	44	0,2	9,8	4,1 ○○●
Erdbeeren	30	0,4	5,8	12,0 ○○●
Feine Obstmischung	35	0,5	6,5	12,9 ○○●
Glasierte Dessert-Früchtchen	126	6,2	17,3	44,3 ○●○
Heidelbeeren	37	0,6	7,4	14,6 ○○●
Himbeeren	27	0,3	4,8	10,0 ○○●
Eismann				
Beerenmischung mit Sauerkirschen	34	0,4	6,4	10,6 ○○●
Erdbeeren	29	0,4	5,5	12,4 ○○●
Himbeeren	27	0,3	4,8	10,0 ○○●
Mango-Würfel	67	0,1	14,1	1,3 ○○●
Waldheidelbeeren	32	0,6	6,1	16,9 ○○●

OBST UND OBSTKONSERVEN

Obstkonserven und Fruchtdesserts

Produktbezeichnung	Energie (kcal)	Fett (g)	Kohlenhydrate (g)	LowFett 30-Faktor
Frosta				
Bunter Beerenkorb	41	0,5	8,0	11,0 ○○●
Erdbeeren	30	0,3	6,2	9,0 ○○●
Himbeeren	27	0,3	14,8	10,0 ○○●
Obstkonserven und Fruchtdesserts				
Alnatura				
Ananas im eigenen Saft	58	0,1	13,1	1,6 ○○●
Apfelmark	55	0,4	11,6	6,5 ○○●
Aprikosen-Apfelmark	49	0,5	10,7	9,2 ○○●
Pflaumen	61	0,1	14,6	1,5 ○○●
Sauerkirschen	52	0,1	11,4	1,7 ○○●
Ananas, ungesüßt, nicht abgetropft	34	0,1	7,4	2,5 ○○●
Ananas, abgetropft	67	0,2	15,2	2,7 ○○●
Apfelmus	81	0,1	19,2	1,1 ○○●
Apfelmus, ungesüßt	47	0,1	10,8	1,0 ○○●
Aprikosen, abgetropft	68	0,1	15,1	1,3 ○○●
Birnen, abgetropft	64	0,2	15,2	2,1 ○○●
Dr. Oetker				
Kirsch Grütze	104	0,2	24,3	1,7 ○○●
Kirsch Grütze mit Vanillecreme	105	1,6	20,6	13,7 ○○●
Rote Grütze	97	0,2	22,6	1,9 ○○●
Rote Grütze mit Bourbon-Vanille-Sosse	100	1,1	20,8	9,9 ○○●
Rote Grütze mit Bourbon-Vanille-Sosse Diät	62	1,2	10,8	17,4 ○○●
Erdbeeren, abgetropft	69	0,3	15,1	3,3 ○○●
Heidelbeeren, abgetropft	80	0,9	15,5	10,2 ○○●
Himbeeren, abgetropft	73	0,4	15,1	4,8 ○○●
Kirschen, abgetropft	89	0,3	20,4	2,6 ○○●
Kühne				
Rote Grütze Gartenfrüchte	104	0,2	24,0	1,7 ○○●
Rote Grütze Preiselbeeren	204	0,3	50,0	1,3 ○○●
Rote Grütze Sauerkirschen	126	0,1	30,0	0,7 ○○●
Rote Grütze Waldfrüchte	100	0,3	24,0	2,7 ○○●
Mandarinen, abgetropft	83	0,2	18,5	2,7 ○○●
Mango, abgetropft	88	0,4	19,9	3,8 ○○●
Natreen				
Ananas	36	0,1	8,0	2,5 ○○●
Aprikosen	28	0,1	5,5	3,2 ○○●
Erdbeeren	20	0,2	3,5	9,0 ○○●

OBSTKONSERVEN UND FRUCHTDESSERTS

Produktbezeichnung	Energie (kcal)	Fett (g)	Kohlen-hydrate (g)	LowFett 30-Faktor
Himbeeren	14	0,1	2,0	6,4 ○○●
Mandarin-Orangen	33	0,2	7,0	5,5 ○○●
Mirabellen	35	0,1	7,8	2,6 ○○●
Pfirsiche	27	0,1	5,8	3,3 ○○●
Rote Grütze	50	0,2	10,6	3,6 ○○●
Schattenmorellen	34	0,3	6,4	7,9 ○○●
Stachelbeeren	23	0,1	4,3	3,9 ○○●
Wald-Heidelbeeren	19	0,3	3,2	14,2 ○○●
Williams Christ-Birne	36	0,1	8,1	2,5 ○○●
Pfirsiche, abgetropft	64	0,1	15,0	0,8 ○○●
Pflaumen, abgetropft	73	0,2	16,4	2,1 ○○●
Preiselbeeren, ungezuckert, abgetropft	34	0,6	6,5	2,5 ○○●
real,- Quality				
Ananas, Stücke / Scheiben	65	0,0	16,0	0,0 ○○●
Aprikosen	71	0,1	17,0	1,3 ○○●
Himbeeren, gezuckert	75	0,2	17,0	2,4 ○○●
Lychees, entsteint und geschält	77	0,0	19,0	0,0 ○○●
Mandarin-Orangen	61	0,0	16,0	0,0 ○○●
Mango	89	0,4	20,1	4,0 ○○●
Pfirsiche	72	0,1	18,2	1,3 ○○●
Pflaumen	92	0,3	22,0	2,9 ○○●
Sauerkirschen, entsteint, gezuckert	77	0,3	18,0	3,5 ○○●
Schwarze Süßkirschen	78	0,1	19,0	1,2 ○○●
Tropischer Fruchtcocktail	64	0,0	15,9	0,0 ○○●
Waldheidelbeeren	81	0,1	18,0	1,1 ○○●
Wild Preiselbeeren	174	0,2	41,7	1,0 ○○●
Williams Christ Birnen	81	0,1	19,0	1,1 ○○●
TiP				
Ananas in Stücken	65	0,1	16,0	1,4 ○○●
Fruchtcocktail 5-Frucht	70	0,0	16,0	0,0 ○○●
Mandarinen	72	0,3	16,0	3,8 ○○●
Pfirsiche, halbe Frucht	61	0,1	14,0	1,5 ○○●
Sauerkirschen	72	0,2	16,1	2,5 ○○●

OBST UND OBSTKONSERVEN

Gemüse, Hülsenfrüchte und Kartoffeln

Produktbezeichnung	Energie (kcal)	Fett (g)	Kohlenhydrate (g)	LowFett 30-Faktor
Frischgemüse				
Alfalfasprossen	32	0,7	2,2	19,7 ○○●
Algen	37	0,4	2,1	9,9 ○○●
Artischocken	22	0,1	2,6	4,9 ○○●
Auberginen	17	0,2	2,5	9,4 ○○●
Austernpilze	23	0,2	2,6	8,5 ○○●
Avocados	130	12,5	3,6	F 86,5 ●○○
Bambussprossen	18	0,3	1,0	14,8 ○○●
Birkenpilze	25	0,6	0,2	22,1 ○○●
Blattsellerie / Bleichsellerie	17	0,2	2,2	10,8 ○○●
Blumenkohl	23	0,3	2,3	11,1 ○○●
Blumenkohl, gekocht	19	0,3	2,0	13,2 ○○●
Bohnen, grün	33	0,2	5,1	6,6 ○○●
Broccoli	28	0,2	2,7	6,4 ○○●
Broccoli, gekocht	22	0,2	2,0	8,4 ○○●
Brunnenkresse	19	0,3	2,0	14,5 ○○●
Butterpilze	15	0,4	0,3	22,2 ○○●
Champignons	21	0,2	0,6	10,8 ○○●
Chicorée	17	0,2	2,4	9,3 ○○●
Chili	38	0,3	7,0	7,1 ○○●
Chinakohl	13	0,3	1,2	20,1 ○○●
Eichblattsalat	13	0,2	0,9	17,1 ○○●
Eisbergsalat	13	0,3	1,6	13,7 ○○●
Endivie	15	0,2	1,2	12,2 ○○●
Erbsen (grün)	82	0,5	12,3	5,3 ○○●
Erbsen (grün), gekocht	67	0,5	9,7	6,7 ○○●
Feldsalat / Rapunzel	15	0,4	0,8	21,9 ○○●
Fenchel	19	0,2	3,0	9,3 ○○●
Frühlingszwiebeln / Lauchzwiebeln	42	0,3	8,5	6,5 ○○●
Gartenkresse	35	0,7	2,5	18,2 ○○●
Gemüsebananen / Kochbananen	123	0,3	28,3	2,2 ○○●
Grünkohl	37	0,9	2,5	21,9 ○○●
Gurken	12	0,2	1,8	14,8 ○○●
Hallimasch	19	0,7	0,1	31,7 ○○◐
Kartoffeln, geschält, roh	73	0,0	15,6	0,2 ○○●
Kartoffeln, geschält, gekocht	87	0,0	18,9	0,2 ○○●
Knoblauch	142	0,1	28,4	0,8 ○○●

FRISCHGEMÜSE

Produktbezeichnung	Energie (kcal)	Fett (g)	Kohlen-hydrate (g)	LowFett 30-Faktor
Kohlrabi	25	0,2	3,7	5,8 ●
Kohlrüben Steckrüben	30	0,2	5,7	4,8 ●
Kopfsalat	12	0,2	1,1	17,2 ●
Kürbis	25	0,1	4,6	4,7 ●
Löwenzahn	29	0,6	2,4	19,0 ●
Mangold	16	0,3	0,7	15,8 ●
Meerrettich	64	0,3	11,7	4,3 ●
Möhren	33	0,2	6,8	5,0 ●
Möhren, gekocht	18	0,2	3,1	10,0 ●
Morchel	15	0,3	0,5	18,0 ●
Oliven, grün, roh	130	12,7	3,0	F 87,9 ●
Oliven, schwarz, roh	345	35,8	4,9	F 93,4 ●
Paprika	19	0,2	2,9	11,4 ●
Pastinaken	60	0,4	12,1	6,5 ●
Petersilienblatt	52	0,4	7,4	6,2 ●
Pfefferschoten / Pepperoni	38	0,3	7,0	5,9 ●
Pfifferlinge	15	0,5	0,2	30,2 ◐
Porree	25	0,3	3,3	10,3 ●
Portulak	12	0,3	0,6	25,7 ●
Radicchio	14	0,2	1,5	14,6 ●
Radieschen	15	0,1	2,1	8,6 ●
Rettich	16	0,2	2,4	8,5 ●
Roggenkeime	341	11,2	20,7	29,6 ●
Rosenkohl	36	0,3	3,3	8,5 ●
Rosenkohl, gekocht	30	0,5	2,4	14,9 ●
Rote Bete	42	0,1	8,4	2,2 ●
Rote Bete, gekocht	40	0,1	8,1	2,3 ●
Rotkappe	17	0,8	0,3	42,0 ◐
Rotkohl	23	0,2	3,5	7,1 ●
Sauerampfer	22	0,6	1,2	25,8 ●
Schwarzwurzel	19	0,4	2,1	20,3 ●
Schwarzwurzel, gekocht	17	0,4	2,0	20,7 ●
Sellerie / Knollensellerie	19	0,3	2,3	14,3 ●
Spargel	18	0,2	2,0	9,9 ●
Spargel, gekocht	13	0,1	1,1	7,0 ●
Spinat / Blattspinat, roh	19	0,3	0,6	14,2 ●
Spinat / Blattspinat, gekocht	18	0,3	0,6	15,0 ●
Steckrüben	30	0,2	5,7	4,8 ●
Steinpilze	27	0,4	0,5	13,3 ●

GEMÜSE UND KRÄUTER, TIEFGEFROREN

Produktbezeichnung	Energie (kcal)	Fett (g)	Kohlen-hydrate (g)	LowFett 30-Faktor
Suppengrün	40	0,0	8,0	0,0 ○○●
Süßkartoffeln / Batate	111	0,6	24,1	4,9 ○○●
Tomaten	17	0,2	2,6	11,1 ○○●
Topinambur, roh	31	0,4	4,0	11,6 ○○●
Topinambur, gekocht	30	0,4	3,8	12,0 ○○●
Trüffel	59	0,5	7,4	7,7 ○○●
Weiße Rüben	26	0,2	4,7	7,6 ○○●
Weißkohl	25	0,2	4,1	7,2 ○○●
Weißkohl, gegart	24	0,2	4,0	7,5 ○○●
Wirsing	27	0,3	3,0	10,0 ○○●
Wirsing, gekocht	24	0,3	2,7	10,9 ○○●
Zucchini	21	0,3	2,3	12,1 ○○●
Zuckererbsenschoten	60	0,2	10,0	3,0 ○○●
Zuckermais	89	1,2	16,0	12,1 ○○●
Zuckermais, gekocht	89	1,2	15,8	12,1 ○○●
Zwiebeln	28	0,3	5,0	9,7 ○○●
Gemüse und Kräuter, tiefgefroren				
Blattspinat	20	0,3	0,6	13,5 ○○●
Blumenkohl	24	0,3	2,5	11,3 ○○●
Blumenkohl in Bechamelsauce	71	4,7	4,3	59,6 ○●○
Bofrost				
Apfel-Rotkohl	63	1,7	11,0	24,3 ○○●
Babymöhren	25	0,2	4,8	7,2 ○○●
Blumenkohl	24	0,3	2,5	11,3 ○○●
bo* Erbsen extra zart	84	0,5	12,7	5,4 ○○●
Broccoli Röschen	27	0,2	2,6	6,7 ○○●
Champignons in Scheiben	19	0,3	0,7	14,2 ○○●
Chinesische Gemüsepfanne	78	5,2	5,7	60,0 ○●○
Edles Pilzragout	83	7,2	2,2	78,1 ●○○
Erbsen und Karotten	40	0,7	5,1	15,8 ○○●
Feinschmecker-Pilzmischung	19	0,2	2,1	9,5 ○○●
Gemüse-Stäbchen	225	11,3	25,4	45,2 ○●○
Grüner Stangenspargel	17	0,2	2,0	10,6 ○○●
Julienne Gemüse-Mix	29	0,3	5,3	9,3 ○○●
Junger Spinat, gehackt	18	0,4	0,5	20,0 ○○●
Kaiserschoten	61	0,2	10,4	3,0 ○○●
Kräuterprofi Kräutermischung	78	4,4	6,7	50,8 ○●○
Kräuterprofi Petersilie	84	4,4	7,1	47,1 ○●○
Kräuterprofi Schnittlauch	73	4,6	5,2	56,7 ○●○

Gemüse und Kräuter, tiefgefroren

Produktbezeichnung	Energie (kcal)	Fett (g)	Kohlenhydrate (g)	LowFett 30-Faktor
Leipziger Allerlei	50	0,3	7,5	5,4 ◐◐●
Mais extra süß	94	1,3	17,0	12,4 ◐◐●
Porree	28	0,4	3,5	12,9 ◐◐●
Prinzessbohnen	26	0,3	3,3	10,4 ◐◐●
Rahmspinat	45	3,0	2,7	60,0 ◐●◐
Ratatouille	134	10,4	8,4	69,9 ●◐◐
Romanesco-Gemüse-Mix	32	0,4	4,8	11,3 ◐◐●
Suppengemüse, 10 Sorten	30	0,3	4,0	9,0 ◐◐●
Vollwert-Gemüsepuffer	141	6,0	17,4	38,3 ◐●◐
Weißer Stangenspargel	17	0,2	2,0	10,6 ◐◐●
Bohnen, grün	35	0,3	5,3	7,7 ◐◐●
Broccoli-Röschen	31	0,2	2,8	5,8 ◐◐●
Dicke Bohnen, fein	89	0,6	12,9	6,1 ◐◐●
Dill	55	0,8	8,0	13,1 ◐◐●
eismann				
Bauerngemüseteller	34	0,4	4,5	10,6 ◐◐●
Blumenkohl	24	0,3	3,1	11,3 ◐◐●
Bouillon-Gemüse	22	0,4	3,5	16,4 ◐◐●
Brechbohnen	26	0,1	4,4	3,5 ◐◐●
Broccoli	23	0,4	1,8	15,7 ◐◐●
Champignons in Scheiben	14	0,1	0,4	6,4 ◐◐●
Delikatess-Gemüse	44	0,4	6,4	8,2 ◐◐●
Feine Pilzmischung	13	0,2	1,4	13,8 ◐◐●
Gemüsemischung mit Broccoli	26	0,3	3,4	10,4 ◐◐●
Junge Markerbsen, sehr fein	68	0,9	9,0	11,9 ◐◐●
Karotten	26	0,2	5,0	6,9 ◐◐●
Knoblauch-Würfel	115	4,1	15,5	32,1 ◐●◐
Leipziger Allerlei	48	0,3	7,6	5,6 ◐◐●
Petersilie	68	4,4	3,2	58,2 ◐●◐
Rahmwirsing	45	2,4	4,2	48,0 ◐●◐
Röschenmix Gourmet	25	0,8	1,4	28,8 ◐◐●
Rosenkohl	37	1,3	2,7	31,6 ◐●◐
Schnittlauch	59	4,6	1,8	70,2 ●◐◐
Suppengemüse	34	0,3	5,2	7,9 ◐◐●
Zartes Buttergemüse	82	5,3	5,2	58,2 ◐●◐
Zwiebelwürfel	38	0,2	7,9	4,7 ◐◐●
Erbsen	84	0,5	12,7	5,4 ◐◐●
Erbsen-Karotten-Mischung	55	0,3	9,1	4,9 ◐◐●

Gemüse und Kräuter, tiefgefroren

Produktbezeichnung	Energie (kcal)	Fett (g)	Kohlenhydrate (g)	LowFett 30-Faktor
Frosta				
Bioland Junge Brechbohnen	29	0,2	3,4	6,2 ○○●
Bioland Junge Erbsen	81	0,8	10,2	8,9 ○○●
Bioland Karotten	29	0,3	4,5	9,3 ○○●
Bioland Sommer-Gemüse	38	0,4	4,9	9,5 ○○●
Gemüse Mix Asiatische Küche	29	0,2	3,7	6,2 ○○●
Gemüse Mix Deutsche Küche	43	0,3	4,3	12,6 ○○●
Gemüse Mix Französische Küche	32	0,5	4,1	14,1 ○○●
Gemüse Mix Italienische Küche	29	0,3	3,8	9,3 ○○●
Gemüse Pfanne Deutscher Spargel	56	3,4	3,4	54,6 ○●○
Gemüse Pfanne Karibik	48	1,8	4,8	33,8 ○●○
Gemüse Pfanne Kreta	60	3,7	4,1	55,5 ○●○
Gemüse Pfanne Mexico	49	1,1	5,3	20,2 ○○●
Gemüse Pfanne Thai	38	0,9	4,8	41,4 ○●○
Gemüse Pfanne Toskana	41	1,9	3,3	41,7 ○●○
Grünkohl	40	1,0	2,7	22,2 ○○●
Iglo				
Apfel-Rotkohl	63	1,7	11,0	24,3 ○○●
Asia Wok-Mix	40	0,5	6,5	11,3 ○○●
Balkangemüse	51	0,5	9,1	8,8 ○○●
Bauernpfanne	63	1,2	9,7	17,1 ○○●
Blattspinat	15	0,1	0,5	6,0 ○○●
Buttergemüse	158	11,0	11,0	62,7 ●○○
Butter-Leipziger-Allerlei	102	6,9	6,7	60,9 ●○○
Chinesische Pfanne	49	0,6	7,9	11,0 ○○●
Erbsen und Karotten	53	0,4	9,4	6,8 ○○●
Farmers-Gemüse	36	0,6	5,2	15,0 ○○●
Französische Pfanne	47	1,0	6,6	19,1 ○○●
Gemüsestäbchen	188	8,1	24,2	38,8 ○●○
Griechische Pfanne	75	4,9	6,4	58,8 ○●○
Italienische Pfanne	35	0,6	5,8	15,4 ○○●
Junge Erbsen	83	0,4	15,0	4,3 ○○●
Prinzessbohnen	25	0,1	4,7	3,6 ○○●
Rahm-Gemüse Blumenkohl	73	4,1	5,7	50,5 ○●○
Rahm-Gemüse Karotten	61	3,4	6,4	50,2 ○●○
Rahm-Gemüse Kohlrabi	63	3,3	6,4	47,1 ○●○
Rahmspinat	53	2,9	3,3	49,2 ○●○
Rosenkohl	35	1,3	2,5	33,4 ○●○
Rotkohl natur	40	0,1	8,8	2,3 ○○●

HÜLSENFRÜCHTE, GETROCKNET

Produktbezeichnung	Energie (kcal)	Fett (g)	Kohlenhydrate (g)	LowFett 30-Faktor
Rustikales Gemüse mit edlen Pilzen	61	2,6	6,5	38,4 ◐
Suppengemüse	28	0,5	4,1	16,1 ●
Thai Pfanne	86	4,8	8,6	50,2 ◐
Mais	97	1,3	17,0	12,1 ●
Petersilie	53	0,4	7,3	6,8 ●
Pilze	26	0,3	0,6	10,4 ●
Porree	28	0,3	3,6	9,6 ●
Rahmspinat	100	9,0	1,7	81,0 ●
Rosenkohl	39	0,4	3,4	9,2 ●
Rotkohl	24	0,2	3,7	7,5 ●
Schnittlauch	28	0,7	1,6	22,5 ●
Spargel	20	0,2	2,3	9,0 ●
Zuckererbsen / Zuckerschoten	63	0,2	10,4	2,9 ●
Hülsenfrüchte, getrocknet				
Alnatura				
Belugalinsen	304	1,6	40,6	4,7 ●
Berglinsen	318	1,6	41,2	4,5 ●
Kichererbsen	336	5,9	44,3	15,8 ●
Rote Linsen	348	2,2	52,2	5,7 ●
Bohnen, weiß	241	1,6	34,7	6,0 ●
Erbsen, grün / gelb	276	1,4	41,2	4,6 ●
Kichererbsen	310	5,9	44,3	17,1 ●
Kidneybohnen	275	1,5	40,0	4,9 ●
Limabohnen	283	1,4	45,0	4,5 ●
Linsen	275	1,6	40,6	5,2 ●
Mungobohnen	280	1,1	43,6	3,5 ●
Mullers Mühle				
gelbe Erbsen	269	1,4	41,2	4,7 ●
gelbe Schälerbsen	307	1,3	53,3	3,8 ●
grüne Erbsen	269	1,4	41,2	4,7 ●
grüne Schälerbsen	307	1,3	53,3	3,8 ●
Pardina Linsen	308	1,5	51,0	4,4 ●
Red Kidney Bohne	244	1,5	36,5	5,5 ●
Rote Linsen	316	1,5	50,0	4,3 ●
Teller Linsen	288	1,5	45,0	4,7 ●
Weiße Bohnen	248	1,6	37,3	5,8 ●
Sojabohnen	344	18,3	6,3	47,9 ◐
Wachsbohnen	264	1,7	45,0	5,8 ●

GEMÜSE, HÜLSENFRÜCHTE UND KARTOFFELN

GEMÜSE- UND HÜLSENFRÜCHTEKONSERVEN

Produktbezeichnung	Energie (kcal)	Fett (g)	Kohlen-hydrate (g)	LowFett 30-Faktor
Gemüse- und Hülsenfrüchtekonserven				
Bohnen, grün	17	0,1	2,0	5,3 ○○●
Bonduelle				
Bio Gemüsemais	80	1,8	10,8	20,3 ○○●
Bunter Karotten Mix	26	0,2	4,6	6,9 ○○●
Erbsen extra fein mit Möhrchen	51	0,5	8,6	8,8 ○○●
Erbsen mit Möhrchen Feinste Auslese	59	0,7	7,8	10,7 ○○●
Feurig Mexikanische Chilibohnen	84	0,8	10,4	8,6 ○○●
Florida Mix	81	1,7	9,7	18,9 ○○●
Garten-Erbsen	73	0,7	7,4	8,6 ○○●
Goldmais	80	1,9	10,8	21,4 ○○●
Grüne Bohnen Feinste Auslese	25	0,2	2,8	7,2 ○○●
Grüne Bohnen, sehr fein	26	0,2	3,1	6,9 ○○●
Grüne Brechbohnen	26	0,4	3,0	13,8 ○○●
Hacienda Mix	109	1,6	18,2	13,2 ○○●
Junge Erbsen	76	0,8	9,1	9,5 ○○●
Junge Erbsen Sehr Fein	90	0,7	11,6	7,0 ○○●
Kichererbsen	120	2,2	14,7	16,5 ○○●
Kidney Bohnen	115	0,7	15,7	5,5 ○○●
Linsen	91	0,5	12,8	4,9 ○○●
Maiskölbchen zart	40	0,2	8,0	4,5 ○○●
Maiskolben vakuumverpackt	116	1,5	22,5	11,6 ○○●
Mexico Mix	81	1,5	11,4	16,7 ○○●
Möhrchen Feinste Auslese	24	0,3	3,4	11,3 ○○●
Mungbohnenkeime	17	0,1	2,4	5,3 ○○●
Salat Bohnen Mix	31	0,4	3,7	11,6 ○○●
Samba Mix	73	1,7	10,0	21,0 ○○●
Schnittbohnen	25	0,4	3,0	14,4 ○○●
Schwarzwurzeln	27	0,1	4,1	3,3 ○○●
Texas Mix	81	1,5	12,1	16,7 ○○●
Typisch amerikanische Barbecue-Bohnen	90	0,7	12,1	7,0 ○○●
Typisch britische Baked Beans	83	0,3	13,2	3,3 ○○●
Wachs-Brechbohnen	23	0,3	2,7	11,7 ○○●
Weiße Bohnen	96	0,6	12,3	5,6 ○○●
Zarter junger Gemüsemais Supersweet	74	1,7	11,7	20,7 ○○●
Champignons	31	0,8	0,1	23,2 ○○●
Develey				
Specht Apfel-Rotkohl	27	0,1	4,9	3,3 ○○●
Erbsen	51	0,5	6,1	8,8 ○○●

SAUERKONSERVEN

Produktbezeichnung	Energie (kcal)	Fett (g)	Kohlen-hydrate (g)	LowFett 30-Faktor
Hengstenberg				
Mildessa Mildes Weinsauerkraut	22	0,1	1,9	4,1 ○○●
Mildessa Schlemmerkraut Champagner	32	0,1	4,9	2,8 ○○●
Mildessa Schlemmerkraut Riesling	45	2,7	2,2	54,0 ○●○
Mildessa Schlemmerkraut Speck & Röstzwiebeln	53	3,1	2,5	52,6 ○●○
Mildessa Schlemmerkraut 3 Minuten	25	0,1	3,3	3,6 ○○●
Rotkohl traditionell	47	0,1	9,5	1,9 ○○●
Apfelrotkohl traditionell	45	0,2	8,7	4,0 ○○●
Kidneybohnen	106	0,6	15,5	5,1 ○○●
Kühne				
Apfelrotkohl fein abgeschmeckt	53	0,2	11,0	3,4 ○○●
Fasskraut Fix & Fertig	36	0,9	6,0	22,5 ○○●
Fasskraut natürlich-mild	26	0,3	4,5	10,4 ○○●
Grünkohl Fix & Fertig	38	2,1	2,3	49,7 ○●○
Grünkohl Oldenburger Art	36	0,9	4,3	22,5 ○○●
Rotkohl Der Leichte	28	0,2	5,0	6,4 ○○●
Rotkohl Fix & Fertig	52	0,1	12,0	1,7 ○○●
Rotkohl küchenfertig	52	0,2	11,0	3,5 ○○●
Linsen	131	0,6	20,9	4,1 ○○●
real,- Bio				
Mungobohnenkeimlinge	33	0,1	4,6	2,7 ○○●
Sauerkraut	18	0,1	3,0	5,0 ○○●
real,- Quality				
Apfel-Rotkohl	61	0,1	14,0	1,5 ○○●
Delikatess Bohnen, grün	21	0,4	2,9	17,1 ○○●
Kürbis	68	0,1	16,1	1,3 ○○●
Mexikanische Gemüseplatte	70	1,0	11,6	12,9 ○○●
Möhrchen, extra fein	26	0,1	4,0	3,5 ○○●
Spargelköpfe	16	0,0	1,4	0,0 ○○●
Sauerkraut	17	0,3	0,8	15,9 ○○●
Spargel	16	0,3	1,3	16,9 ○○●
Tomaten	18	0,2	2,5	10,0 ○○●
Zuckermais	76	1,2	12,6	14,2 ○○●
Sauerkonserven				
Efko				
Cornichons mit Pfeffer	36	0,1	7,9	2,5 ○○●
Delikatess-Gurken	12	0,2	1,0	15,0 ○○●
Gurki	23	0,2	3,6	7,8 ○○●

GEMÜSE, HÜLSENFRÜCHTE UND KARTOFFELN

Sauerkonserven

Produktbezeichnung	Energie (kcal)	Fett (g)	Kohlenhydrate (g)	LowFett 30-Faktor
Jausenzwiebeln	17	0,1	3,5	5,3 ◌◌●
Mixed Pickles	19	0,1	3,7	4,7 ◌◌●
Pepperoni scharf	27	0,1	4,9	3,3 ◌◌●
Pfefferoni mild	23	0,1	4,3	3,9 ◌◌●
Pfefferoni scharf	27	0,1	4,9	3,3 ◌◌●
Salzgurkentopf	7	0,1	0,0	12,9 ◌◌●
Saure Gewürzgurken	7	0,1	0,0	12,9 ◌◌●
Schlemmergurken mit Chili	18	0,2	3,1	10,0 ◌◌●
Schlemmergurken mit Knoblauch	24	0,2	4,6	7,5 ◌◌●
Senfgurken	10	0,2	1,3	18,0 ◌◌●
Silberzwiebeln	17	0,1	3,5	5,3 ◌◌●
Süßsaure Delikatessgurken	12	0,2	1,0	15,0 ◌◌●
Tomatenpaprika geviertelt	17	0,3	2,3	15,9 ◌◌●
Gewürzgurken	21	0,2	2,6	8,6 ◌◌●
Hengstenberg				
KNAX Gewürzgurken	25	0,2	4,5	7,2 ◌◌●
KNAX Gewürzgurken scharf-würzig	39	0,2	7,8	4,6 ◌◌●
KNAX Gewürzgurken Polnische Art	34	0,2	6,5	5,3 ◌◌●
KNAX Gewürzgurken mild-süß	31	0,2	6,6	5,8 ◌◌●
STiCKSi Gurkenviertel süß-würzig	44	0,2	9,1	4,1 ◌◌●
STiCKSi Gurkenviertel kräuter-würzig	38	0,2	7,6	4,7 ◌◌●
Genießer Gürkchen mit würzigen Kräutern	45	0,2	8,6	4,0 ◌◌●
Genießer Gürkchen mit Balsamico Bianco	46	0,2	9,4	3,9 ◌◌●
Die Riesen	25	0,2	4,5	7,2 ◌◌●
Salz-Dill-Gurken	7	0,2	0,1	25,7 ◌◌●
Cornichons	23	0,2	3,4	7,8 ◌◌●
Honiggurken	68	0,2	15,1	2,6 ◌◌●
Senfgurken	33	0,2	6,7	5,5 ◌◌●
Pfeffer Cornichons	43	0,2	8,3	4,2 ◌◌●
Currygurken	59	0,1	13,7	1,5 ◌◌●
Sandwichgurken	22	0,2	3,9	8,2 ◌◌●
Paprika	27	0,2	5,1	6,7 ◌◌●
Silberzwiebeln	23	0,1	4,0	3,9 ◌◌●
Maiskölbchen	31	0,4	4,6	11,6 ◌◌●
Kürbis	78	0,1	18,3	1,2 ◌◌●
Rote-Bete-Salat	42	0,1	8,8	2,1 ◌◌●
Selleriesalat	25	0,2	4,7	7,2 ◌◌●
Bohnensalat	91	0,5	14,1	4,9 ◌◌●
Mixed Pickles	24	0,0	4,2	0,0 ◌◌●

SAUERKONSERVEN

Produktbezeichnung	Energie (kcal)	Fett (g)	Kohlen-hydrate (g)	LowFett 30-Faktor
Kühne				
Bärlauchgurken	44	0,1	10,0	2,0 ○○●
Bohnen Salat	38	0,2	7,5	4,7 ○○●
Cocktail Cornichons	36	0,3	5,1	7,5 ○○●
Dänischer Gurkensalat	70	0,2	17,0	2,6 ○○●
Dillschnitten	39	0,1	8,9	2,3 ○○●
Feine Cornichons	36	0,3	5,1	7,5 ○○●
Feine Gürkchen	66	0,3	13,0	4,1 ○○●
Gewürzgurken-Auslese	8	0,1	1,0	11,3 ○○●
Gurkentopf – Das Original	17	0,2	3,0	10,6 ○○●
Gurkenviertel	45	0,2	10,0	4,0 ○○●
Honiggurken	70	0,3	17,0	3,9 ○○●
Karotten Salat	53	0,2	12,0	3,4 ○○●
Kräuterzwiebeln	30	0,3	6,0	9,0 ○○●
Kürbis	90	0,1	21,0	1,0 ○○●
Maiskölbchen	41	0,5	7,5	11,0 ○○●
Milde Peperoni	47	0,3	7,9	5,7 ○○●
Mild-Würzige Gürkchen	63	0,3	13,0	4,3 ○○●
Mixed Pickles	33	0,2	6,7	5,5 ○○●
Moskauer Gurken	23	0,2	4,5	7,8 ○○●
Paprika in Streifen	33	0,3	6,8	8,2 ○○●
Puszta Salat	36	0,2	7,7	5,0 ○○●
Rote Bete in Scheiben	53	0,1	12,0	1,7 ○○●
Rote Bete leicht	30	0,2	6,0	6,0 ○○●
Rote-Bete-Kugeln	62	1,2	14,0	17,4 ○○●
Salz-Dill-Gurken	7	0,2	0,5	25,7 ○○●
Sandwich Gurken	54	0,1	12,0	1,7 ○○●
Scharfe Gürkchen	54	0,3	11,0	5,0 ○○●
Scharfe Peperoni	44	1,5	5,0	30,7 ○◐○
Schlesische Gurkenhappen	48	0,2	11,0	3,8 ○○●
Sellerie	47	0,3	10,0	5,7 ○○●
Sellerie Salat leicht	24	0,2	3,5	7,5 ○○●
Senfgurken	35	0,1	8,0	2,6 ○○●
Silberzwiebeln	48	0,3	9,5	5,6 ○○●
Spreewälder-Gurken	27	0,2	5,4	6,7 ○○●
Süße Gürkchen	60	0,3	13,0	4,5 ○○●
Ungarische Gurken	24	0,1	5,0	3,8 ○○●
Oliven, grün, mariniert	138	14,0	1,8	91,3 ●○○
Oliven, schwarz, mariniert	353	35,8	4,9	91,3 ●○○

GEMÜSE, HÜLSENFRÜCHTE UND KARTOFFELN

Kartoffelprodukte, Frischepack oder Trockenprodukt

Produktbezeichnung	Energie (kcal)	Fett (g)	Kohlenhydrate (g)	LowFett 30-Faktor
Kartoffelprodukte, Frischepack oder Trockenprodukt				
Henglein				
Bratkartoffeln	86	2,3	13,9	24,1 ○○●
Gnocchi	168	0,5	37,0	2,7 ○○●
Kartoffelnudeln	147	1,2	31,0	7,3 ○○●
Kartoffelpufferteig	103	0,2	23,0	1,7 ○○●
Kloßteig »Thüringer Art«	99	0,1	23,0	0,9 ○○●
Kloßteig »Fränkisch halb & halb«	99	0,1	23,0	0,9 ○○●
Semmelknödelteig	163	3,8	26,0	21,0 ○○●
Steinhaus				
Gnocchi	162	0,3	35,0	1,7 ○○●
Maggi (zubereitet)				
Kartoffel Püree	86	3,7	11,0	38,7 ○●○
Kartoffel Püree komplett mit feinem Buttergeschmack	60	0,9	10,8	13,5 ○○●
Knödel Halb & Halb (Kochbeutel)	363	3,2	78,0	7,9 ○○●
Pures Püree	66	1,0	11,4	13,6 ○○●
Semmel-Knödel	109	1,2	20,5	9,9 ○○●
Stampfkartoffeln	94	3,3	12,9	31,6 ○●○
Pfanni				
Bauernpüree	70	2,0	11,0	25,7 ○○●
Bratkartoffeln	85	2,0	14,0	21,1 ○○●
Feinschmeckerpüree	70	2,5	10,0	32,1 ○●○
Gekochter Kloßteig	100	0,5	22,0	4,5 ○○●
Gemüse Knödel	120	1,5	24,0	11,3 ○○●
Gnocchi	150	0,5	33,0	3,0 ○○●
Kartoffel Knödel halb & halb	120	0,7	25,0	5,3 ○○●
Kartoffel Püree Das Herzhafte	60	0,9	12,0	13,5 ○○●
Kartoffel Püree Das Komplette	60	1,0	11,0	15,0 ○○●
Kartoffel Püree Das Lockere	60	0,9	10,0	13,5 ○○●
Kartoffel Snack im Becher mit Röstzwiebeln & Croûtons	98	4,0	13,0	36,7 ○●○
Kartoffel Snack mit Broccoli	90	4,5	11,0	45,0 ○●○
Kartoffel Snack mit Gartengemüse	90	4,0	11,0	40,0 ○●○
Kartoffel-Gratin	110	6,0	11,0	49,1 ○●○
Kartoffelpufferteig	75	0,5	17,0	6,0 ○○●
Knödelteig halb & halb	90	0,5	20,0	5,0 ○○●
Mini Kartoffelknödel	210	7,0	34,0	30,0 ○○●
Rohe Klöße	100	0,5	22,0	4,5 ○○●

Kartoffelprodukte, tiefgefroren

Produktbezeichnung	Energie (kcal)	Fett (g)	Kohlenhydrate (g)	LowFett 30-Faktor
Rösti	100	3,0	16,0	21,2 ○○●
Semmelknödel der Klassische	140	3,5	23,0	22,5 ○○●
Teig für Rohe Klöße	90	0,5	20,0	5,0 ○○●
real,- Bio				
Kartoffelknödel	108	0,2	25,0	1,7 ○○●
Kartoffelpüree	72	1,6	12,0	20,0 ○○●
real,- Quality				
Kartoffeln	58	0,1	13,0	1,6 ○○●
Kartoffeln in Scheiben	58	0,1	13,0	1,6 ○○●
Kartoffelpüreee, das Komplette	61	0,8	11,5	11,8 ○○●
Kartoffelpüreee, das Kräftige	82	2,3	12,2	25,2 ○○●
Knödel, halb & halb, im Kochbeutel	107	0,6	23,9	5,0 ○○●
Rohe Klöße im Kochbeutel	101	0,4	22,1	3,6 ○○●
TiP				
Kartoffelknödel halb & halb im Kochbeutel	107	0,6	24,0	5,0 ○○●
Kartoffelknödel halb & halb Pulver	97	0,1	23,0	0,9 ○○●
Kartoffel-Püree	63	1,1	11,0	15,7 ○○●
Kartoffelprodukte, tiefgefroren				
Agrarfrost				
Backfrites 3 % Fett	151	3,0	27,0	17,9 ○○●
Back-Kroketten	206	10,0	25,0	43,7 ○●○
Bratkartoffeln	132	4,0	20,0	27,3 ○○●
Country Steak Frites	158	6,0	22,0	34,2 ○●○
Country Steak Frites Mediterran	158	6,0	22,0	34,2 ○●○
Country Steak Frites mit Meersalz und einem Hauch Kümmel	158	6,0	22,0	34,2 ○●○
Crazy Frites	202	10,0	24,0	44,6 ○●○
Kartoffel-Klöße	120	0,1	28,0	0,8 ○○●
Kartoffelpuffer	117	1,0	23,0	7,7 ○○●
Knusper ABC	234	14,0	23,0	53,8 ○●○
Knusper Frites	170	6,0	25,0	31,8 ○●○
Knusper Frites Wellenschnitt	153	5,0	24,0	29,4 ○○●
Pommes Frites Normalschnitt	153	5,0	24,0	29,4 ○○●
Pommes Juliennes	162	6,0	24,0	33,3 ○●○
Rösti Taler	168	8,0	20,0	42,9 ○●○
Bofrost				
Backofen Frites	157	5,6	24,4	32,1 ○●○
Backofen Herzogin-Kartoffeln	203	11,4	21,7	50,5 ○●○
Backofen Knusper Pommes	168	7,2	23,7	38,6 ○●○

KARTOFFELPRODUKTE, TIEFGEFROREN

Produktbezeichnung	Energie (kcal)	Fett (g)	Kohlen-hydrate (g)	LowFett 30-Faktor
Backofen Kringel frites	161	6,9	22,3	38,6 ◐
Backofen-Kroketten	206	8,8	26,4	38,4 ◐
Backofen-Röstis	185	8,9	23,9	43,3 ◐
Bauern-Schmaus	149	7,7	12,2	46,5 ◐
Kartoffelklöße	104	0,1	24,2	0,9 ●
Mini-Kartoffelklöße	110	0,2	24,5	1,6 ●
Pommes frites extra	143	5,0	22,5	31,5 ◐
Pommes Mediterran	160	7,6	20,8	42,8 ◐
Reibekuchen	144	3,9	24,8	24,4 ●
Röstipfanne	124	5,9	11,9	42,8 ◐
Schwäbische Schupfnudeln	173	0,9	35,6	4,7 ●
eismann				
Backofen-Fritten	143	4,2	22,9	26,4 ●
Backofen-Kroketten	206	8,8	26,4	38,4 ◐
Gnocchi	185	0,8	36,8	3,9 ●
Kartoffelklöße	113	0,3	24,9	2,4 ●
Knusper-Wedges	136	5,6	18,7	37,1 ◐
Pommes frites	129	4,0	20,0	27,9 ●
Schupfnudeln	162	0,6	34,0	3,3 ●
Serviettenknödel	198	6,2	27,0	28,2 ●
McCain				
1-2-3 Chef Frites	169	5,5	25,0	29,3 ●
1-2-3 Dip Frites	161	5,5	24,5	30,8 ◐
1-2-3 Frites Hot&Spicy	166	5,5	25,0	29,8 ●
1-2-3 Frites Milde Paprika	166	5,5	25,0	29,8 ●
1-2-3 Frites Original	153	5,0	23,0	29,4 ●
1-2-3 Golden Longs	170	6,0	25,0	31,8 ◐
1-2-3 Southern	170	5,5	26,0	29,1 ●
1-2-3 Steakhouse Frites	162	5,5	24,5	30,6 ◐
Bio Ernte	153	5,0	23,0	29,4 ●
Country Potatoes Classic	146	5,0	22,0	30,8 ◐
Country Potatoes Hot Chili	146	5,0	22,0	30,8 ◐
Country Potatoes Rosmarin	166	5,5	25,0	29,8 ●
Country Potatoes Sour Cream Style	148	5,0	22,5	30,4 ◐
Kartoffelpuffer	116	2,0	22,0	15,5 ●
Kroketten	213	9,0	28,5	38,0 ◐
Krönchen	212	10,0	25,5	42,5 ◐
Pom Poms	196	8,0	26,0	36,7 ◐
Rösti	191	8,5	25,0	40,1 ◐

Kartoffelprodukte, tiefgefroren

Produktbezeichnung	Energie (kcal)	Fett (g)	Kohlen-hydrate (g)	LowFett 30-Faktor
Smiles	209	9,0	28,0	38,8 ◐
World Selection Indian Style	167	5,5	25,5	29,6 ●
World Selection Oriental Style	166	5,5	25,0	29,8 ●
real,- Bio				
Kartoffelpuffer	312	27,0	39,0	77,9 ○
real,- Quality				
Kroketten	100	0,8	21,6	7,2 ●
Schnefrost				
Backofen Kringel Frites	170	6,7	24,0	35,5 ◐
Backofen Pommes Croquettes	140	1,7	26,0	10,9 ●
Backofen Pommes Frites	159	4,9	25,0	27,7 ●
Bratkartoffeln	110	3,9	23,0	31,9 ◐
Gnocchi	187	4,1	34,0	19,7 ●
Kartoffel-ABC	235	9,5	32,0	36,4 ◐
Kartoffelklöße	118	0,1	27,0	0,8 ●
Kartoffel-Kroketten	100	0,4	20,0	3,6 ●
Kartoffel-Taschen Broccoli-Frischkäse	182	10,0	20,0	49,5 ◐
Pommes-Dauphines	127	1,1	25,0	7,8 ●
Kringel Frites	152	5,1	23,0	30,2 ◐
Kroketten-Zapfen	122	0,6	25,0	4,4 ●
Mandel Croquettes	140	1,7	26,0	10,9 ●
Pommes Croquettes	103	0,4	21,0	3,5 ●
Pommes Macaires	100	0,2	21,0	1,8 ●
Potato Wedges (gewürzt)	137	5,6	18,0	36,8 ◐
Rösti Plus Classic	193	9,8	23,0	45,7 ◐
Rösti Schweizer Art	178	8,1	23,0	41,0 ◐
Backofen Rösti-Ecken	200	9,4	25,0	42,3 ◐
Röstinchen	88	0,1	19,0	1,0 ●
Röstoppers PHILADELPHIA	233	14,0	22,0	54,1 ◐
Schupfnudeln	145	0,8	30,0	5,0 ●
Steakhouse Frites	136	3,3	23,0	21,8 ●

Fertiggerichte und Suppen

Produktbezeichnung	Energie (kcal)	Fett (g)	Kohlen-hydrate (g)	LowFett 30-Faktor
Fertiggerichte und Suppen (Konserve oder Aromapack)				
Du darfst (pro Portion)				
Alaska-Seelachsfilet	221	4,5	24,4	18,3 ○○●
Curryhuhn	371	6,0	48,8	14,6 ○○●
Entenfleisch	288	6,0	34,0	18,8 ○○●
Gemüse Mahlzeit	240	7,2	36,0	27,0 ○○●
Hackbällchen	323	16,1	29,0	44,9 ○●○
Huhn süß-sauer	368	3,0	56,3	7,3 ○○●
Hühnerfrikassee (ungekühlt)	364	7,9	45,0	19,5 ○○●
Kassler Schulterbraten	268	8,0	22,8	26,9 ○○●
Putensteak	312	6,4	22,9	18,5 ○○●
Rindergulasch	340	7,6	34,0	20,1 ○○●
Rinderroulade	340	10,4	32,0	27,5 ○○●
Schweine-Geschnetzeltes	328	8,8	35,6	24,1 ○○●
Wirsingroulade	233	8,6	25,9	33,2 ○●○
Erasco				
1 Portion Erbsen-Eintopf	91	2,2	9,9	21,8 ○○●
1 Portion Gebackene Bohnen	70	0,8	9,8	10,3 ○○●
1 Portion Hühner-Reistopf	55	2,1	6,7	34,4 ○●○
1 Portion Kartoffeltopf mit Würstchen	74	3,6	7,3	43,8 ○●○
1 Portion Spaghetti in Tomaten-Sauce	61	0,8	11,3	11,8 ○○●
Eintöpfe – Chili con Carne	96	3,0	8,8	28,1 ○○●
Eintöpfe – Erbsen-Eintopf Hubertus	97	3,0	9,7	27,8 ○○●
Eintöpfe – Feuertopf	74	2,0	8,0	24,3 ○○●
Eintöpfe – Frischgemüse-Topf	37	1,0	4,2	24,3 ○○●
Eintöpfe – Graupentopf	37	0,3	6,0	7,3 ○○●
Eintöpfe – Grüne Bohnen-Eintopf	47	1,8	4,4	34,5 ○●○
Eintöpfe – Kartoffeltopf mit Würstchen	67	2,6	7,9	35,0 ○●○
Eintöpfe – Lauchcreme-Topf	53	2,5	5,8	42,5 ○●○
Eintöpfe – Linsen-Eintopf mit Würstchen	79	2,7	8,2	30,8 ○●○
Eintöpfe – Pichelsteiner Topf	36	0,3	5,1	7,5 ○○●
Eintöpfe – Reistopf mit Fleischklößchen	67	3,1	7,1	41,6 ○●○
Eintöpfe – Rindfleisch-Nudeltopf	47	1,7	5,1	32,6 ○●○
Eintöpfe – Serbische Bohnensuppe	69	1,9	8,1	24,8 ○○●
Eintöpfe – Spätzletopf mit Linsen	74	2,0	9,3	24,3 ○○●
Eintöpfe – Ungarische Gulaschsuppe	52	2,2	5,1	38,1 ○●○
Landhaus – Burgunder-Topf	52	0,6	7,8	10,4 ○○●

Fertiggerichte und Suppen (Konserve oder Aromapack)

Produktbezeichnung	Energie (kcal)	Fett (g)	Kohlen-hydrate (g)	LowFett 30-Faktor
Landhaus – Hirsch-Topf	68	2,6	7,4	34,4 ◐
Landhaus – Jäger-Topf	60	1,3	8,9	19,5 ●
Landhaus – Spargel-Topf	66	2,5	7,8	34,1 ◐
Landhaus – Waldpilz-Topf	61	2,7	6,6	39,8 ◐
Mein Gartengemüse – Bunter Gemüsetopf	35	0,6	5,2	15,4 ●
Mein Gartengemüse – Möhren-Tomatentopf	36	0,3	5,6	7,5 ●
Mein Gartengemüse – Weißkohl-Kartoffeltopf	33	0,7	4,6	19,1 ●
Mein Gartengemüse – Grüne Bohnen-Möhreneintopf	32	0,5	4,4	14,1 ●
Menüschalen – Geschnetzeltes Zürcher Art	99	3,8	10,9	34,5 ◐
Menüschalen – Grünkohl	131	9,1	5,3	62,5 ●
Menüschalen – Hacksteaks	86	4,3	7,0	45,0 ◐
Menüschalen – Hühnerfrikassee	95	3,3	10,8	31,3 ◐
Menüschalen – Kohlroulade	75	3,4	7,4	40,8 ◐
Menüschalen – Königsberger Klopse	102	6,1	8,0	53,8 ◐
Menüschalen – Rinderroulade	97	3,0	11,2	27,8 ●
Nudelgerichte – Grüne Nudeln in Schinkensauce	84	4,4	8,7	47,1 ◐
Nudelgerichte – Spaghetti in Tomatensauce	55	0,8	10,5	13,1 ●
Nudelgerichte – Spirli-Nudeln mit Fleischklößchen	65	1,6	10,1	22,2 ●
Starke Portion – Zwiebel-Sahne-Hähnchen-Topf	79	3,1	8,5	35,3 ◐
Starke Portion – Hack-Steaklett-Topf	87	2,9	9,9	30,0 ●
Starke Portion – Maccaroni-Käse-Topf	103	6,1	8,1	53,3 ◐
Starke Portion – Hackbällchen-Topf Diavolo	95	4,7	9,1	44,5 ◐
Starke Portion – Schweinefleisch-Kartoffel-Topf	58	2,0	6,5	31,0 ◐
Starke Portion – Gyros-Topf	66	2,8	6,6	38,2 ◐
Starke Portion – Kabanossi-Topf	105	5,2	8,6	44,6 ◐
Suppen – Broccoli Cremesuppe	53	3,8	2,8	64,5 ●
Suppen – Feurige Thai-Suppe	41	2,2	3,0	48,3 ◐
Suppen – Gebundene Ochsenschwanzsuppe	47	3,0	3,1	57,4 ◐
Suppen – Hühner-Nudelsuppe	34	1,8	2,4	47,6 ◐
Suppen – Kartoffel Cremesuppe	93	6,9	5,4	66,8 ●
Suppen – Lübecker Hochzeits-Suppe	40	2,3	3,1	51,8 ◐
Suppen – Pfifferling Rahmsuppe	52	3,9	2,9	67,5 ●
Suppen – Spargel Cremesuppe	44	3,0	3,2	61,4 ●
Suppen – Tomaten Cremesuppe	38	1,6	4,6	37,9 ◐
Unsere Klassiker – Hühner-Suppentopf	45	2,2	4,3	44,0 ◐

Fertiggerichte und Suppen (Konserve oder Aromapack)

Produktbezeichnung	Energie (kcal)	Fett (g)	Kohlenhydrate (g)	LowFett 30-Faktor
Unsere Klassiker – Rindfleisch-Suppentopf	37	1,4	4,2	34,1 ○●○
Unsere Klassiker – Reis-Hackbällchentopf	59	2,5	7,4	38,1 ○●○
Unsere Klassiker – Linsen-Eintopf	64	1,6	8,3	22,5 ○○●
Gewiko				
Chop Suey	103	2,4	16,1	21,0 ○○●
Frikadellen in Bratensauce mit Kartoffelpüree & Rotkohl	85	4,0	8,3	42,4 ○●○
Hühnerfrikassee mit Reis	97	3,2	11,2	29,7 ○○●
Kasseler Hüftbraten	84	3,5	7,9	37,5 ○●○
Pasta – Farfalle in fruchtiger Tomatensauce	49	0,7	8,8	12,9 ○○●
Pasta – Penne all'Arrabbiata	52	0,5	9,6	8,7 ○○●
Rindergulasch	94	3,5	9,8	33,5 ○●○
Rostbratwürstchen mit Kartoffelpüree & Weinkraut	98	5,9	7,5	54,2 ○●○
Schweine Würfel	97	3,4	10,3	31,5 ○●○
Spaghetti Bolognese	103	3,8	12,9	33,2 ○●○
Lacroix				
Champignon-Creme-Suppe	58	4,4	3,9	68,3 ●○○
Doppelte Kraftbrühe	13	0,5	0,4	34,6 ○●○
Gulaschsuppe	47	1,1	6,0	19,1 ○○●
Hummer-Rahm-Suppe	55	3,0	4,6	49,1 ○●○
Kartoffel-Steinpilz-Suppe	58	3,2	6,0	49,7 ○●○
Klare Ochsenschwanzsuppe	20	0,5	0,4	22,5 ○○●
Kürbis-Creme-Suppe	34	1,1	4,9	29,1 ○○●
Lachs-Creme-Suppe	63	4,6	3,8	65,7 ●○○
Pfifferling-Creme-Suppe	46	3,1	3,9	60,7 ●○○
Rinder-Consommé	23	0,9	1,1	35,2 ○●○
Tomaten-Creme-Suppe Picante	48	2,0	6,0	37,5 ○●○
Tomaten-Creme-Suppe Pomo d'oro	49	2,2	6,0	40,4 ○●○
Tomaten-Creme-Suppe Scandinavia	56	2,6	6,0	41,8 ○●○
Tomaten-Creme-Suppe Toscana	71	4,9	4,9	62,1 ●○○
Tomaten-Suppe Provençal	38	1,0	6,0	23,7 ○○●
Maggi				
Ein-Teller Erbsentopf mit Speck	89	3,9	8,2	39,4 ○●○
Ein-Teller Linsentopf mit Speck	84	3,1	8,4	33,2 ○●○
Ein-Teller Nudeltopf mit Huhn	102	6,6	7,4	58,2 ○●○
Ein-Teller Ravioli Bolognese	87	3,1	12,4	32,1 ○●○
Ein-Teller Reistopf mit Huhn	83	5,2	6,6	56,4 ○●○

Fertiggerichte und Suppen (Konserve oder Aromapack)

Produktbezeichnung	Energie (kcal)	Fett (g)	Kohlenhydrate (g)	LowFett 30-Faktor
Gemüseravioli	81	1,4	14,2	15,6 ○○●
Penne Tomate-Mozzarella	68	1,7	10,3	22,5 ○○●
Ravioli Diavoli	86	1,6	14,7	16,7 ○○●
Ravioli in Tomatensauce	89	2,2	14,0	22,2 ○○●
Spaghetti Bolognese	67	2,1	9,9	28,2 ○○●
real,- Quality				
Bihunsuppe	38	1,4	4,2	33,2 ○●○
Cashew Hühnchen in Sojasauce mit Reis	127	1,6	22,9	11,3 ○○●
Chicken Tikka Masala	150	6,6	15,2	39,6 ○●○
Chili con carne mit Hackfleisch und Reis	122	2,4	19,6	17,7 ○○●
Curry Hühnchen mit Reis und Ananas	112	2,0	18,8	16,1 ○○●
Frikadelle mit Zwiebelsauce und Kartoffelpüree	126	7,6	10,0	54,3 ○●○
Grüner Bohneneintopf	44	1,7	3,6	34,8 ○●○
Grünkohl mit Wurst	122	8,2	4,2	60,5 ●○○
Gulaschsuppe	59	1,7	5,8	25,9 ○○●
Hähnchenbrust mit Champignonsauce und Kartoffeln	100	3,2	10,6	28,8 ○○●
Hühnerfrikasse mit Reis	120	3,6	14,3	27,0 ○○●
Hühner-Nudeleintopf	46	1,3	5,1	25,4 ○○●
Hühnersuppe	49	3,0	3,3	55,1 ○●○
Jägerklöße in Pilzsauce mit Reis	154	7,1	17,2	41,5 ○●○
Kasseler mit Sauerkraut und Kartoffelpüree	74	2,3	7,2	28,0 ○○●
Lasagne Bolognese mit Tomaten-Hackfleischsauce	99	3,5	11,3	31,8 ○●○
Linseneintopf mit Wurst und Kartoffeln	88	2,8	9,3	28,6 ○○●
Rotes Thai Curry mit Hähnchenbrust, Gemüse und Basmatireis	100	3,6	12,0	30,0 ○○●
Schweinegulasch in Sauce mit Nudeln	127	3,2	16,3	22,7 ○○●
Seelachsfilet in Dillsauce mit Kartoffeln	83	2,6	7,4	28,2 ○○●
Tartex				
Frikassee	104	5,5	7,1	47,6 ○●○
Gulasch	126	6,7	7,4	47,9 ○●○
Ravioli mit Pilzen	97	2,0	16,2	18,6 ○○●
Vegetabiler »Freiburger Schmortopf«	87	4,5	4,5	46,6 ○●○
TiP				
Chop Suey-Pute mit Reis	100	2,0	15,0	18,0 ○○●
Erbsen-Eintopf mit Schweinebauch	82	1,6	12,0	17,6 ○○●
Frühlingssuppe	34	1,0	7,2	26,5 ○○●

Fertiggerichte und Suppen (Trockenprodukte)

Produktbezeichnung	Energie (kcal)	Fett (g)	Kohlen-hydrate (g)	LowFett 30-Faktor
Frühlingssuppe China	42	1,0	7,2	21,4 ○○●
Italienischer Tomaten Nudeltopf	55	1,0	9,5	16,4 ○○●
Kartoffelcremesuppe	42	1,2	6,9	25,7 ○○●
Fertiggerichte und Suppen (Trockenprodukte)				
Birkel (zubereitet)				
Minuto Feuriger Gulaschtopf	74	0,7	14,0	8,5 ○○●
Minuto Frühlingstopf	83	3,3	11,0	35,8 ○●○
Minuto Kartoffelpüree Sour Cream	61	0,9	11,0	13,3 ○○●
Minuto Kartoffeltopf	79	3,7	10,0	42,2 ○●○
Minuto Käse-Nudeltopf	104	3,2	16,0	27,7 ○○●
Minuto Nudeln mit Curryketchup	86	0,6	17,0	6,3 ○○●
Minuto Nudelrahmtopf	122	4,8	17,0	35,4 ○●○
Minuto Pilztopf	84	1,3	15,0	13,9 ○○●
Minuto Spaghetti Bolognese	78	1,1	14,0	12,7 ○○●
Minuto Spaghetti in milder Tomatensauce	81	1,0	15,0	11,1 ○○●
Minuto Spiralen Tomatensugo mit mediterranem Gemüse	83	0,3	17,0	3,3 ○○●
Erasco (zubereitet)				
Heisse Tasse – 1 Portion – Rindfleisch Nudel	41	0,6	7,5	13,2 ○○●
Heisse Tasse – 1 Portion – Waldpilz Nudel	65	2,2	9,9	30,5 ○●○
Heisse Tasse – Box – Chinesische Gemüse-Suppe	28	0,3	5,7	9,6 ○○●
Heisse Tasse – Box – Französische Knoblauch-Creme	63	3,2	7,6	45,7 ○●○
Heisse Tasse – Box – Huhn	29	0,4	5,4	12,4 ○○●
Heisse Tasse – Scharfe Varietäten – Mexican Taco	45	0,8	8,0	16,0 ○○●
Heisse Tasse – Scharfe Varietäten – Sweet Chili	43	0,4	9,4	8,4 ○○●
Heisse Tasse – Scharfe Varietäten – Thai Curry	44	2,2	5,4	45,0 ○●○
Gefro (100 ml zubereitet)				
Allgäuer Gerstelsuppe	26	0,2	5,2	6,9 ○○●
Herzhafte Kartoffelsuppe	18	0,4	3,3	20,0 ○○●
Tomatensuppe	18	0,3	2,8	15,0 ○○●
Knorr (pro Portion)				
activ Gerichte – Bunte Spiralnudeln in Kräuter-Sauce	300	7,0	49,0	21,0 ○○●
activ Gerichte – Nudeln mit Blattspinat in Frischkäse-Sauce	330	9,0	47,0	24,5 ○○●

Fertiggerichte und Suppen (Trockenprodukte)

Produktbezeichnung	Energie (kcal)	Fett (g)	Kohlen-hydrate (g)	LowFett 30-Faktor
activ Instantsuppen – Broccolicreme Suppe mit Knusper-Croûtons	93	6,0	9,0	58,0 ○●○
activ Instantsuppen – Lauchcreme Suppe mit Knusper-Croûtons	80	3,0	11,0	33,8 ○●○
activ Instantsuppen – Tomatencreme Suppe mit Nudeln	126	1,0	24,0	7,1 ○○●
activ Instantsuppen – Tomaten-Mozzarella-Suppe mit Nudeln und Basilikum	99	1,0	17,0	9,1 ○○●
Erbswurst gelb mit Speck	80	2,5	9,0	28,1 ○○●
Erbswurst grün mit Räucherspeck	80	3,0	8,0	33,8 ○●○
Feinschmecker Champignoncreme-Suppe	130	8,0	12,0	55,4 ○●○
Feinschmecker Fränkische Grünkerncreme-Suppe	150	9,0	14,0	54,0 ○●○
Feinschmecker Grießklößchen Suppe	85	3,5	10,0	37,1 ○●○
Feinschmecker Kartoffel Steinpilz Cremesuppe	160	9,0	16,0	50,6 ○●○
Feinschmecker Kartoffel Suppe mit Crème fraîche	180	12,0	13,0	60,0 ○●○
Feinschmecker Pfifferlingcreme-Suppe mit Frühlingskräutern	150	9,0	14,0	54,0 ○●○
Feinschmecker Spargelcreme Suppe weiß & grün	130	8,0	12,0	55,4 ○●○
Feinschmecker Spargelcreme-Suppe	80	3,5	10,0	39,4 ○●○
Feinschmecker Tomatencreme-Suppe Mallorca	130	4,5	19,0	31,2 ○●○
Feinschmecker Tomaten-Mozzarella-Suppe	120	4,5	16,0	33,8 ○●○
Feinschmecker Waldpilz-Suppe	140	9,0	13,0	57,9 ○●○
Gemüse satt Bunte Gemüse Suppe mit Olivenöl & Kräutern	88	2,0	15,0	20,5 ○○●
Gemüse satt Gartengemüse Suppe mit Kräutern	84	2,0	14,0	21,4 ○○●
Gemüse satt Kartoffel Lauch Suppe mit Karotten & Petersilie	72	1,0	13,0	12,5 ○○●
Gemüse satt Mediterrane Tomaten Suppe	48	1,5	9,0	28,1 ○○●
Gemüse satt Sommergemüse Suppe	65	1,5	12,0	20,8 ○○●
Hüttenschmaus Emmentaler Makkaroni	300	6,0	47,0	18,0 ○○●
Hüttenschmaus Käse Spätzle	300	8,0	45,0	24,0 ○○●
Hüttenschmaus Schinken Hörnli	330	11,0	47,0	30,0 ○○●
Snack Bar Kartoffelpüree mit Röstzwiebeln & Croûtons	226	10,0	29,0	39,8 ○●○
Snack Bar Nudeln in Broccoli-Käse-Sauce	293	11,0	40,0	33,8 ○●○
Snack Bar Nudeln in cremiger Chilisauce	276	7,0	45,0	22,8 ○○●

Fertiggerichte und Suppen (Trockenprodukte)

Produktbezeichnung	Energie (kcal)	Fett (g)	Kohlen-hydrate (g)	LowFett 30-Faktor
Snack Bar Nudeln in Gulasch-Sauce	217	2,0	40,0	8,3 ◐◐●
Snack Bar Nudeln in Rahm-Soße mit Schnittlauch	300	11,0	42,0	33,0 ◐◉◐
Snack Bar Spaghetti in Käse-Sahne-Soße	306	11,0	43,0	32,4 ◐◉◐
Snack Bar Spaghetti in Tomaten-Sauce	235	2,0	45,0	7,7 ◐◐●
Spaghetteria Bolognese Pasta in Fleisch- und Tomatensauce	320	6,0	48,0	16,9 ◐◐●
Spaghetteria Broccoli Mozzarella-Pasta in Broccoli-Käse-Sauce	320	8,0	51,0	22,5 ◐◐●
Spaghetteria Funghi-Pasta in Pilzsauce	310	9,0	46,0	26,1 ◐◐●
Spaghetteria Panna rossa Pasta in Paprika-Rahm-Sauce	350	12,0	49,0	30,9 ◐◉◐
Spaghetteria Parmasana Pasta in Käsesauce	340	9,0	51,0	23,8 ◐◐●
Spaghetteria Pasta Pomodoro Mozzarella-Pasta in Tomaten Käse Sauce	300	2,5	55,0	7,5 ◐◐●
Spaghetteria Quattro formaggi Pasta in 4-Käse-Sauce	350	9,0	50,0	23,1 ◐◐●
Spaghetteria Spaghetti Carbonara mit Sahne und Speck	340	8,0	52,0	21,2 ◐◐●
Spaghetteria Spinaci Pasta mit Spinat und Käse-Sahne-Sauce	340	9,0	50,0	23,8 ◐◐●
Suppenliebe – Deftiger Erbsentopf mit Speck	180	3,0	26,0	15,0 ◐◐●
Suppenliebe – Deftiger Kartoffeltopf mit Röstzwiebel und Speck	170	7,0	22,0	37,1 ◐◉◐
Suppenliebe Deftiger Linsentopf mit Speck	220	3,5	28,0	14,3 ◐◐●
Suppenliebe Grießklößchen-Suppe	40	1,5	3,5	33,8 ◐◉◐
Suppenliebe Herzhafter Hühnertopf mit Nudeln	120	1,5	21,0	11,3 ◐◐●
Suppenliebe Kaiser Teller	60	1,5	8,0	22,5 ◐◐●
Suppenliebe Rindfleisch-Suppe	80	1,0	14,0	11,3 ◐◐●
Suppenliebe Sternchen-Suppe	95	1,0	17,0	9,5 ◐◐●
Suppenliebe Würziger Nudeltopf mit Klößchen	170	4,5	24,0	23,8 ◐◐●
Suppenliebe Zwiebel-Suppe	55	1,5	8,0	24,5 ◐◐●
Kraft (pro Portion)				
Miracoli Cravattini mit Käse-Kräuter-Sauce 2–3 Portionen	430	15,0	60,0	31,4 ◐◉◐
Miracoli Maccaroni mit Tomatensauce 2–3 Portionen	390	8,0	66,0	18,5 ◐◐●
Miracoli Spaghetti mit Tomatensauce 2–3 Portionen	410	8,1	70,5	17,8 ◐◐●

Fertiggerichte und Suppen (Trockenprodukte)

Produktbezeichnung	Energie (kcal)	Fett (g)	Kohlenhydrate (g)	LowFett 30-Faktor
Miracoli Tortellini Tomate Sahne 2–3 Portionen	425	18,5	52,0	39,2 ◐
Maggi (pro Portion)				
5 Minuten Terrine Broccoli-Nudeltopf	205	6,0	29,0	26,3 ●
5 Minuten Terrine Gulaschtopf	230	6,0	34,1	23,5 ●
5 Minuten Terrine Kartoffelbrei Crème fraîche	248	14,6	24,6	53,0 ◐
5 Minuten Terrine Nudeln in Rahmsauce	270	10,9	33,3	36,3 ◐
5 Minuten Terrine Nudeln in Waldpilzrahmsauce	256	10,4	32,5	36,6 ◐
5 Minuten Terrine Nudeln Süß-Sauer	165	0,8	32,9	4,4 ●
5 Minuten Terrine Spaghetti in cremiger Schinkensauce	294	14,1	34,1	43,2 ◐
5 Minuten Terrine Spaghetti in Tomatensauce	232	6,4	36,0	24,8 ●
Asia Nudel Snack Curry	308	13,2	41,7	38,6 ◐
Asia Nudel Snack Ente	308	13,2	41,7	38,6 ◐
Asia Nudel Snack Huhn	305	14,4	40,4	42,5 ◐
Asia Terrine – Chinese Chicken	156	2,1	27,4	12,1 ●
Asia Terrine – Grüne Thai Suppe	170	1,4	31,1	7,4 ●
Asia Terrine – Rote Thai Suppe	178	2,5	31,0	12,6 ●
Asia Terrine – Vietnamese Duck Soup	139	1,9	25,3	12,3 ●
Guten Appetit – Eiermuschel Suppe	47	0,8	7,4	15,3 ●
Guten Appetit – Familien Suppe	51	1,2	7,8	21,2 ●
Guten Appetit – Fleischklößchen Suppe	50	1,1	7,0	19,8 ●
Guten Appetit – Hochzeits-Suppe	51	1,2	7,9	21,2 ●
Guten Appetit – Hühnersuppe mit Tierfiguren	86	0,8	16,4	8,4 ●
Guten Appetit – Kaiser Suppe	55	0,8	9,4	13,1 ●
Guten Appetit – Ochsenschwanz Suppe	84	4,2	8,6	45,0 ◐
Guten Appetit – Steinpilz Suppe	63	1,0	11,7	14,3 ●
Guten Appetit – Tomaten Cremesuppe	74	1,3	13,0	15,8 ●
Klare Brühe	7	0,3	0,6	38,6 ◐
La Pasta di – Pasta mit Blattspinat in Frischkäse-Sauce	269	2,6	50,8	8,7 ●
La Pasta di – Penne Aglio e Olio mit Knoblauch, Olivenöl und Chili	353	11,6	52,7	29,6 ●
La Pasta di – Spirelli in Sauce Bolognese	292	2,5	50,3	7,7 ●
Meisterklasse – Kartoffel-Lauch Cremesuppe	90	3,4	11,8	34,0 ◐
Meisterklasse – Blumenkohl-Broccoli Suppe	148	8,7	13,2	52,9 ◐

Fertiggerichte und Suppen (tiefgefroren)

Produktbezeichnung	Energie (kcal)	Fett (g)	Kohlenhydrate (g)	LowFett 30-Faktor
Meisterklasse – Flädlesuppe	46	0,5	7,8	9,8 ◐◐●
Meisterklasse – Grießklößchen Suppe	85	4,1	8,5	43,4 ◐◑◐
Meisterklasse – Rindfleischsuppe mit Fleischklößchen	67	0,5	11,7	6,7 ◐◐●
Meisterklasse – Skandinavische Krabben-Suppe	118	6,6	11,3	50,3 ◐◑◐
Meisterklasse – Spargel-Creme Suppe	122	5,5	14,7	40,6 ◐◐◐
Meisterklasse – Tomatensuppe mit Reis	93	0,5	19,2	4,8 ◐◐●
Meisterklasse – Tomatensuppe Toscana grande	114	3,8	17,2	30,0 ◐◐●
Wirtshaus – Gebratene Nudeln mit Schinken und Ei	293	10,3	39,8	31,6 ◐◐◐
Wirtshaus – Nudelpfanne Försterin	314	4,5	52,5	12,9 ◐◐●
Wirtshaus – Schinken-Nudeln	301	2,1	58,2	6,3 ◐◐●
Wirtshaus – Schwäbische Käse-Spätzle	246	4,7	42,6	17,2 ◐◐●
Wirtshaus – Spätzle in Champignon-Sauce	248	5,0	42,1	18,1 ◐◐●
Fertiggerichte und Suppen (tiefgefroren)				
Bofrost				
Asiapfanne Teriyaki	113	2,9	14,1	23,1 ◐◐●
Balkan Reis-Pfanne	113	4,3	13,0	34,2 ◐◑◐
Balkan-Röllchen	254	19,4	1,0	68,7 ●◐◐
Bami Goreng	105	3,0	12,2	25,7 ◐◐●
Bauernschmaus	149	7,7	12,2	46,5 ◐◑◐
Bihunsuppe	38	0,6	6,1	14,2 ◐◐●
Blumenkohl-Auflauf	112	6,6	8,2	53,0 ◐◑◐
Blumenkohl-Käse-Nuggets	201	13,6	14,9	60,9 ●◐◐
bo*Frühlingsrollen	154	6,7	15,0	39,2 ◐◐◐
Broccoli-Cremesuppe	65	4,5	4,0	62,3 ●◐◐
Broccoli-Nudelauflauf	136	6,0	15,3	39,7 ◐◑◐
Cheeseburger	244	10,8	24,7	39,9 ◐◑◐
Currywurst	171	12,4	6,1	65,3 ●◐◐
Fischfilet in Kräuter-Rahmsoße	74	1,9	4,0	23,1 ◐◐●
Fischlettis	150	6,0	11,3	36,0 ◐◑◐
Fischtopf Rügener Art	115	8,1	3,3	63,4 ●◐◐
Friesische Fischpfanne	95	5,0	4,0	47,4 ◐◑◐
Gemüse-Wildreis-Mischung	108	3,0	15,8	25,0 ◐◐●
Geschnetzeltes Schweinefilet in Morchelrahmsoße	147	9,7	3,6	59,4 ◐◑◐
Gokkelchen	192	9,8	11,7	45,9 ◐◑◐
Hackfleisch-Nudel-Pfanne	103	3,4	11,8	29,7 ◐◐●

Fertiggerichte und Suppen (tiefgefroren)

Produktbezeichnung	Energie (kcal)	Fett (g)	Kohlenhydrate (g)	LowFett 30-Faktor
Hähnchenbrust Tomate-Mozzarella	115	3,4	1,2	26,6
Hähnchenbrustfilet in Currysoße	95	3,0	7,4	28,4
Hähnchen-Pfanne	97	4,0	8,3	37,1
Hefeklöße	229	2,0	45,6	7,9
Hirschbraten in Rahmsoße	94	3,8	4,0	36,4
Hirschgulasch in Wildsoße	102	3,2	5,7	28,2
Hühnerfrikassee	99	4,6	3,2	41,8
Hühnersuppen-Eintopf	55	2,3	2,9	37,6
Italienisches Gemüserisotto	122	3,7	19,5	27,3
Jägerpfanne	92	2,4	12,4	23,5
Linsen-Spätzle-Pfanne	93	1,2	15,3	11,6
Linsensuppe	88	2,9	10,9	29,7
Maccaroni	158	7,6	15,2	43,3
Maultaschen-Gemüse-Pfanne	129	5,8	13,4	40,5
Mini-Zigeuner-Schnitzel	94	3,0	7,1	28,7
Möhreneintopf	74	4,6	5,6	55,9
Nasi Goreng	119	5,4	9,7	40,8
Original schwäbische Eierspätzle	153	2,4	26,0	14,1
Original schwäbische Maultaschen	215	8,0	27,5	33,5
Partyschnitzel Wiener Art	134	1,8	11,7	12,1
Pasta Venezia	133	6,1	12,4	41,3
Penne Rialto	158	3,6	25,8	20,5
Penne Vier Käse	138	4,7	17,7	30,7
Rehgeschnetzeltes in Preiselbeersoße	103	3,8	5,2	33,2
Rinderbraten	99	3,0	3,3	27,3
Rinderroulade in Bratensoße	104	4,0	4,0	34,6
Sauerbraten	116	2,7	9,4	20,9
Schlemmerfilet Gourmet	145	8,1	4,6	50,3
Schwäbischer Auflauf	148	6,2	18,5	37,7
Schweinefleisch Szechuan-Art	94	2,7	7,0	25,9
Semmelknödel	210	6,0	32,4	25,7
Spaghetti Bolognese	118	3,0	16,9	22,9
Spinat-Kartoffelauflauf	97	4,1	11,0	38,0
Tagliatelle mit Lachs	157	8,1	14,6	46,4
Thai-Curry-Suppe	119	7,4	8,6	56,0
Tortelli Toscana	178	8,5	18,7	43,0
Tortellini in Sahnesoße	222	9,9	26,0	40,1
Ungarische Gulaschsuppe	75	3,4	6,0	40,8

Fertiggerichte und Suppen (tiefgefroren)

Produktbezeichnung	Energie (kcal)	Fett (g)	Kohlenhydrate (g)	LowFett 30-Faktor
eismann				
Asia-Knusperente	173	12,5	2,8	65,0 🔴⚪⚪
Bami Goreng	131	3,3	17,7	22,7 ⚪⚪🟢
China-Nudelsuppe	32	0,7	3,9	19,7 ⚪⚪🟢
Dorsch in Senfsoße	87	3,7	3,0	38,3 ⚪🟡⚪
Eddy's Dinosaurier	262	17,9	13,6	61,5 🔴⚪⚪
Fernöstliche Reistafel	117	2,4	18,3	18,5 ⚪⚪🟢
Fischpfanne Friesenschmaus	117	5,1	11,0	39,2 ⚪🟡⚪
Gebackener Camembert	326	22,0	15,0	60,7 🔴⚪⚪
Gefüllte Röstitaschen	173	8,6	21,3	44,7 ⚪🟡⚪
Gemüse-Kartoffelpfanne	93	4,0	11,6	38,7 ⚪🟡⚪
Gemüse-Reis-Pfanne	81	0,5	16,4	5,6 ⚪⚪🟢
Hirschbraten Gutsherrenart	89	3,1	4,4	31,4 ⚪🟡⚪
Italienische Nudelpfanne	94	1,8	13,2	17,2 ⚪⚪🟢
Kohlrouladen	111	7,5	4,7	60,8 🔴⚪⚪
Lachs-Lasagne	159	7,4	12,0	41,9 ⚪🟡⚪
Landhaus-Rindersuppe	43	1,8	3,2	37,7 ⚪🟡⚪
Lasagne Bolognese	112	3,8	14,7	30,5 ⚪🟡⚪
Luxus Chinarollen	144	5,5	17,0	34,4 ⚪🟡⚪
Marinierte Lamm-Medaillons	129	5,8	1,0	40,5 ⚪🟡⚪
Muttis Mittagspfanne	97	2,4	12,8	22,3 ⚪⚪🟢
Nudel-Hühnchenpfanne	122	4,3	14,7	31,7 ⚪🟡⚪
Orig. Österr. Kaiserschmarrn	245	6,5	38,9	23,9 ⚪⚪🟢
Original Schwäbische Maultaschen	197	5,6	28,7	25,6 ⚪⚪🟢
Paella	102	1,9	15,2	16,8 ⚪⚪🟢
Penne Tomate-Mozzarella	129	4,2	17,6	29,3 ⚪⚪🟢
Putencurry	91	2,7	6,4	26,7 ⚪⚪🟢
Reis-Hähnchen-Pfanne	125	4,0	16,5	28,8 ⚪⚪🟢
Schupfnudelpfanne Försterin	105	2,4	14,0	20,6 ⚪⚪🟢
Schweinegeschnetzeltes Züricher Art	92	4,1	5,2	40,1 ⚪🟡⚪
Thai-Kostbarkeiten	176	4,1	26,6	21,0 ⚪⚪🟢
Tzatziki-Pfanne	143	9,5	8,3	59,8 ⚪🟡⚪
Wildlachs in Meerrettichcremesoße	105	4,8	11,8	41,1 ⚪🟡⚪
Zigeuner Hackbraten	154	10,8	7,1	63,1 🔴⚪⚪
Frosta				
Bami Goreng	112	3,2	12,7	25,7 ⚪⚪🟢
Fettuccine Hähnchen	131	6,0	10,9	41,2 ⚪🟡⚪
Gemüse Pfanne Grüner Spargel	56	3,4	3,4	54,6 ⚪🟡⚪

Pizza & Co.

Produktbezeichnung	Energie (kcal)	Fett (g)	Kohlen-hydrate (g)	LowFett 30-Faktor
Gemüse Pfanne Kreta	60	3,7	4,1	55,5 ◐
Gemüse Pfanne Mexiko	49	1,1	5,3	20,2 ●
Hähnchen Curry	101	2,9	12,6	25,8 ●
Nasi Goreng	97	1,9	12,9	17,6 ●
Paella	112	4,0	13,2	32,1 ◐
Rigatoni Pecorino-Tomate	118	3,1	17,3	23,6 ●
Steakhouse Pfanne	123	4,9	12,5	35,9 ◐
Tagliatelle Wildlachs	119	4,8	13,7	36,3 ◐
Thai Green Curry	121	5,4	11,1	40,2 ◐
Tortellini Käse-Sahne Big Pack	133	7,3	11,5	49,4 ◐
Iglo				
Gemüse-Ideen Bauernpfanne	63	1,2	9,7	17,1 ●
Gemüse-Ideen Patna & Wildreis	100	1,0	20,0	9,0 ●
Gemüse-Ideen Thai Pfanne	86	4,8	8,6	50,2 ◐
Gemüsestäbchen	188	8,1	24,2	38,8 ◐
Hähnchen Schlemmer-Filet Champignon-Kräuter	202	13,0	8,5	57,9 ◐
Hähnchen Schlemmer-Filet Tomate-Mozzarella	202	13,0	8,3	57,9 ◐
Pastalini in Rahmspinat-Sauce	159	6,8	49,0	38,4 ◐
Plätzli Champignon	195	7,0	26,0	32,3 ◐
Plätzli Käse-Schinken	208	8,0	26,0	34,6 ◐
Schlemmer-Filet Edelpilz Kräuter	94	4,6	3,2	44,0 ◐
Schlemmer-Filet Picante	101	5,2	2,6	46,3 ◐
Schlemmer-Filet Rahmspinat mit dem Blubb	122	6,1	3,7	45,0 ◐
Viva Deutschland! Hähnchen-Geschnetzeltes	101	3,6	10,0	32,1 ◐
Viva Italia! Penne Creme Spinaci	132	5,3	17,0	36,1 ◐
Viva Italia! Penne Gorgonzola	137	4,8	18,0	31,5 ◐
Viva Italia! Tortelloni Käse-Sahne	134	6,3	14,0	42,3 ◐
Viva Scandinavia! Köttbullar-Pfanne	111	5,7	9,8	46,2 ◐
Vivactiv – Hähnchen mit Gartengemüse in Joghurt-Sauce	91	1,5	12,0	14,8 ●
Vivactiv – Hähnchen mit grünem Spargel in Käse-Weißwein-Sauce	112	2,9	13,0	23,3 ●
Vivactiv – Wildlachs mit Tagliatelle in Zitronen-Joghurt Sauce	82	1,5	10,0	16,5 ●
Pizza & Co.				
Bofrost				
Great Hot Chicken	203	7,2	25,0	31,9 ◐

PIZZA & CO.

Produktbezeichnung	Energie (kcal)	Fett (g)	Kohlen-hydrate (g)	LowFett 30-Faktor
Hawaii-Pizzettis	222	7,1	30,1	28,8 ◐
Käse-Pizzettis	307	16,8	26,8	49,3 ◯
Pizza alla Diavola	210	8,1	24,0	34,7 ◯
Pizza Caprese	201	7,6	22,7	34,0 ◯
Pizza con Rucola e Pollo	171	4,8	21,8	25,3 ●
Pizza Margherita	211	7,3	24,9	31,1 ◯
Pizza Speciale	204	9,1	19,9	40,2 ◯
Quiche Lorraine	247	14,7	20,8	59,6 ◯
Salami-Baguette	196	7,9	21,3	36,3 ◯
Trattoria Mini Champignon	210	8,9	24,2	38,1 ◯
Trattoria Mini Schinken	214	8,2	25,2	34,5 ◯
Trattoria Mini Spinat	210	10,0	21,6	42,9 ◯
Dr. Oetker				
Big Americans Pizza BBQ Chicken	228	7,8	30,5	30,8 ◯
Big Americans Pizza Cheese Onion	287	13,9	31,5	43,6 ◯
Bistro Baguettes à la Provence	273	12,6	28,6	41,5 ◯
Bistro Baguettes Bolognaise	219	7,0	30,0	28,8 ●
Bistro Baguettes Champignon	230	9,4	28,6	36,8 ◯
Bistro Baguettes Hawaii	219	6,7	31,0	27,5 ●
Bistro Baguettes Salami	305	10,0	29,5	29,5 ●
Bistro Baguettes Salami Diavolo	242	9,9	29,4	36,8 ◯
Bistro Baguettes Spéciale	230	8,2	29,5	32,1 ◯
Bistro Baguettes Thon	251	10,6	29,7	38,0 ◯
Bistro Baguettes Tomate Fromage	228	8,4	29,6	33,2 ◯
Bistro Mini Baguettes Salami	233	7,1	32,4	27,4 ●
Bistro Mini Baguettes Spéciale	214	4,7	33,0	19,8 ●
Die Ofenfrische Pizza Bolognese	184	4,2	26,9	20,5 ●
Die Ofenfrische Pizza Diavolo	211	6,8	27,5	29,0 ●
Die Ofenfrische Pizza Peperoni-3 Käse	216	7,3	27,4	30,4 ◯
Die Ofenfrische Pizza Schinken-Ananas	211	6,4	29,1	27,3 ●
Die Ofenfrische Pizza Schinken-Champignon	188	4,5	27,3	21,5 ●
Die Ofenfrische Pizza Schinken-Chili	192	4,6	27,3	21,6 ●
Die Ofenfrische Pizza Speciale	215	7,3	26,6	30,6 ◯
Die Ofenfrische Pizza Thunfisch	190	5,0	25,8	23,7 ●
Die Ofenfrische Pizza Vier-Käse	224	8,3	27,1	33,3 ◯
Intermezzo Pepperoni-Salami auf Käse-Rahm	295	15,5	29,2	47,3 ◯
Intermezzo Schinken auf Sauerrahm	275	13,5	30,0	44,2 ◯
Intermezzo Speciale auf Käse-Rahm	287	14,1	30,1	44,2 ◯

Pizza & Co.

Produktbezeichnung	Energie (kcal)	Fett (g)	Kohlenhydrate (g)	LowFett 30-Faktor
Pizza Culinaria American Hot Dog Style	268	14,1	26,5	47,4 ○●○
Pizza Culinaria Greek Gyros Style	229	9,7	25,0	38,1 ○●○
Pizza Culinaria Turkish Lahmacun Style	224	10,5	23,4	42,2 ○●○
Ristorante Pizza Funghi	238	12,3	22,9	46,5 ○●○
Ristorante Pizza Hawaii	219	8,6	25,7	35,3 ○●○
Ristorante Pizza Mozzarella – 50 % Fett	181	5,8	23,1	28,8 ○○●
Ristorante Pizza Pasta	228	8,7	28,3	34,3 ○●○
Ristorante Pizza Quattro Formaggi	269	14,0	24,1	46,8 ○●○
Ristorante Pizza Salame	277	14,0	26,3	45,5 ○●○
Ristorante Pizza Speciale – 50 % Fett	189	5,7	24,0	27,1 ○○●
Ristorante Pizza Spinaci	226	11,7	21,6	46,6 ○●○
Ristorante Pizza Vegetable	202	9,1	22,2	40,5 ○●○
Steinofen Tradizionale Diavola	232	6,9	31,8	26,8 ○○●
Steinofen Tradizionale Prosciutto-Funghi	200	4,9	28,8	22,1 ○○●
Steinofen Tradizionale Tonno	216	6,6	27,5	27,5 ○○●
eismann				
Flammkuchen 4 Käse	298	17,3	25,2	52,3 ○●○
Grande Baguette mit Grillgemüse	198	5,4	27,9	24,6 ○○●
Grande Baguette Pomodori-Mozzarella	200	5,9	25,9	26,6 ○○●
Mischkarton Baguette	256	9,2	31,7	32,3 ○●○
Mischkarton Pizza	255	11,0	28,0	38,8 ○●○
Mozzarella Sticks	315	17,6	23,2	50,3 ○●○
Original Elsässer Flammkuchen	258	15,0	24,6	52,3 ○●○
Piccini Salami	262	10,4	32,2	35,7 ○●○
Pizza 4-Stagioni	210	8,3	22,3	35,6 ○●○
Pizza Calzone	249	9,9	26,7	35,8 ○●○
Pizza Grande Schinken-Champignons	227	7,6	28,2	30,1 ○●○
Pizza Margherita	233	6,1	34,6	23,6 ○○●
Pizza Rucola	223	6,8	29,1	27,4 ○○●
Pizza Salame Speziale	218	8,2	25,7	33,9 ○●○
Pizza Salami	255	11,0	28,0	38,8 ○●○
Pizza Tonno	244	9,2	26,9	33,9 ○●○
Pizza Verde	256	11,0	26,9	38,7 ○●○
Pizza Yellowstone	256	11,5	25,7	40,4 ○●○
real,- Quality				
Baguette Provence	287	3,3	54,1	10,3 ○○●
TiP				
Baguette Champignon	214	7,1	28,8	29,9 ○○●
Baguette Thunfisch	244	9,9	28,5	36,5 ○●○

Pizza & Co.

Produktbezeichnung	Energie (kcal)	Fett (g)	Kohlenhydrate (g)	LowFett 30-Faktor
Mini Pizza Margherita	228	7,6	28,7	30,0 ○○●
Mini Pizza Salami	232	8,6	27,5	33,4 ○●○
Mini Pizza Schinken	258	11,4	28,0	39,8 ○●○
Steinofenpizza Schinken	207	6,9	24,8	30,0 ○○●
Steinofenpizza Speziale	236	10,0	24,9	38,1 ○●○
Steinofenpizza Spinat	206	7,5	25,7	32,8 ○●○
Steinofenpizza Thunfisch	222	8,9	24,1	36,1 ○●○
Wagner				
Big Pizza BBQ-Chicken	232	8,2	30,1	31,8 ○●○
Big Pizza Boston	246	13,4	23,8	49,0 ○●○
Big Pizza Supreme	237	9,6	27,9	36,5 ○●○
Big Pizza Texas	266	12,2	29,2	41,3 ○●○
Big Pizza Western	226	8,9	26,4	35,4 ○●○
Bio-Piccolinis »Unsere Natur« Drei Käse	310	15,7	29,9	45,6 ○●○
Bio-Piccolinis »Unsere Natur« Tomate-Mozzarella	244	8,3	30,9	30,6 ○●○
Bio-Steinofen-Pizza »Unsere Natur« Käse-Spinat	201	6,7	25,1	30,0 ○○●
Bio-Steinofen-Pizza »Unsere Natur« Margherita	243	8,6	29,4	31,9 ○●○
Bio-Steinofen-Pizza »Unsere Natur« Salami	260	11,3	27,4	39,1 ○●○
Bio-Steinofen-Pizza »Unsere Natur« Schinken-Pesto	227	8,8	26,3	34,9 ○●○
Bio-Steinofen-Pizza »Unsere Natur« Vegetaria	208	7,3	26,4	31,6 ○●○
Die Backfrische Mozzarella & Provolone	206	7,8	23,2	34,1 ○●○
Die Backfrische Peperoni-Diavolo	216	8,8	24,1	36,7 ○●○
Die Backfrische Spinat	185	6,1	22,7	29,7 ○○●
Flammkuchen Griechische Art	216	12,2	20,9	50,8 ○●○
Flammkuchen Unser Original	245	14,4	21,7	52,9 ○●○
Original Piccolinis Elsässer Art	258	13,2	26,5	46,0 ○●○
Original Piccolinis Hot Dog	237	9,3	28,2	35,3 ○●○
Original Piccolinis Salami	260	11,2	28,3	38,8 ○●○
Pizza Balance Grillgemüse, laktosefrei	150	3,3	21,7	19,8 ○○●
Pizza Balance Putenschinken, laktosefrei	161	4,0	21,7	22,4 ○○●
Pizzies Hawaii	207	7,9	23,9	34,3 ○●○
Pizzies Speziale	214	9,4	22,0	39,5 ○●○
Steinofen-Pizza Capricciosa	200	8,2	22,0	36,9 ○●○
Steinofen-Pizza Champignon	214	9,3	23,9	39,1 ○●○
Steinofen-Pizza Fantastica	229	10,0	25,4	39,3 ○●○

Pizza & Co.

Produktbezeichnung	Energie (kcal)	Fett (g)	Kohlenhydrate (g)	LowFett 30-Faktor
Steinofen-Pizza Hawaii	212	7,3	27,7	31,0 ○●○
Steinofen-Pizza Lachs Spinat	187	7,8	20,3	37,5 ○●○
Steinofen-Pizza Pilze Rauchfleisch	221	9,0	25,1	36,7 ○●○
Steinofen-Pizza Salami	247	11,5	25,5	41,9 ○●○
Steinofen-Pizza Speziale	232	10,6	24,0	41,1 ○●○
Steinofen-Pizza Vegetaria	195	8,3	22,6	38,3 ○●○

FERTIGGERICHTE UND SUPPEN

Außer Haus

Produktbezeichnung	Energie (kcal)	Fett (g)	Kohlenhydrate (g)	LowFett 30-Faktor
Außer Haus essen				
Aral (pro Stück)				
Supersnack Fitness	341	10,8	36,3	28,5 ○○●
Supersnack Hähnchen-Mediterran	355	9,6	49,1	24,3 ○○●
Supersnack Kochschinken	377	11,1	44,6	26,5 ○○●
Supersnack Putenbrust	329	6,4	44,8	17,5 ○○●
Burger King (pro Portion)				
Bacon Cheeseburger	362	16,9	31,8	42,0 ○●○
BIG KING	549	33,3	33,2	45,6 ○●○
Cheeseburger	322	14,1	31,6	39,4 ○●○
Chicken Nugget Burger	376	18,2	39,9	43,6 ○●○
Chili Cheese Burger	413	26,0	30,8	56,7 ○●○
Chili Cheese Nuggets (6 Stück)	366	20,4	38,6	50,2 ○●○
Chrispy Chicken	501	29,9	39,2	53,7 ○●○
Country Burger	532	25,4	65,6	43,0 ○●○
Delight Salad (ohne Dressing)	28	0,3	4,5	9,6 ○○●
Donut Chocolate Flavor	334	21,1	31,7	56,9 ○●○
Eggs & Bacon mit Toast	303	16,7	20,2	49,6 ○●○
Grilled Chicken Classic	344	7,9	41,4	20,7 ○○●
Grilled Chicken Salad	123	2,1	5,8	15,4 ○○●
Grilled Chicken Wrap	312	8,1	35,6	23,4 ○○●
Hamburger	280	10,8	31,2	34,7 ○●○
Hot Brownie	456	30,9	39,2	61,0 ●○○
Hot Brownie mit Eis	526	33,4	50,2	57,1 ○●○
King Nuggets (4 Stück)	176	10,7	9,7	54,7 ○●○
King Pommes Frites klein	202	8,5	27,7	37,9 ○●○
King Shake Chocolate mittel	354	6,4	44,0	16,3 ○○●
King Shake Strawberry mittel	331	5,9	61,5	16,0 ○○●
King Shake Vanilla mittel	235	5,9	37,6	22,6 ○○●
King Sundae mit Karamellgeschmack	234	8,0	38,2	30,8 ○●○
King Wings (6 Stück)	380	23,6	4,5	55,9 ○●○
Mini Pancakes inkl. Sirup (6 Stück)	269	10,2	41,3	34,1 ○●○
Muffin Apple-Caramel	474	28,4	51,4	53,9 ○●○
Onion Rings (6 Stück)	330	17,0	38,6	46,4 ○●○
Salat Dressing Balsamico Vinaigrette (50 ml)	49	2,5	5,5	45,9 ○●○
Salat Dressing Joghurt, 10 % Fett	76	4,9	7,0	58,0 ○●○

AUSSER HAUS ESSEN

Produktbezeichnung	Energie (kcal)	Fett (g)	Kohlen-hydrate (g)	LowFett 30-Faktor
Kentucky Fried Chicken (pro Portion)				
2 Hähnchenteile	529	31,1	181	52,9 ◐◉◐
3er Box	1224	61,2	136,6	45,0 ◐◉◐
4 Crispy Strips	420	24,0	19,2	51,4 ◐◉◐
6 Filet Bites	355	17,1	20,0	43,4 ◐◉◐
6 Hot Wings	438	31,8	13,2	65,4 ●◐◐
9 Hot Wing Box	1608	93,5	143,2	52,3 ◐◉◐
Ben & Jerry's Caramel Chew Chew	375	22,5	42,0	54,0 ◐◉◐
Ben & Jerry's Chocolate Fudge Brownie	330	16,5	40,5	45,0 ◐◉◐
Ben & Jerry's Cookie Dough	345	19,5	40,5	50,9 ◐◉◐
Ben & Jerry's Strawberry Cheesecake	330	19,5	36,0	53,2 ◐◉◐
Brazer	398	12,7	40,9	28,7 ◐◐●
Ceasar Twister	481	18,4	45,2	34,4 ◐◉◐
Coleslaw (normal)	284	22,0	18,8	69,7 ●◐◐
Double Crunch	397	20,4	33,0	46,3 ◐◉◐
Filet Buger	455	16,3	47,7	32,2 ◐◉◐
Ganzer Maiskolben	232	7,8	32,1	30,3 ◐◉◐
Grilled Chicken Salad	184	2,2	17,0	10,8 ◐◐●
Kartoffelpüree (normal)	104	1,5	19,9	12,9 ◐◐●
Kombi Box	934	80,1	141,0	77,2 ●◐◐
Krushers KitKat	415	14,9	62,0	32,3 ◐◉◐
Krushers Mango-Joghurt	382	13,1	59,2	30,9 ◐◉◐
Krushers Oreo	356	13,6	52,4	34,4 ◐◉◐
Krushers Strawberry	368	13,1	56,1	32,0 ◐◉◐
Pommes Frites (mittel)	388	19,0	49,0	44,1 ◐◉◐
Smacker	240	8,5	28,3	31,9 ◐◉◐
Twister	496	23,8	48,3	43,2 ◐◉◐
Zinger	470	18,9	46,0	36,2 ◐◉◐
McCafé (pro Portion)				
Apfelkuchen mit Streusel	329	10,0	55,0	27,4 ◐◐●
Apfel-Zimt Muffin	495	27,0	56,0	49,1 ◐◉◐
Blaubeer Muffin	511	29,0	56,0	51,1 ◐◉◐
Brownie	363	22,0	36,0	54,6 ◐◉◐
Café Latte mit fettarmer Milch, tall	70	2,0	7,0	25,7 ◐◐●
Cappuccino mit fettarmer Milch, tall	50	2,0	5,0	36,0 ◐◉◐
Caramel Café Frappé mit fettarmer Milch, tall	400	12,0	63,0	27,0 ◐◐●
Caramel Latte Macchiato mit fettarmer Milch, tall	165	2,0	33,0	10,9 ◐◐●
Chicken Bagel	325	7,0	44,0	19,4 ◐◐●

Ausser Haus essen

Produktbezeichnung	Energie (kcal)	Fett (g)	Kohlenhydrate (g)	LowFett 30-Faktor
Choc Cookie	366	19,0	43,0	46,7 ◐◯◯
Erdbeerkuchen mit Buttermilch-Creme	346	18,0	41,0	46,8 ◯◐◯
Flat White mit fettarmer Milch, tall	60	2,0	7,0	30,0 ◯◯●
Iced Chocolate mit fettarmer Milch, tall	360	15,0	49,0	37,5 ◯◐◯
Iced Coffee mit fettarmer Milch, tall	120	9,0	5,0	67,5 ●◯◯
Italian Bagel	405	19,0	40,0	42,2 ◯◐◯
Käsekuchen	475	23,0	54,0	43,6 ◯◐◯
Latte Macchiato mit fettarmer Milch, tall	60	2,0	6,0	30,0 ◯◯●
Marmorkuchen	368	22,0	38,0	53,8 ◯◐◯
Milchkaffee mit fettarmer Milch, tall	50	2,0	5,0	36,0 ◯◐◯
Mocha Frappé mit fettarmer Milch, tall	295	13,0	37,0	39,7 ◯◐◯
Pecan-Nut-Cookie	367	19,0	45,0	46,6 ◯◐◯
Schoko Frappé mit fettarmer Milch, tall	310	13,0	41,0	37,7 ◯◐◯
Schoko Muffin	551	32,0	59,0	52,3 ◯◐◯
Schokoladen Kuchen	868	53,0	90,0	55,0 ◯◐◯
Tiramisu-Torte	250	13,0	31,0	46,8 ◯◐◯
Vanilla Latte Macchiato mit fettarmer Milch, tall	165	2,0	33,0	10,9 ◯◯●
Vanille Donut	286	17,0	29,0	53,5 ◯◐◯
White Chocolate mit fettarmer Milch, tall	250	12,0	26,0	43,2 ◯◐◯
Yogo Mix	215	5,0	35,0	20,9 ◯◯●
McDonald's (pro Portion)				
Balsamico Dressing	25	1,0	4,0	36,0 ◯◐◯
Big Mäc	495	25,0	40,0	45,5 ◯◐◯
Caesar Dressing	45	2,0	5,0	40,0 ◯◐◯
Chicken McNuggets 6er	250	13,0	16,0	46,8 ◯◐◯
Chickenburger	315	11,0	42,0	31,4 ◯◐◯
Crispy Chicken Caesar Salad	300	16,0	13,0	48,0 ◯◐◯
Doppel-Cheeseburger	440	23,0	31,0	47,0 ◯◐◯
Eis mit Karamelsauce	290	7,0	52,0	21,7 ◯◯●
Eis mit Schokosauce	280	9,0	45,0	28,9 ◯◯●
Filet-o-Fish	345	15,0	37,0	39,1 ◯◐◯
Gartensalat ohne Dressing	10	0,0	1,0	0,0 ◯◯●
Hamburger	255	9,0	30,0	31,8 ◯◐◯
Hamburger Royal mit Käse	505	27,0	34,0	48,1 ◯◐◯
Hamburger Royal TS	515	29,0	34,0	50,7 ◯◐◯
Heiße Apfeltasche	210	11,0	26,0	47,1 ◯◐◯
McChicken	420	18,0	41,0	38,6 ◯◐◯
McFlurry ohne Topping	255	8,0	38,0	28,2 ◯◯●

AUSSER HAUS ESSEN

Produktbezeichnung	Energie (kcal)	Fett (g)	Kohlen-hydrate (g)	LowFett 30-Faktor
McRib	470	22,0	43,0	42,1 ◐
McWrap Classic Beef	525	32,0	38,0	54,9 ◐
McWrap Grilled Chicken Honig-Senf	286	5,0	35,0	15,7 ●
Milchshake Erdbeergeschmack klein	190	4,0	32,0	18,9 ●
Milchshake Karamell-Schokogeschmack klein	175	5,0	29,0	25,7 ●
Milchshake Vanillegeschmack klein	185	4,0	32,0	19,5 ●
Pommes frites mittlere Portion	340	17,0	42,0	45,0 ◐
Sauce süßsauer	50	0,0	12,0	0,0 ●
Senf Sauce	60	3,0	7,0	45,0 ◐
Sour Cream Schnittlauch Dip	74	7,0	1,0	85,1 ◉
Topping 1 Portion Kitkat	141	6,0	19,0	38,3 ◐
Topping 1 Portion Smarties	157	6,0	25,0	34,4 ◐
Veggieburger	360	17,0	42,0	42,5 ◐
Starbucks (pro Portion)				
Caramel Cream Frappuccino Blended Crème mit fettarmer Milch ohne Sahne, tall	157	2,1	31,0	12,0 ●
Chocolate Cream Frappuccino Blended Crème mit fettarmer Milch ohne Sahne, tall	155	2,5	31,0	14,5 ●
Strawberries & Cream Frappuccino Blended Cream fettarme Milch mit Sahne, tall	316	9,9	54,0	28,2 ●
Caramel Frappuccino Blended Coffee mit fettarmer Milch ohne Sahne, tall	188	1,6	41,0	7,7 ●
Coffee Frappuccino Blended Coffee mit fettarmer Milch, tall	170	1,6	36,0	8,5 ●
Java Chip Frappuccino Blended Coffee mit fettarmer Milch ohne Sahne, tall	212	3,9	42,0	16,6 ●
Cappuccino mit fettarmer Milch, tall	91	3,4	9,0	33,6 ◐
Caffe Latte mit fettarmer Milch, tall	148	5,6	14,0	34,1 ◐
Caramel Macchiato mit fettarmer Milch, tall	153	4,2	21,0	24,7 ●
Hot Chocolate mit Sahne und fettarmer Milch, tall	341	12,6	52,0	33,3 ◐
Wild-Blaubeer Muffin	433	19,6	56,7	40,7 ◐
Double Chocolate Muffin	436	24,9	45,2	51,4 ◐
Blaubeer Muffin light	365	10,6	58,3	26,1 ●
Schoko-Splitter Muffin	395	19,5	48,8	44,4 ◐
Zitronenkuchen	675	39,0	71,0	52,0 ◐
Marmorkuchen	663	39,0	78,0	52,9 ◐
New York Cheesecake	510	37,0	39,0	65,3 ◉
Raspberry White Cheesecake	640	46,0	50,0	64,7 ◉
Carrot Cake	850	67,0	87,0	70,9 ◉
Schoko-Chip Cookie	370	16,9	50,8	41,1 ◐

Ausser Haus essen

Produktbezeichnung	Energie (kcal)	Fett (g)	Kohlen-hydrate (g)	LowFett 30-Faktor
Zimtschnecke Klassik	410	19,0	53,3	41,7 ○◐○
Karamell Brownie	580	36,0	60,0	55,9 ○◐○
Espresso Brownie	397	20,4	48,5	46,3 ○◐○
Salami Bagel	459	21,5	51,6	42,2 ○◐○
Frischkäse Bagel	343	15,0	41,3	39,4 ○◐○
Egg & Bacon Ciabatta	464	24,0	42,0	46,6 ○◐○
Subway (pro Portion oder pro 6-inch-Sandwich mit Italian Brot, Salat, Tomaten, Zwiebeln, grüner Paprika und Gurken)				
Asagio-Caesar-Soße	101	9,4	1,8	83,8 ●○○
Bacon (2 Streifen)	40	2,9	0,2	65,3 ●○○
BBQ Rib Sandwich	545	23,7	57,5	39,1 ○◐○
BBQ Soße	40	0,0	9,4	0,0 ○○●
Cheddar Käse	57	4,4	0,3	69,5 ●○○
Chicken Fajita Sandwich	285	3,3	40,8	10,4 ○○●
Chicken Teriyaki Sandwich	297	3,5	43,7	10,6 ○○●
Chipotle Southwest Soße	90	9,1	1,5	91,0 ●○○
Chocolate Chip Cookie	218	10,3	29,0	42,5 ○◐○
Chocolate Chip Rainbow Candy Cookie	215	10,4	28,2	43,5 ○◐○
Double Chocolate Cookie	221	11,7	26,5	47,7 ○◐○
Frischkäse	53	4,5	0,9	76,4 ●○○
Ham Sandwich	266	4,0	39,9	13,5 ○○●
Honey Mustard Soße	25	0,2	5,3	7,2 ○○●
Hot Sauce	1	0,0	0,3	0,0 ○○●
Italian BMT Sandwich	433	19,8	40,4	41,2 ○◐○
Light Mayonnaise (35 % Fett)	54	5,6	0,8	93,3 ●○○
Oatmeal Raisin Cookie	190	8,8	25,3	41,7 ○◐○
Piri Piri Chicken Sandwich	358	7,0	49,0	17,6 ○○●
Roasted Chicken Breast Sandwich	275	3,2	39,5	10,5 ○○●
Salami Sandwich	351	14,3	39,9	36,7 ○◐○
Schmelzkäse	39	3,3	0,2	76,2 ●○○
Spicy Italian Sandwich	451	23,3	40,3	46,5 ○◐○
Steak & Cheese Sandwich	326	8,4	41,8	23,2 ○○●
Sweet Onion Soße	46	0,2	11,1	3,9 ○○●
Tuna Sandwich	405	17,0	41,2	37,8 ○◐○
Turkey Sandwich	275	3,6	40,0	11,8 ○○●
Turkey & Ham Sandwich	289	4,3	40,1	13,4 ○○●
Turkey, Ham & Bacon Melt Sandwich	369	10,5	40,5	25,6 ○○●
Veggie Delite Sandwich	215	2,3	39,5	9,6 ○○●
Veggie Patty Sandwich	421	12,6	48,7	26,9 ○○●
White Chocolate Macadamia Nut Cookie	222	11,7	27,3	47,4 ○◐○
Yogurt Soße	31	2,3	2,1	66,8 ●○○

Feinkostsalate und Brotaufstriche

Produktbezeichnung	Energie (kcal)	Fett (g)	Kohlen-hydrate (g)	LowFett 30-Faktor
Feinkostsalate				
Du darfst				
Eiersalat	167	12,0	7,0	64,7 ●○○
Exotischer Curry-Hähnchensalat	146	7,7	9,2	47,5 ○◐○
Farmer Salat	136	10,0	9,6	66,2 ●○○
Feinster Fleischsalat mit Gurke	215	18,0	7,3	75,3 ●○○
Lachssalat	182	13,0	8,2	64,3 ●○○
Shrimps-Salat	199	14,7	6,2	66,5 ●○○
Efko				
Fisolen Salat	12	0,0	1,0	0,0 ○○●
Grillsalat	22	0,1	6,7	4,1 ○○●
Käferbohnen-Salat	86	3,0	8,4	31,4 ○◐○
Kartoffelsalat mit Schlemmergurken	73	2,0	11,4	24,7 ○○●
Krautsalat mit Speck	40	1,3	5,3	29,3 ○○●
Leichtsalat Farmer	142	13,7	3,7	86,8 ●○○
Leichtsalat Gemüse	129	11,0	4,1	76,7 ●○○
Mexikanischer Salat	77	1,2	12,7	14,0 ○○●
Paprika Salat	17	0,3	2,3	15,9 ○○●
Pusta Salat	10	0,2	1,0	18,0 ○○●
Riesenbohnensalat	78	0,5	11,0	5,8 ○○●
Rotkrautsalat	51	0,2	9,4	3,5 ○○●
Selleriesalat Streifen	14	0,3	1,7	19,3 ○○●
Thunfischsalat	260	22,2	8,7	F 76,8 ●○○
Hengstenberg				
Bohnensalat	91	0,5	14,1	4,9 ○○●
Karotten Salat	37	0,3	7,5	7,3 ○○●
Puszta Salat	27	0,0	5,3	0,0 ○○●
Rote-Bete-Salat	42	0,1	8,8	2,1 ○○●
Sellerie Salat	25	0,2	4,7	7,2 ○○●
Homann				
Delikatess Brathähnchen Salat	244	21,2	4,9	78,2 ●○○
Delikatess Champignonsalat	195	18,7	4,6	46,2 ○◐○
Delikatess Curry Geflügelsalat	261	21,7	6,3	74,8 ●○○
Delikatess Eiersalat mit Schnittlauch	363	23,0	5,0	57,0 ○◐○
Delikatess Fruchtiger Geflügelsalat mit Joghurt	143	8,2	7,0	51,6 ○◐○
Delikatess Geflügelsalat Hawaii	227	18,0	5,8	71,4 ●○○

FEINKOSTSALATE

Produktbezeichnung	Energie (kcal)	Fett (g)	Kohlenhydrate (g)	LowFett 30-Faktor
Delikatess Gyrossalat	305	27,4	4,5	80,9 ●○○
Delikatess Kräuter Fleischsalat	325	31,5	4,3	87,2 ●○○
Delikatess Thunfischsalat	219	17,7	5,9	F 72,7 ●○○
Delikatess Wurst-Käse Salat	312	29,5	4,7	85,1 ●○○
Meeres Buffet Dill Happen	305	26,9	9,8	79,4 ●○○
Salat Buffet Budapester Salat	282	25,4	10,3	81,1 ●○○
Salat Buffet Bunter Weißkrautsalat	206	8,1	8,1	35,4 ○●○
Salat Buffet Feiner Nudelsalat	273	21,0	16,8	69,2 ●○○
Salat Buffet Fruchtiger Schichtsalat	247	20,6	11,7	75,1 ●○○
Salat Buffet Griechischer Weißkrautsalat	94	6,3	7,7	60,3 ●○○
Salat Buffet Hamburger Kartoffelsalat	144	9,0	12,6	56,3 ○●○
Salat Buffet Herzhafter Nudelsalat	251	19,0	15,6	68,1 ●○○
Salat Buffet Italienischer Nudelsalat	252	19,3	15,8	68,9 ●○○
Salat Buffet Klassischer Kartoffelsalat	162	11,5	12,1	63,9 ●○○
Salat Buffet Klassischer Waldorfsalat	172	13,5	11,7	70,6 ●○○
Salat Buffet Milder Farmersalat	163	11,9	12,2	65,7 ●○○
Salat Buffet Schnittlauch Pellkartoffelsalat mit Joghurt	135	7,3	15,2	48,7 ○●○
Salat Buffet Teufelsalat	125	6,1	12,9	43,9 ○●○
Kühne				
Bohnensalat	38	0,2	7,5	4,7 ○○●
Dänischer Gurkensalat	70	0,2	17,0	2,6 ○○●
Karotten Salat	53	0,2	12,0	3,4 ○○●
Puszta-Salat	36	0,2	7,7	5,0 ○○●
Sellerie Salat	47	0,3	10,0	5,7 ○○●
Nadler				
Bayerischer Kartoffelsalat mit Essig und Öl	110	6,0	13,0	49,1 ○●○
Budapester Salat	283	27,0	6,0	85,9 ●○○
Feiner Eiersalat mit Lauch	323	24,0	5,0	66,9 ●○○
Fitness Gemüsesalat	85	5,0	9,0	52,9 ○●○
Frischer Krautsalat	109	5,0	15,0	41,3 ○●○
Heringssalat mit Roter Bete	267	23,0	10,0	F 77,5 ●○○
Joghurt Kartoffelsalat	123	7,0	13,0	51,2 ○●○
Kartoffelsalat mit Ei und Gurke	182	8,0	12,0	39,6 ○●○
Krabbensalat in Cocktailsauce	299	27,0	7,0	81,3 ●○○
Meerrettich Fleischsalat	302	30,0	4,0	89,4 ●○○
Nudelsalat mit Fleischbrät, Karotten & Paprika	236	20,0	12,0	76,3 ●○○
Partysalat	180	16,0	8,0	80,0 ●○○

BROTAUFSTRICH, HERZHAFT

Produktbezeichnung	Energie (kcal)	Fett (g)	Kohlenhydrate (g)	LowFett 30-Faktor
Pellkartoffelsalat mit Sahne verfeinert	202	14,0	17,0	62,4 ●○○
Schnittfrischer Gurkensalat	70	3,5	9,0	45,0 ○●○
Steakhouse Kartoffelsalat	199	15,0	14,0	67,8 ●○○
Wurstsalat	170	14,0	6,0	74,1 ●○○
Pfennigs				
Champignonsalat mit Mais	258	25,6	5,3	89,3 ●○○
Currysalat	207	14,5	13,4	63,0 ●○○
Currywurstsalat mit Paprika & Mais	147	7,7	14,5	47,1 ○●○
Frischer Krautsalat	111	5,0	15,0	40,5 ○●○
Gurkensalat mit Joghurt-Salatcreme	108	7,1	5,7	59,2 ○●○
Italienischer Salat mit weißer Bete	305	23,7	4,8	69,9 ●○○
Jägersalat mit Fleischbrät & Pilzen	197	16,4	7,4	74,9 ●○○
Kartoffelsalat Berliner Frühling ohne Mayonnaise	110	5,8	12,9	47,5 ○●○
Kartoffelsalat mit Gurke und Ei	175	13,4	11,7	68,9 ●○○
Kartoffelsalat mit Öl und Paprika	103	3,9	14,7	34,1 ○○○
Käsesalat mit Früchten	310	26,9	11,1	78,1 ●○○
Nudelsalat mit Fleischbrät & Gemüse	163	15,9	17,3	87,8 ●○○
Putenrauchfleischsalat mit Gemüse	137	6,1	10,8	40,1 ○○○
Puztasalat mit Paprika & Gurke	303	30,0	4,3	89,1 ●○○
Rindfleischsalat »Balkan Art«	130	4,2	17,3	29,1 ○○●
Ungarischer Salat mit Tomatenpaprika	291	27,6	7,1	85,4 ●○○
Brotaufstrich, herzhaft				
granoVita				
Apfel-Sellerie Brotaufstrich mit Joghurt	174	11,9	12,5	61,6 ●○○
Bio-Linsen-Pastete	220	18,3	7,0	74,9 ●○○
Bio-Tofu-Pastete Italiana	247	21,9	3,6	79,8 ●○○
Curry-Ananas Brotaufstrich mit Joghurt	166	11,2	12,7	60,7 ●○○
Gemüseaufstrich	108	3,1	15,1	25,8 ○○●
Gurke-Paprika Brotaufstrich mit Joghurt	168	10,9	14,0	58,4 ○○○
Hirtenvesper	105	5,0	11,0	42,9 ○○○
Holstener Liesel	783	83,9	5,9	96,4 ●○○
Lüneburger Kräuterschmalz	851	93,2	2,2	98,6 ●○○
Sandwich-Pastete Oliven	235	20,4	2,4	78,1 ●○○
Tomate-Basilikum Brotaufstrich mit Joghurt	188	14,5	9,8	69,4 ●○○
Vegetarische Pastete Champignon	219	17,8	4,5	73,2 ●○○
Vegetarische Pastete cremig-mild	198	16,8	4,9	76,4 ●○○
Vegetarische Pastete Curry-Sesam	203	18,2	2,8	80,7 ●○○
Vegetarische Pastete Grüner Pfeffer	227	19,4	2,5	76,9 ●○○

FEINKOSTSALATE UND BROTAUFSTRICHE

Brotaufstrich, süss

Produktbezeichnung	Energie (kcal)	Fett (g)	Kohlenhydrate (g)	LowFett 30-Faktor
Vegetarische Pastete Grünkern-Dinkel	166	10,9	11,1	59,1 ◐
Vegetarische Pastete Gurke-Paprika	233	17,9	8,9	69,1 ●
Vegetarische Pastete Hausmacher Art	210	16,9	8,6	72,4 ●
Vegetarische Pastete Kichererbse	190	13,7	8,6	64,9 ●
Vegetarische Pastete Schinken-Creme	223	18,9	3,9	76,3 ●
Tartex				
Champagner Trüffel	254	22,0	6,5	78,0 ●
Champignon	200	16,0	6,5	72,0 ●
Chili	211	17,0	8,0	72,5 ●
Delikatess	206	16,0	8,0	69,9 ●
Freiburger Schmalz Töpfle mit Zwiebeln und Äpfeln	826	90,0	2,5	98,1 ●
Hmmlisch Aubergine	179	15,2	8,0	76,4 ●
Hmmlisch Kräuter	222	20,0	6,0	81,1 ●
Köstlichkeit Indien	260	23,0	6,0	79,6 ●
Köstlichkeit Mexiko	208	16,0	9,0	69,2 ●
Köstlichkeit Oriental	188	14,0	8,5	67,0 ●
Olivera	224	19,0	7,0	76,3 ●
Ratatouille	203	15,7	8,0	69,6 ●
Ungarische Art	209	17,0	7,0	73,2 ●
Brotaufstrich, süß				
Apfelkraut, gesüßt	241	0,2	58,1	0,8 ●
Apfelkraut, ungesüßt	220	0,4	52,2	1,6 ●
Du darfst				
Fruchtaufstrich Aprikose	150	0,0	35,0	0,0 ●
Fruchtaufstrich Erdbeere	140	0,0	35,0	0,0 ●
Fruchtaufstrich Himbeere	150	0,0	35,0	0,0 ●
Fruchtaufstrich Kirsch-Banane	140	0,0	35,0	0,0 ●
Fruchtaufstrich Kirsche	150	0,0	35,0	0,0 ●
Fruchtaufstrich Tropische Früchte	140	0,0	35,0	0,0 ●
Eszet				
Schnitten Vollmilch	532	30,2	57,6	51,1 ◐
Schnitten Vollmilch-Nuss	540	32,1	54,8	53,5 ◐
Schnitten Zartbitter	526	31,4	52,0	53,7 ◐
Ferrero				
Gelee, Apfel	242	0,0	60,0	0,0 ●
Gelee, Himbeere	254	0,3	60,8	1,1 ●
Gelee, Quitte	256	0,2	62,2	0,7 ●
Gelee, Rote Johannisbeere	252	0,2	60,6	0,7 ●

BROTAUFSTRICH, SÜSS

Produktbezeichnung	Energie (kcal)	Fett (g)	Kohlenhydrate (g)	LowFett 30-Faktor
granoVita				
Cashewnussmus	545	40,0	29,0	66,1 ●○○
Erdnuss-Creme	599	47,6	12,7	71,5 ●○○
Erdnuss-Crunchy	581	47,4	12,8	73,4 ●○○
Erdnussmus	597	46,9	9,7	70,7 ●○○
Hasel-Nougat-Creme	558	37,3	50,3	60,2 ●○○
Hasel-Nougat-Creme Crunchy	553	37,2	48,9	60,5 ●○○
Haselnussmus	660	61,0	11,0	83,2 ●○○
Kürbiskernmus	575	41,0	12,0	64,2 ●○○
Mandelmus	609	54,3	3,6	80,2 ●○○
Sonnenblumenkernmus	590	50,6	10,5	77,2 ●○○
Honig	306	0,0	75,1	0,0 ○○●
Konfitüre, Aprikose	250	0,1	60,6	0,4 ○○●
Konfitüre, Brombeere	261	0,4	63,1	1,4 ○○●
Konfitüre, Erdbeere	258	0,2	62,6	0,7 ○○●
Konfitüre, Hagebutte	261	0,2	62,3	0,7 ○○●
Konfitüre, Heidelbeere	263	0,2	63,6	0,7 ○○●
Konfitüre, Kirsche	251	1,0	60,8	3,6 ○○●
Konfitüre, Kiwi	276	0,2	66,4	0,7 ○○●
Konfitüre, Pflaume	244	0,6	59,6	2,2 ○○●
Konfitüre, Quitte	240	0,2	58,3	0,8 ○○●
Konfitüre, Stachelbeere	270	0,6	65,6	2,0 ○○●
Marmelade, Apfelsine	176	0,4	42,8	2,1 ○○●
Mövenpick				
Gourmet-Frühstück Aprikose	195	0,1	46,0	0,5 ○○●
Gourmet-Frühstück Baseler Schwarzkirsch	196	0,2	46,8	0,9 ○○●
Gourmet-Frühstück Erdbeere	218	0,2	52,1	0,8 ○○●
Gourmet-Frühstück Himbeere-Passionsfrucht	196	0,2	46,1	0,9 ○○●
Gourmet-Frühstück Kirsch-Heidelbeere	197	0,3	46,4	1,4 ○○●
Gourmet-Frühstück Mango-Marille	195	0,1	46,7	0,5 ○○●
Gourmet-Frühstück Rote Symphonie	197	0,2	46,7	0,9 ○○●
Gourmet-Frühstück Schwarze Johannisbeere	196	0,1	46,0	0,5 ○○●
Gourmet-Frühstück Waldfrucht	197	0,2	46,2	0,9 ○○●
Natreen				
Aprikose Extra	129	0,1	31,5	0,7 ○○●
Erdbeere Extra	130	0,2	31,6	1,4 ○○●
Pflaumenmus	92	0,3	21,5	2,9 ○○●
Schwarze Johannisbeer Extra	121	0,1	29,6	0,7 ○○●
Waldfrucht Extra	128	0,3	30,7	2,1 ○○●
Nutella (Ferrero)	533	31,0	56,8	52,4 ○●○

FEINKOSTSALATE UND BROTAUFSTRICHE

147

BROTAUFSTRICH, SÜSS

Produktbezeichnung	Energie (kcal)	Fett (g)	Kohlen-hydrate (g)	LowFett 30-Faktor
Pflaumenmus	195	0,2	48,0	0,9 ○○●
real,- Bio				
Akazienhonig	302	0,0	75,1	0,0 ○○●
Erdnussmus	573	47,0	10	73,8 ●○○
Nussnougatcreme	543	32,0	57,0	53,0 ○◐○
Zuckerrübensirup	290	0,2	70,0	0,6 ○○●
real,- Quality				
Diät Konfitüre extra, Aprikose	200	0,1	48,0	0,5 ○○●
Diät Konfitüre extra, Erdbeer	201	0,2	48,0	0,9 ○○●
Fruchtaufstrich Erdbeer-Vanille	211	0,2	50,0	0,9 ○○●
Honig, versch. Sorten	306	0,1	75,1	0,3 ○○●
Konfitüre extra, Aprikose	253	0,1	61,0	0,4 ○○●
Konfitüre extra, Erdbeer	247	0,2	61,0	0,7 ○○●
Schneekoppe				
Cremiger Genuss mit Honig-Aroma	240	0,0	60,0	0,0 ○○●
Diät-Nuss-Nougat-Creme	560	37,0	52,0	59,5 ○◐○
Diät-Pflaumenmus	137	0,2	31,0	1,3 ○○●
Diät-Sirup	300	0,0	78,3	0,0 ○○●
Extra Auslese Honig, feincremig	302	0,0	75,1	0,0 ○○●
Fruchtaufstrich Aprikose	168	0,1	41,0	0,5 ○○●
Fruchtaufstrich Erdbeere	171	0,2	41,0	1,1 ○○●
Fruchtaufstrich Exotic	168	0,1	40,0	0,5 ○○●
Fruchtaufstrich Hagebutte	176	0,1	42,0	0,5 ○○●
Fruchtaufstrich Holunder-Kirsche	172	0,6	40,0	3,1 ○○●
Fruchtaufstrich Sauerkirsche	167	0,3	40,0	1,6 ○○●
Fruchtaufstrich Schwarze Johannisbeere	169	0,1	41,0	0,5 ○○●
Sanddorn-Aufstrich	271	2,2	61,5	7,3 ○○●
Schwartau				
DIÄT Konfitüre Erdbeere	178	0,2	42,4	1,0 ○○●
DIÄT Konfitüre Waldbeeren Gelee	175	0,1	42,4	0,5 ○○●
Extra Aprikosen	241	0,1	58,0	0,4 ○○●
Extra Erdbeer-Vanille	243	0,2	58,7	0,7 ○○●
Extra Samt Mango	195	0,1	47,9	0,5 ○○●
Extra Samt Zweierlei Kirschen	201	0,2	48,0	0,9 ○○●
Extra Schwarze Johannisbeere	241	0,1	57,8	0,4 ○○●
Extra Waldheidelbeeren	242	0,2	58,4	0,7 ○○●
Extra Wellness Multivitamin	95	0,1	34,6	0,9 ○○●
Extra Wellness Waldfrucht	92	0,1	33,6	1,0 ○○●
Gelee nach Hausfrauenart Brombeeren	244	0,6	57,9	2,2 ○○●
Gelee nach Hausfrauenart Erdbeere	242	0,2	58,6	0,7 ○○●

BROTAUFSTRICH, SÜSS

Produktbezeichnung	Energie (kcal)	Fett (g)	Kohlen-hydrate (g)	LowFett 30-Faktor
Gelee nach Hausfrauenart Quitten	237	0,2	55,7	0,8 ○○●
Schokomac Milch Schoko Creme	562	34,7	59,2	55,6 ○●○
Spezialitäten – Bittere Orangen	253	0,1	61,9	0,4 ○○●
Spezialitäten – Erdbeer Rhabarber	253	0,1	61,1	0,4 ○○●
Spezialitäten – Großmutters Holunder	241	0,0	57,9	0,0 ○○●
Spezialitäten – Herren Konfitüre	252	0,1	61,3	0,4 ○○●
Spezialitäten – Marille Maracuja	252	0,1	61,0	0,4 ○○●
Spezialitäten – Wild Preiselbeeren	204	0,3	49,1	1,3 ○○●
TiP				
Nuss Nougat Creme	560	34,8	55,0	55,9 ○●○
Zentis				
75% Frucht Kiwi	181	0,5	40,0	2,5 ○○●
75% Frucht Pfirsich-Melba	173	0,1	40,0	0,5 ○○●
75% Frucht Waldfrüchte	184	0,5	40,0	2,4 ○○●
Balance Aprikose	123	0,1	28,0	0,7 ○○●
Balance Pflaume	121	0,1	28,0	0,7 ○○●
Balance Sauerkirsche	122	0,2	28,0	1,5 ○○●
Belfrutta Auslese Erdbeere	224	0,2	54,0	0,8 ○○●
Belfrutta Auslese Himbeere	225	0,1	54,0	0,4 ○○●
Belfrutta Auslese Orange	226	0,1	54,0	0,4 ○○●
Belfrutta Auslese Schwarze Johannisbeere	224	0,1	54,0	0,4 ○○●
Belfrutta Auslese Schwarzkirsche	221	0,2	54,0	0,8 ○○●
Belfrutta Auslese Waldfrüchte	225	0,3	54,0	1,2 ○○●
Belmandel Mandel-Nougat-Creme	554	35,0	56,0	56,9 ○●○
Fein Cremig Aprikose-Mango-Maracuja	218	0,1	53,0	0,4 ○○●
Fein Cremig Brombeere	224	0,6	53,0	2,4 ○○●
Fein Cremig Himbeer-Rote Johannisbeere	221	0,2	53,0	0,8 ○○●
Fein Cremig Kirsch Banane	222	0,2	53,0	0,8 ○○●
Frühstücks-Konfitüre Extra Ananas	240	0,1	58,0	0,4 ○○●
Frühstücks-Konfitüre Extra Brombeere	247	0,5	58,0	1,8 ○○●
Frühstücks-Konfitüre Extra Erdbeer mit Bourbon-Vanille	240	0,2	58,0	0,8 ○○●
Frühstücks-Konfitüre Extra Rotes Johannisbeer-Gelee	240	0,1	58,0	0,4 ○○●
Frühstücks-Konfitüre Extra Schwarzkirsche	240	0,2	58,0	0,8 ○○●
Frühstücks-Konfitüre Rheinisches Apfelkraut	251	0,2	61,0	0,7 ○○●
Nusspli Nuss-Nougat-Creme	544	32,0	59,0	52,9 ○●○
Original Aachener Pflümli	206	0,3	48,0	1,3 ○○●

GEWÜRZE UND WÜRZZUTATEN

Koch- und Backzutaten

Produktbezeichnung	Energie (kcal)	Fett (g)	Kohlenhydrate (g)	LowFett 30-Faktor
Gewürze und Würzzutaten				
Aromat Universal	160	3,0	30,0	16,9 ○○●
Bertolli				
Pesto Rosso	389	37,0	8,0	85,6 ●○○
Pesto Verde	450	45,0	3,0	90,0 ●○○
Dr. Ritter				
Edelhefe (Würzflocken)	333	3,7	13,0	10,0 ○○●
Efko				
Kapern	13	0,1	0,3	6,9 ○○●
Grüner Pfeffer	38	0,2	7,3	4,7 ○○●
Heinz				
Worcestershire Sauce	88	0,3	17,8	3,1 ○○●
Hengstenberg				
13 Kräuter Essig	17	0,0	0,3	0,0 ○○●
Altmeister Kräuter	18	0,0	0,4	0,0 ○○●
Altmeister weinwürziger Essig	16	0,0	0,3	0,0 ○○●
Apfelessig	18	0,0	0,7	0,0 ○○●
Balsamino Bianco	53	0,0	9,2	0,0 ○○●
Balsamino Klassisch	53	0,0	9,5	0,0 ○○●
Balsamino Limone	49	0,0	8,3	0,0 ○○●
Balsamino Mediterrane Kräuter	51	0,0	8,8	0,0 ○○●
Crema Apfelbalsam	158	0,0	38,2	0,0 ○○●
Crema Balsamico	257	0,0	60,2	0,0 ○○●
Crema Balsamico Erdbeere	257	0,0	60,2	0,0 ○○●
Delikatess Aceto Balsamico di Modena IGP	104	0,0	20,9	0,0 ○○●
Delikatess Apfelbalsamessig	113	0,0	24,3	0,0 ○○●
Delikatess Condimento Balsamico Bianco	114	0,0	24,4	0,0 ○○●
Delikatess Himbeeressig	30	0,0	2,6	0,0 ○○●
Delikatess Kräuteressig	17	0,0	0,2	0,0 ○○●
Delikatess Quitten & Birnen Essig	67	0,0	12,1	0,0 ○○●
Delikatess Rosé Essig	59	0,0	10,1	0,0 ○○●
Delikatess Rotweinessig	20	0,0	0,4	0,0 ○○●
Delikatess Spanischer Sherry Essig	24	0,0	0,7	0,0 ○○●
Delikatess Walnussessig	21	0,0	0,6	0,0 ○○●
Delikatess Weißweinessig	20	0,0	0,5	0,0 ○○●
Gurkenmeister	37	0,0	5,5	0,0 ○○●

Gewürze und Würzzutaten

Produktbezeichnung	Energie (kcal)	Fett (g)	Kohlenhydrate (g)	LowFett 30-Faktor
Kapern	25	0,6	0,8	21,6 ○○●
Meerrettich tafelfertig	151	9,8	11,8	58,4 ○◐○
Oro di Parma Tomatenmark 3-fach konzentriert	113	0,6	17,5	4,8 ○○●
Oro di Parma Tomatenmark mit Basilikum	75	0,4	14,4	4,8 ○○●
Oro di Parma Tomatenmark mit Würzgemüse	101	3,0	13,2	26,7 ○○●
Oro di Parma Tomatenmark scharf	83	1,1	11,8	11,9 ○○●
Paprikamark	87	1,8	13,3	18,6 ○○●
Sahne-Meerrettich tafelfertig	288	26,2	9,0	81,9 ●○○
Ingwer	50	1,0	9,0	18,0 ○○●
Knorr				
Croutinos mit Paprika und Pinienkernen	450	29,0	47,0	58,0 ○◐○
Croutinos mit Sonnenblumenkernen	570	42,0	38,0	66,3 ●○○
Croutinos mit Speck und Apfel	520	33,0	52,0	57,1 ○◐○
Croutinos mit Walnuss und Sojakernen	550	39,0	44,0	63,8 ●○○
Croutinos mit Zwiebeln	510	33,0	49,0	58,2 ○◐○
Kräuterlinge Frühlingskräuter	224	8,0	23,0	32,1 ○◐○
Kräuterlinge Gartenkräuter	201	7,0	19,0	31,3 ○◐○
Kräuterlinge Italienische Kräuter	210	8,0	23,0	34,3 ○◐○
Kühne				
Meerrettich tafelfertig Glas	177	11,0	16,0	55,9 ○◐○
Meerrettich tafelfertig Tube	177	11,0	16,0	55,9 ○◐○
Sahne Meerrettich	285	25,0	12,0	78,9 ●○○
Mango-Chutney	142	0,3	32,5	1,9 ○○●
Meerrettich, Glas	54	0,3	9,3	5,0 ○○●
real,- Quality				
Pesto Mediterrano	268	22,0	10,0	73,9 ●○○
Pesto Verde	459	47,0	4,9	92,2 ●○○
Sardellenpaste	195	11,3	8,2	52,2 ○◐○
Sojasauce	113	5,2	6,2	41,4 ○◐○
s-pur				
Würzfein	197	2,9	39,5	13,3 ○○●
Thomy				
Gourmet Sahne Meerrettich	321	31,3	7,6	87,8 ●○○
Gourmet-Sahne-Meerrettich mild	327	31,5	8,7	86,7 ●○○
Meerrettich Glas	193	16,1	9,3	75,0 ●○○
Meerrettich Tube	236	20,9	9,3	79,7 ●○○

Brühe und Fond

Produktbezeichnung	Energie (kcal)	Fett (g)	Kohlen-hydrate (g)	Low Fett 30 Faktor
Brühe und Fond				
Knorr (100 ml zubereitet)				
Bouillon Pur Delikatess	10	0,5	1,0	45,0 ◐◯◯
Bouillon Pur Gemüse	7	0,5	0,3	64,3 ●◯◯
Bouillon Pur Huhn	6	0,4	0,3	60,0 ◐◯◯
Bouillon Pur Rind	5	0,4	0,2	72,0 ●◯◯
Delikatess Brühe (Glas)	4	0,3	0,1	67,5 ●◯◯
Fette Brühe (Würfel)	6	0,5	0,0	75,0 ●◯◯
Fleisch Suppe (Würfel)	6	0,5	0,2	75,0 ●◯◯
Gemüse Bouillon (Glas)	4	0,1	0,2	22,5 ◯◯●
Gemüse Bouillon (Würfel)	7	0,6	0,1	77,1 ●◯◯
Hühner Kraftbouillon (Glas)	5	0,1	0,8	18,0 ◯◯●
Klare Suppe mit Suppengrün (Würfel)	5	0,4	0,1	72,0 ●◯◯
Rinds Bouillon (Glas)	3	0,1	0,4	30,0 ◯◯●
Maggi (250 ml zubereitet)				
Brühwürfel	7	0,4	0,3	51,4 ◐◯◯
Fette Brühe	16	1,3	0,6	73,1 ●◯◯
Gekörnte Brühe	7	0,4	0,4	51,4 ◐◯◯
Klare Brühe instant	7	0,3	0,6	38,6 ◐◯◯
Klare Fleischsuppe	14	0,8	1,1	51,4 ◐◯◯
Klare Gemüsebrühe	15	0,7	1,1	42,0 ◐◯◯
Klare Gemüsebrühe instant	8	0,3	1,0	33,8 ◐◯◯
Klare herzhafte Rinderbrühe	12	0,3	1,6	22,5 ◯◯●
Klare Hühner-Bouillon instant	25	1,0	3,0	36,0 ◐◯◯
Klare Hühnersuppe extra	35	3,2	1,0	82,3 ●◯◯
Klare Rinds-Bouillon instant	14	0,9	0,6	58,0 ◐◯◯
Klare Suppe mit Suppengrün	14	0,5	0,7	32,1 ◐◯◯
NaturPur Bio Delikatess Brühe	3	0,1	0,6	30,0 ◯◯●
NaturPur Bio Gemüsebrühe	2	0,1	0,3	45,0 ◐◯◯
NaturPur Bio Hühnerbrühe	4	0,1	0,6	22,5 ◯◯●
Würzbouillon Geflügel	21	0,9	3,5	38,6 ◐◯◯
Würzbouillon mediterranes Gemüse	18	0,4	2,8	20,0 ◯◯●
Würzbouillon Rind	16	0,3	2,8	16,9 ◯◯●
s-pur				
Klare Fleischsuppe (zubereitet)	5	0,1	0,8	18,0 ◯◯●
Uniklar (zubereitet)	4	0,1	0,5	22,5 ◯◯●
Veris Vision				
Brauner Fond	222	4,1	27,0	16,6 ◯◯●

SENF, KETCHUP UND MAYONNAISE

Produktbezeichnung	Energie (kcal)	Fett (g)	Kohlen-hydrate (g)	LowFett 30-Faktor
Fischfond	267	7,2	27,0	24,3 ○○●
Gemüsebouillon	139	2,2	21,0	14,2 ○○●
Gemüsefond	146	2,6	25,0	16,0 ○○●
Hühnerfond	212	9,4	26,0	39,9 ○●○
Kalbsfond	262	2,5	48,0	8,6 ○○●
Wildfond	316	11,0	44,0	31,3 ○●○
Senf, Ketchup und Mayonnaise				
Hengstenberg				
Delikatess-Senf mittelscharf	90	5,7	3,1	57,0 ○●○
Feuer-Senf	122	9,4	1,7	69,8 ●○○
Weißwurst-Senf	173	2,4	31,1	12,5 ○○●
Kraft				
Curry Ketchup (Dosierflasche)	162	0,5	37,0	2,8 ○○●
Gewürz-Ketchup Curry	119	0,7	27,0	5,3 ○○●
Gewürz-Ketchup Hot Curry	120	0,7	27,0	5,3 ○○●
Gewürz-Ketchup Schaschlik	101	0,4	23,0	3,6 ○○●
Gewürz-Ketchup Tomate	85	0,4	19,0	4,2 ○○●
Miracel Whip	255	22,5	12,5	79,4 ●○○
Miracel Whip Balance	140	10,5	10,5	67,5 ●○○
Miracel Whip Lecker & Cremig Balance	275	23,5	15,0	76,9 ●○○
Miracel Whip so leicht	109	5,2	13,5	42,9 ○●○
Miracel Whip Typ Remoulade	205	16,0	14,5	70,2 ●○○
Steak & Grill Ketchup Chili	74	0,3	15,5	3,6 ○○●
Steak & Grill Ketchup Curry	158	0,4	36,5	2,1 ○○●
Tomaten Ketchup	110	0,4	24,0	3,3 ○○●
Kühne				
Curry Gewürzketchup	100	0,3	43,0	1,5 ○○●
Joghurt Salatcreme	331	30,0	14,0	81,6 ●○○
Körniger Senf	141	8,3	7,9	53,0 ○●○
Mittelscharfer Senf	110	6,3	6,2	51,5 ○●○
Remoulade Dänische Art	489	50,0	7,7	92,0 ●○○
Remoulade mit Kräutern	489	50,0	7,7	92,0 ●○○
Sauce für Kartoffelsalat	425	44,0	5,6	92,2 ●○○
Sauce für Kartoffelsalat leicht	180	15,0	9,1	75,0 ●○○
Scharfer Senf	147	12,0	5,7	73,5 ●○○
Senf Bayrisch Süß	242	6,9	36,0	25,7 ○○●
Senf mit Kräutern	107	5,4	5,6	45,4 ○●○
Tomatenketchup	95	0,3	21,0	2,8 ○○●

KOCH- UND BACKZUTATEN

DIPS, FEINKOSTSAUCEN, DRESSINGS

Produktbezeichnung	Energie (kcal)	Fett (g)	Kohlenhydrate (g)	LowFett 30-Faktor
Livio				
Balance Creme	202	15,6	14,7	69,5 ● ○ ○
Curry Ketchup	104	0,1	23,8	0,9 ○ ○ ●
Delikatess Mayonnaise	693	75,6	2,9	98,2 ● ○ ○
Hot Chili Ketchup	99	0,1	21,6	0,9 ○ ○ ●
Klassik Salatmayonnaise	474	49,9	5,6	94,7 ● ○ ○
Remoulade	488	52,3	3,7	96,5 ● ○ ○
Tomaten Ketchup	99	0,1	21,8	0,9 ○ ○ ●
Senf, extra scharf	77	4,0	3,5	46,8 ○ ● ○
Senf, mittelscharf	87	4,0	6,0	41,4 ○ ● ○
Senf, süß	87	4,0	6,2	41,4 ○ ● ○
Thomy				
Delikatess Senf mittelscharf	118	7,3	7,1	55,7 ○ ● ○
Delikatess-Mayonnaise	728	80,0	1,0	98,9 ● ○ ○
Delikatess-Mayonnaise, Tube	698	75,0	4,7	96,7 ● ○ ○
Gourmet-Remoulade	562	58,7	7,9	94,0 ● ○ ○
Légère leichter als Mayonnaise	106	4,8	14,2	40,8 ○ ● ○
Piraten Sauce	177	9,3	21,1	47,3 ○ ● ○
Remoulade, Glas	700	76,1	2,1	97,8 ● ○ ○
Remoulade, Tube	722	78,9	1,8	98,4 ● ○ ○
Rot Weiß	541	40,3	43,6	67,0 ● ○ ○
Salat-Mayonnaise	521	54,1	8,3	93,5 ● ○ ○
Scharfer Senf	172	14,4	2,0	75,3 ● ○ ○
Süßer Senf	163	6,5	19,9	35,9 ○ ● ○
Tomatenketchup	110	0,3	24,0	2,5 ○ ○ ●
Dips, Feinkostsaucen, Dressings				
Chio				
Tortillas Dip Hot Cheese	137	9,0	15,0	59,1 ○ ● ○
Tortillas Dip Mild Salsa / Hot Salsa	121	0,2	29,0	1,5 ○ ○ ●
Knorr				
Salatkrönung Dill-Kräuter	440	46,0	6,0	94,1 ● ○ ○
Salatkrönung Französische Art	440	46,0	7,0	94,1 ● ○ ○
Salatkrönung Frühlingskräuter	445	46,0	7,0	93,0 ● ○ ○
Salatkrönung Gartenkräuter mit Knoblauch	445	46,0	7,0	93,0 ● ○ ○
Salatkrönung Honig & Senf	190	14,0	15,0	66,3 ● ○ ○
Salatkrönung Italienische Art	440	46,0	6,0	94,1 ● ○ ○
Salatkrönung Küchenkräuter	440	46,0	7,0	94,1 ● ○ ○
Salatkrönung Paprika-Kräuter	440	46,0	6,0	94,1 ● ○ ○

Dips, Feinkostsaucen, Dressings

Produktbezeichnung	Energie (kcal)	Fett (g)	Kohlenhydrate (g)	LowFett 30-Faktor
Salatkrönung Zwiebel-Kräuter	440	46,0	6,0	94,1 ● ○ ○
Schlemmersauce Barbecue Sauce	140	0,7	33,0	4,5 ○ ○ ●
Schlemmersauce Chilli-Sauce	85	0,5	19,0	5,3 ○ ○ ●
Schlemmersauce Knoblauch Sauce	370	36,0	11,0	87,6 ● ○ ○
Schlemmersauce Mexikanische Salsa	75	0,5	17,0	6,0 ○ ○ ●
Schlemmersauce Pikante Tomaten Sauce	370	37,0	8,0	90,0 ● ○ ○
Schlemmersauce Steak Sauce	90	0,5	21,0	5,0 ○ ○ ●
Schlemmersaucen Asia-Süß-sauer Sauce	110	0,5	26,0	4,1 ○ ○ ●
Kraft				
Dressing Balsamico (Dosierflasche)	305	26,0	16,0	76,7 ● ○ ○
Dressing Honig Senf (Dosierflasche)	290	25,0	14,5	77,6 ● ○ ○
Dressing Joghurt Kräuter	172	14,0	9,6	73,3 ● ○ ○
Dressing Kräuter Würzig (Dosierflasche)	37	0,0	8,3	0,0 ○ ○ ●
Dressing mit Crème Fraîche	198	16,5	11,0	75,0 ● ○ ○
Dressing mit fettarmem Joghurt & Knoblauch	165	13,5	9,3	73,6 ● ○ ○
Dressing So leicht Kräuter cremig	116	5,1	15,5	39,6 ○ ● ○
Feinkostsauce Barbecue	92	1,7	17,0	16,6 ○ ○ ●
Feinkostsauce Chili	66	0,2	13,5	2,7 ○ ○ ●
Feinkostsauce Cocktail Paprika (Dosierflasche)	315	25,0	20,0	71,4 ● ○ ○
Feinkostsauce Curry	200	14,0	17,5	63,0 ● ○ ○
Feinkostsauce Knoblauch (hell)	180	13,5	12,5	67,5 ● ○ ○
Feinkostsauce Salsa	96	0,2	21,5	1,9 ○ ○ ●
Feinkostsauce Schaschlik	100	1,9	18,5	17,1 ○ ○ ●
Feinkostsauce Steak Sauce (Dosierflasche)	178	1,2	39,0	6,1 ○ ○ ●
Feinkostsauce Zigeuner	83	0,2	18,5	2,2 ○ ○ ●
French Dressing	168	13,5	11,0	72,3 ● ○ ○
Kühne				
American Dressing	110	5,2	13,0	42,5 ○ ● ○
Balsamico-Dressing	115	5,0	16,0	39,1 ○ ● ○
Barbecue-Sauce	155	0,7	34,0	4,1 ○ ○ ●
China-Sauce	126	0,1	30,0	0,7 ○ ○ ●
Cocktail-Sauce	289	24,0	11,0	74,7 ● ○ ○
Crème-fraîche-Dressing	185	16,0	7,8	77,8 ● ○ ○
Curry-Sauce	249	19,0	16,0	68,7 ● ○ ○
Dänische Remouladen-Sauce	278	26,0	11,0	84,2 ● ○ ○
Dijon-Dressing	215	18,0	11,0	75,3 ● ○ ○
Dressing für Blattsalate	185	16,0	8,6	77,8 ● ○ ○
Hot-Chili-Sauce	102	0,2	22,0	1,8 ○ ○ ●

Süsse Saucen und Sirup

Produktbezeichnung	Energie (kcal)	Fett (g)	Kohlen-hydrate (g)	LowFett 30-Faktor
Indian Curry Dream	175	0,2	42,0	1,0 ○○●
Joghurt & Dill Dressing	213	19,0	8,8	80,3 ●○○
Joghurt & Knoblauch Dressing	206	18,0	9,0	78,6 ●○○
Joghurt-Kräuter-Dressing leicht	150	11,0	11,0	66,0 ●○○
Knoblauch-Sauce	377	36,0	12,0	85,9 ●○○
Kräuterwürzig-Dressing	26	0,1	5,3	3,5 ○○●
Mexico-Sauce	105	0,2	24,0	1,7 ○○●
Salatlust Joghurt Dressing mit Apfel & Schnittlauch	243	21,0	12,0	77,8 ●○○
Salatlust Sauerrahm Dressing mit feinen Zwiebelchen	244	21,0	12,0	77,5 ●○○
Schaschlik-Sauce	116	0,7	24,0	5,4 ○○●
Steak-Sauce	98	0,2	22,0	1,8 ○○●
Sweet Asian Fire	154	0,3	37,0	1,8 ○○●
Thousand Island Dressing	269	23,0	14,0	77,0 ●○○
Tzatziki-Sauce	196	18,0	6,5	82,7 ●○○
Zigeuner-Sauce	100	1,0	22,0	9,0 ○○●
Livio				
Pommessauce	361	35,7	9,3	89,0 ●○○
Tomaten Ketchup	99	0,1	21,8	0,9 ○○●
Maggi				
Magic Asia Sauce	85	0,1	29,5	1,1 ○○●
Texicana Salsa	96	0,1	21,7	0,9 ○○●
Texicana Salsa Extra Hot	85	0,5	17,5	5,3 ○○●
Omira				
MinusL Joghurt Dressing, laktosefrei	335	31,8	9,7	85,4 ●○○
real,- Quality				
French Dressing	318	29,0	12,0	82,1 ●○○
Joghurt Dressing	194	16,0	9,8	74,2 ●○○
Joghurt Dressing light	164	12,0	11,0	79,0 ●○○
Thomy				
Curry Mayo	655	69,5	5,8	95,5 ●○○
Knoblauch Mayo / Aioli	642	69,0	3,5	96,7 ●○○
Snack Creme Sandwich	673	64,2	22,7	85,9 ●○○
Süße Saucen und Sirup				
Dr. Oetker				
Bourbon-Vanille-Soße	457	3,5	16,4	6,9 ○○●
Bourbon-Vanille-Soße mit 0,1% Fett	223	0,1	8,5	0,4 ○○●

Fix-Produkte

Produktbezeichnung	Energie (kcal)	Fett (g)	Kohlenhydrate (g)	LowFett 30-Faktor
real,- Quality				
Erdbeer Sirup	347	0,1	86,0	0,3 ○○●
Himbeersirup	344	0,0	85,0	0,0 ○○●
Kirschsirup	343	0,1	85,0	0,3 ○○●
Waldmeistersirup	301	0,0	74,0	0,0 ○○●
TRi TOP (100 ml zubereitetes Getränk)				
Apfel-Zimt-Vanille (Saisonprodukt)	18	0,1	4,1	5,0 ○○●
Himbeere	10	0,1	2,1	9,0 ○○●
Holunder	16	0,1	3,6	5,6 ○○●
Kirsche	17	0,1	3,9	5,3 ○○●
Orange-Mandarine	17	0,1	4,0	5,3 ○○●
Pfirsich-Maracuja	16	0,1	3,7	5,6 ○○●
Schwarze Johannisbeere	16	0,1	3,7	5,6 ○○●
Wald-Erdbeere	17	0,1	3,9	5,3 ○○●
Waldmeister	12	0,1	2,7	7,5 ○○●
Zitrone-Limette	17	0,1	3,6	5,3 ○○●
Fix-Produkte				
Knorr (pro Portion zubereitetes Gericht)				
Fix & Leicht Puten-Champignon Pfanne	300	10,0	18,0	30,0 ○○●
Fix für Bolognese Arrabbiata	540	16,0	69,0	26,7 ○○●
Fix für Broccoli-Gratin	290	15,0	18,0	46,6 ○●○
Fix für Currywurst	550	46,0	11,0	75,3 ●○○
Fix für Puten-Geschnetzeltes	260	11,0	9,0	38,1 ○●○
Fix für Gefüllte Ofen-Paprika	340	20,0	17,0	52,9 ○●○
Fix für Geschnetzeltes »Züricher Art«	340	8,0	6,0	26,2 ○○●
Fix für Geschnetzeltes Dijon	300	16,0	8,0	48,0 ○●○
Fix für Gulasch	240	12,0	7,0	45,0 ○●○
Fix für Hähnchenpfanne Provence	290	11,0	10,0	34,1 ○●○
Fix für Kartoffel-Gratin	270	12,0	29,0	40,0 ○●○
Fix für knusprige Kartoffel-Wedges	360	15,0	46,0	37,5 ○●○
Fix für knuspriges Brathähnchen	410	27,0	4,0	59,3 ○●○
Fix für Lachs auf Blattspinat	420	27,0	13,0	57,9 ○●○
Fix für Lachs-Sahne Gratin	430	30,0	12,0	62,8 ●○○
Fix für Lachs-Sahne Pasta	580	24,0	64,0	37,2 ○●○
Fix für Mamas Allerlei	75	7,0	25,0	84,0 ●○○
Fix für Nudel-Broccoli Auflauf	370	14,0	40,0	34,1 ○●○
Fix für Nudel-Hackfleisch Gratin	280	42,0	63,0	12,9 ○○●
Fix für Paprika-Gulasch Zigeuner Art	250	12,0	7,0	43,2 ○●○
Fix für Pfeffer-Rahm Medaillons	270	13,0	6,0	43,3 ○●○

Fix-Produkte

Produktbezeichnung	Energie (kcal)	Fett (g)	Kohlenhydrate (g)	LowFett 30-Faktor
Fix für Rahm Bolognese alla mamma	570	26,0	53,0	41,1 ◐
Fix für Rahm-Champignons	150	9,0	9,0	54,0 ◐
Fix für Rouladen	310	14,0	8,0	40,7 ◐
Fix für Sauerbraten	200	8,0	4,5	36,0 ◐
Fix für Schaschliktopf	280	12,0	12,0	38,6 ◐
Fix für Schlemmer-Geschnetzeltes	240	12,0	10,0	45,0 ◐
Fix für Schmorbraten	210	8,0	6,0	34,3 ◐
Fix für Schweinebraten	190	6,0	5,0	28,4 ●
Fix für Seelachs in Kräuter-Dill-Rahm	380	21,0	12,0	49,7 ◐
Fix für Tomaten Bolognese	250	15,0	68,0	54,0 ◐
Fix für Waldpilz-Rahm Geschnetzeltes	300	13,0	9,0	39,0 ◐
Fix für Würstchen Gulasch	330	27,0	8,0	73,6 ●
Fix für Zucchini-Pfanne Toscana	100	5,0	10,0	45,0 ◐
Maggi (pro 100 g verzehrsfertiges Produkt)				
fix & frisch Bandnudeln mit Lachs	130	6,3	11,8	43,6 ◐
fix & frisch Blumenkohl Kartoffel-Gratin mit Schinken	51	2,0	4,3	35,3 ◐
fix & frisch Bologneser-Topf mit Champignons	129	6,1	12,5	42,6 ◐
fix & frisch Broccoli-Gratin	90	4,4	5,3	44,0 ◐
fix & frisch Chili con Carne	128	7,6	6,4	53,4 ◐
fix & frisch China-Pfanne »Chop Suey«	80	2,4	5,2	27,0 ●
fix & frisch Curry-Hähnchen Pfanne	84	1,9	5,3	20,4 ●
fix & frisch Curry-Nudeln mit Hackfleisch	139	7,0	13,0	45,3 ◐
fix & frisch Currywurst	208	17,2	6,3	74,4 ●
fix & frisch Gebratene Nudeln	170	5,5	19,9	29,1 ●
fix & frisch Gemüse-Gnocchi Pfanne	129	4,8	16,4	33,5 ◐
fix & frisch Gemüsepfanne mit Hackfleisch	129	9,5	4,1	66,3 ●
fix & frisch Geschnetzeltes »Züricher Art«	107	5,6	3,3	47,1 ◐
fix & frisch Gulasch	124	4,5	2,5	32,7 ◐
fix & frisch Hackbraten	248	16,7	8,4	60,6 ●
fix & frisch Hack-Käse-Topf	120	7,9	6,5	59,3 ◐
fix & frisch Hähnchen »süß-sauer«	95	1,6	10,7	15,2 ●
fix & frisch Holzfäller-Topf	97	3,2	8,4	29,7 ●
fix & frisch Jäger-Sahne Schnitzel	160	10,6	1,9	59,6 ◐
fix & frisch Jäger-Topf »Hubertus«	144	8,2	3,4	51,3 ◐
fix & frisch Kartoffel Gratin	107	6,1	9,5	51,3 ◐
fix & frisch Kartoffelpfanne »Mediterran«	105	5,0	1,0	42,9 ◐
fix & frisch Käse-Spätzle	161	4,8	21,6	26,8 ●

BRATLINGSMISCHUNGEN

Produktbezeichnung	Energie (kcal)	Fett (g)	Kohlenhydrate (g)	LowFett 30-Faktor
fix & frisch Kräuter-Rahm-Schnitzel	130	5,9	3,9	40,9 ◐
fix & frisch Lachs-Sahne Gratin	253	21,4	4,4	76,1 ●
fix & frisch Lasagne	235	14,8	15,0	56,7 ◐
fix & frisch Mini-Schnitzel Tomate-Mozzarella	111	4,3	2,5	34,9 ◐
fix & frisch Nudel-Schinken Gratin	160	7,1	16,0	39,9 ◐
fix & frisch Ofen-Bällchen mit Gouda	174	11,4	3,5	59,0 ◐
fix & frisch Ofen-Fischfilet »Toskana«	130	8,2	4,4	56,8 ◐
fix & frisch Ofen-Gemüse mit Hackbällchen	179	10,1	10,6	50,8 ◐
fix & frisch Ofen-Geschnetzeltes	147	9,1	3,1	55,7 ◐
fix & frisch Ofen-Gyros	114	5,5	3,8	43,4 ◐
fix & frisch Paprika-Rahm Schnitzel	174	11,0	4,5	56,9 ◐
fix & frisch Paprika-Sahne Hähnchen	193	12,9	1,8	60,2 ●
fix & frisch Pfannen-Gyros	175	9,1	3,4	46,8 ◐
fix & frisch Pfeffer-Rahm Geschnetzeltes	125	7,0	4,0	50,4 ◐
fix & frisch Puten-Rahm Gulasch	88	3,0	3,5	30,7 ◐
fix & frisch Rahm Champignons	72	5,3	3,5	66,3 ●
fix & frisch Rahm Geschnetzeltes	113	5,7	3,3	45,4 ◐
fix & frisch Rahm-Medaillons »Züricher Art«	127	7,3	3,0	51,7 ◐
fix & frisch Ratatouille Hack-Gratin	123	8,2	4,4	60,0 ◐
fix & frisch Rouladen	86	2,4	2,5	25,1 ●
fix & frisch Sauerbraten	104	4,0	3,7	34,6 ◐
fix & frisch Schaschlik Pfanne	98	3,4	5,2	31,2 ◐
fix & frisch Schinken-Sahne Nudeln	140	4,6	19,1	29,6 ●
fix & frisch Seelachs in Kräuter-Sauce	170	11,5	3,1	60,9 ●
fix & frisch Soljanka	149	12,0	3,9	72,5 ●
fix & frisch Spaghetti alla Carbonara	134	3,5	21,7	23,5 ●
fix & frisch Spaghetti Bolognese	149	4,8	19,3	29,0 ●
fix & frisch Spaghetti Napoli	127	1,9	23,4	13,5 ●
fix & frisch Spaghetti Tomate-Mozzarella	131	2,9	21,6	19,9 ●
fix & frisch Tomaten-Zucchini Gratin	61	4,0	3,9	59,0 ◐
s-pur				
Fix für China Pfanne	357	12,0	50,5	30,3 ◐
Bratlingsmischungen				
Alnatura				
Gemüse-Burger	159	2,9	26,0	16,4 ●
Gefro				
Pikante Pfanne Korn und Lauch Schnitzel	343	5,7	53,8	15,0 ●
Pikante Pfanne Pfeffersteak	342	4,4	56,0	11,6 ●

Saucen – Trockenprodukte

Produktbezeichnung	Energie (kcal)	Fett (g)	Kohlen-hydrate (g)	LowFett 30-Faktor
Pikante Pfanne Schnitzel mexikanisch	352	6,7	52,4	17,1 ○○●
Hammermühle				
Bratlings-Mix, glutenfrei	488	34,0	22,0	62,7 ●○○
Saucen – Trockenprodukte				
Gefro (100 ml zubereitete Sauce)				
Helle Sauce	36	0,2	7,7	5,0 ○○●
Jägersauce	37	1,0	6,0	24,3 ○○●
Sauce zu Braten	29	0,4	4,8	12,4 ○○●
Knorr (100 ml zubereitete Soße)				
Bratensoße Extra (Dose)	40	1,5	6,0	33,8 ○●○
Feinschmecker Kräuter Sauce	70	5,0	5,0	64,3 ●○○
Feinschmecker Curry Sauce	85	4,0	10,0	42,4 ○●○
Feinschmecker Dill Sauce – fettarm	50	1,5	7,0	27,0 ○○●
Feinschmecker Festtags Sauce	45	1,5	6,0	30,0 ○○●
Feinschmecker Geflügelsauce extra fein	45	2,0	5,0	40,0 ○●○
Feinschmecker Jäger Sauce	55	3,0	6,0	49,1 ○●○
Feinschmecker Pfeffer Sauce – fettarm	35	1,5	4,5	38,6 ○●○
Feinschmecker Rotwein Sauce	55	2,0	9,0	32,7 ○●○
Feinschmecker Sauce Hollandaise – fettarm	49	1,0	8,0	18,4 ○○●
Feinschmecker Waldpilz Sauce – fettarm	40	1,5	5,0	33,8 ○●○
Feinschmecker Zitronen Butter Sauce	101	6,0	11,0	53,5 ○●○
Feinschmecker Zitronen Hollandaise Sauce – fettarm	55	0,9	9,0	14,7 ○○●
Jägersoße (Dose)	40	0,9	7,0	20,3 ○○●
Klarer Bratensaft (Dose)	35	1,5	3,5	38,6 ○●○
Klarer Bratensaft (Würfel)	35	2,0	3,0	51,4 ○●○
Pfeffer Soße (Dose)	35	1,5	4,5	38,6 ○●○
Rahmsoße für Fleischgerichte (Dose)	60	3,0	7,0	45,0 ○●○
Soße zu Geflügel	40	2,0	5,0	45,0 ○●○
Soße zu Schweinebraten (Dose)	40	1,5	6,0	33,8 ○●○
Soße zum Braten (Dose)	35	0,8	6,0	20,6 ○○●
Spaghetteria Napoli	65	0,7	12,0	9,7 ○○●
Spaghetteria Parmarosa	100	5,0	9,0	45,0 ○●○
Spaghetteria Sauce Carbonara	100	7,0	6,0	63,0 ●○○
Spaghetteria Sauce Mozzarella	60	1,5	7,0	22,5 ○○●
Spaghetteria Sauce Quattro Formaggi	110	8,0	7,0	65,5 ●○○
Maggi (100 ml zubereitete Sauce)				
Bratenfond classic	13	0,8	0,6	55,4 ○●○
Bratensaft	42	2,8	3,5	60,0 ○●○

SAUCEN – TROCKENPRODUKTE

Produktbezeichnung	Energie (kcal)	Fett (g)	Kohlen-hydrate (g)	LowFett 30-Faktor
Bratensaft (Würfel)	29	1,5	3,1	46,6 🟡
Delikatess Currysoße	54	3,0	5,2	50,0 🟡
Delikatess Feine helle Soße Holländische Art	78	4,7	7,2	54,2 🟡
Delikatess Jägersoße	49	2,6	4,7	47,8 🟡
Delikatess Kräuter-Rahmsoße	78	5,4	5,8	62,3 🔴
Delikatess Kräutersoße	53	2,8	5,6	47,5 🟡
Delikatess Pfeffersoße	47	2,4	4,7	46,0 🟡
Delikatess Schnitzel-Soße	67	3,6	6,5	48,4 🟡
Delikatess Soße zu Braten (Dose)	38	1,7	4,4	40,3 🟡
Delikatess Soße zu Geflügel	35	0,9	5,8	23,1 🟢
Delikatess Soße zu Gulasch	44	2,0	5,5	40,9 🟡
Delikatess Soße zu Hackbraten	40	1,5	5,4	33,8 🟡
Helle Soße (Dose)	53	3,8	3,7	64,5 🔴
La Pasta Sauce Quattro Formaggi	172	15,3	5,8	80,1 🔴
La Pasta Schinken-Sahne Sauce	211	16,8	8,3	71,7 🔴
La Pasta Tomaten-Basilikum Sauce	43	0,4	8,5	8,4 🟢
Meisterklasse 3-Pfeffer Sauce »fettarm«	50	1,4	7,2	25,2 🟢
Meisterklasse Braten-Sauce extra fein	28	0,9	4,1	28,9 🟢
Meisterklasse Champignon-Rahm Sauce	152	13,3	5,9	78,8 🔴
Meisterklasse Champignon-Sauce »fettarm«	49	1,3	6,8	23,9 🟢
Meisterklasse Curry-Sauce »fettarm«	49	1,0	7,4	18,4 🟢
Meisterklasse Edelpilz-Sauce »fettarm«	51	1,2	7,4	21,2 🟢
Meisterklasse Frühlingskräuter-Sauce »fettarm«	43	1,4	6,2	29,3 🟢
Meisterklasse Jäger-Sauce »fettarm«	33	0,5	5,7	13,6 🟢
Meisterklasse Kräuter-Frischkäse Sauce	103	8,2	5,3	71,7 🔴
Meisterklasse Kräuter-Hollandaise	198	17,3	7,3	78,6 🔴
Meisterklasse Kräuter-Sauce mit feiner Dill-Note	130	11,0	6,4	76,2 🔴
Meisterklasse Pfeffer-Rahmsauce	111	9,0	6,0	73,0 🔴
Meisterklasse Rahm-Braten Sauce	67	3,8	6,8	51,0 🟡
Meisterklasse Sauce Hollandaise	433	45,4	5,2	94,4 🔴
Meisterklasse Sauce Hollandaise »fettarm«	45	0,8	7,2	16,0 🟢
Meisterklasse Waldpilz-Frischkäse Sauce	87	6,2	5,7	64,1 🔴
Meisterklasse Zitronen-Butter-Sauce	79	4,6	7,9	52,4 🟡
Meisterklasse Zitronen-Hollandaise	196	17,9	7,3	82,2 🔴
Mondamin				
Fix-Soßenbinder dunkel	355	0,5	88,0	1,3 🟢
Fix-Soßenbinder für Gemüse	480	26,0	57,0	48,8 🟡

KOCH- UND BACKZUTATEN

Fertigsaucen – Glas, Konserve, Kartonverpackung

Produktbezeichnung	Energie (kcal)	Fett (g)	Kohlenhydrate (g)	LowFett 30-Faktor
Fix-Soßenbinder hell	380	0,5	93,0	1,2 ○○●
Klassische Mehlschwitze dunkel	560	40,0	44,0	64,3 ●○○
Klassische Mehlschwitze hell	575	40,0	46,0	62,6 ●○○
s-pur (100 ml Sauce)				
Braune Sauce	34	0,6	6,1	15,9 ○○●
Steinpilz Sahne-Sauce	71	1,9	11,8	24,1 ○○●
Tomatensauce	44	1,0	7,7	20,5 ○○●
Weisse Sauce	46	1,5	6,6	29,4 ○○●
Fertigsaucen – Glas, Konserve, Kartonverpackung				
Bernbacher				
Sauce Bolognaise	86	4,5	6,0	47,1 ○●○
Gran Ragù Verdure	135	9,9	7,1	66,0 ●○○
Birkel				
Nudel up Bolognese klassisch	97	5,0	9,0	46,4 ○●○
Nudel up Bolognese Mexicana	97	5,0	9,0	46,4 ○●○
Pesto Basilico	394	39,4	4,3	90,0 ●○○
Pesto Rosso	364	33,8	8,6	83,6 ●○○
Buitoni				
Base per Bolognese	73	4,1	7,5	50,6 ○●○
Pasta Sauce Basilico	60	3,3	6,2	49,5 ○●○
Pasta Sauce Classica	78	4,5	7,2	51,9 ○●○
Pasta Sauce Toscana	100	7,4	6,9	66,6 ●○○
Pesto all' arrabbiata	357	33,4	10,9	84,2 ●○○
Pesto Basilico	464	43,7	11,3	84,8 ●○○
Pesto Rosso	455	42,8	12,5	84,7 ●○○
Sauce al Funghi Porcini	142	14,0	3,4	88,7 ●○○
Sauce al Gorgonzola	149	13,8	4,6	83,4 ●○○
Sauce al Quattro Formaggi	181	16,7	4,2	83,0 ●○○
Sauce Carbonara	80	5,6	4,4	63,0 ●○○
Sauce Panna Arrabbiata	158	14,0	5,9	79,8 ●○○
Tomaten-Sauce Mozzarella	125	9,9	6,6	71,3 ●○○
granoVita				
Nudelsauce Bolognesa	107	3,8	10,3	31,2 ○●○
Nudelsauce Deliciosa	63	1,1	9,3	15,7 ○○●
Nudelsauce Piccanta	67	1,4	8,2	18,8 ○○●
Pasta chuta Nudelsoße	121	4,4	10,2	32,7 ○●○
Nudelsauce Classico	93	2,0	14,4	19,4 ○○●

Fertigsaucen – Glas, Konserve, Kartonverpackung

Produktbezeichnung	Energie (kcal)	Fett (g)	Kohlen-hydrate (g)	LowFett 30-Faktor
Hengstenberg				
Oro di Parma Pastasauce mit mediterranen Kräutern	61	2,3	7,0	33,9 ○◐○
Oro di Parma Pastasauce mit Gartengemüse	60	2,2	7,0	33,0 ○◐○
Oro di Parma Pastasauce all' Arrabbiata	64	2,5	7,0	35,2 ○◐○
Oro di Parma Pastasauce Classico	44	1,7	4,7	34,8 ○◐○
Knorr				
Carbonara al Gusto extra cremig	109	9,0	4,0	74,3 ●○○
Sauce Béarnaise	470	50,0	2,0	95,7 ●○○
Sauce Hollandaise	465	50,0	2,0	96,8 ●○○
Sauce Hollandaise light	175	15,0	7,0	77,1 ●○○
Tomato al Gusto Arrabbiata	35	0,7	4,5	18,0 ○○●
Tomato al Gusto Basilikum	32	0,3	6,0	8,4 ○○●
Tomato al Gusto Bolognese	75	3,0	6,0	36,0 ○◐○
Tomato al Gusto Champignon	40	0,5	7,0	11,3 ○○●
Tomato al Gusto Kräuter	30	0,7	4,5	21,0 ○○●
Tomato al Gusto Kräuter-Knoblauch	25	0,7	3,5	25,2 ○○●
Kraft				
Mirácoli Pasta Sauce Arrabbiata	71	3,0	9,0	38,0 ○◐○
Mirácoli Pasta Sauce Bolognese mit Fleisch	97	4,2	6,9	39,0 ○◐○
Mirácoli Pasta Sauce Tomate Basilikum	72	3,2	9,0	40,0 ○◐○
Mirácoli Pasta Sauce Tomate Knoblauch	68	2,7	8,8	35,7 ○◐○
Mirácoli Pasta Sauce Tomate Kräuter	71	2,9	9,3	36,8 ○◐○
Mirácoli Pasta Sauce Tomate Ricotta	96	5,8	7,6	54,4 ○◐○
Kühne				
Tomato Italiano Knoblauch	35	0,9	6,4	23,1 ○○●
Tomato Italiano mit Kräutern	38	0,9	6,7	21,3 ○○●
Tomato Italiano Tomatenstücke	24	0,9	4,1	33,8 ○◐○
Lacroix				
Ajoli Sauce mit Knoblauchstückchen und Olivenöl	230	22,3	6,3	87,3 ●○○
Chili Sauce mit Gin	78	0,3	18,1	3,5 ○○●
Cumberland-Sauce mit Portwein	307	0,3	75,9	0,9 ○○●
Toskana Sauce mit schwarzen Oliven und getrockneten Tomaten	101	3,7	15,0	33,0 ○◐○
Tartex				
Feine Braune Sauce	65	5,0	4,4	69,2 ●○○
Feine Kräuter Sauce	67	5,1	4,3	68,5 ●○○
Feine Pilz Sauce	59	4,1	4,0	62,5 ●○○

DESSERTPULVER

Produktbezeichnung	Energie (kcal)	Fett (g)	Kohlen-hydrate (g)	LowFett 30-Faktor
Thomy				
Gratin Sauce für Broccoli-Gratin	185	17,7	4,8	86,1 ●○○
Gratin Sauce für Kartoffel-Gratin	317	12,2	5,3	34,6 ○◐○
Gratin Sauce für Nudel-Schinken-Auflauf	541	9,2	4,4	15,3 ○○●
Les Sauces Béchamel	186	17,7	4,7	85,6 ●○○
Les Sauces Béchamel légère	100	7,6	5,6	68,4 ●○○
Les Sauces Bérnaise	206	20,6	4,1	90,0 ●○○
Les Sauces Bérnaise légère	94	7,7	5,5	73,7 ●○○
Les Sauces Dill Sahne-Sauce	77	5,8	5,2	67,8 ●○○
Les Sauces für Braten	23	0,1	5,1	3,9 ○○●
Les Sauces Geflügel Sahne-Sauce	219	22,3	3,5	91,6 ●○○
Les Sauces Hollandaise	216	21,4	4,3	89,2 ●○○
Les Sauces Hollandaise légère	94	7,6	7,6	72,8 ●○○
Les Sauces Käse Sahne-Sauce	83	6,1	4,3	66,1 ●○○
Les Sauces Pfannen Sahne-Sauce	234	23,7	4,2	91,2 ●○○
Uncle Ben's				
Chinesisch – süß-sauer Extra Gemüse	88	0,2	20,9	2,1 ○○●
Indisch – Rotes Curry	108	7,2	9,3	60,0 ○◐○
Thailändisch – Scharfes Thai Curry	87	5,9	7,7	61,0 ●○○
Dessertpulver				
Dr. Oetker (pro 100 g fertigem Produkt)				
Aranca Aprikose / Maracuja-Geschmack	96	1,3	18,0	12,2 ○○●
Aranca Mandarine-Geschmack	86	0,6	17,0	6,3 ○○●
Aranca Zitrone-Geschmack	86	0,6	17,0	6,3 ○○●
Couscous mit Früchten nach Art Orient	127	1,8	22,5	12,8 ○○●
Crème Brûlée	218	13,5	21,6	55,7 ○◐○
Crema Stracciatella	134	3,0	23,0	20,1 ○○●
Creme Tiramisu	134	3,5	21,4	23,5 ○○●
Dessert-Soße Schokolade ohne Kochen	102	1,7	18,0	15,0 ○○●
Dessert-Soße Vanille-Geschmack ohne Kochen	95	1,6	17,0	5,2 ○○●
Dessert-Soße Vanille-Geschmack zum Kochen	82	1,4	14,1	15,4 ○○●
Fruchtkaltschale Instant Ananas Maracuja	60	0,0	14,8	0,0 ○○●
Fruchtkaltschale Instant Erdbeer	66	0,0	16,1	0,0 ○○●
Fruchtkaltschale Instant Himbeer-Johannisbeer	68	0,0	16,3	0,0 ○○●
Fruttina Zitrone-Geschmack	80	0,0	18,5	0,0 ○○●
Gala Bourbon-Vanille	91	1,4	16,6	13,8 ○○●

DESSERTPULVER

Produktbezeichnung	Energie (kcal)	Fett (g)	Kohlenhydrate (g)	LowFett 30-Faktor
Gala Echt Karamel	103	1,3	20,0	11,4 ○○●
Gala feiner Schokoladenpudding	100	1,8	17,5	16,2 ○○●
Gala Sahne-Pudding	184	12,0	16,0	58,7 ○●○
Galetta Schokolade	101	1,8	18,0	16,0 ○○●
Galetta Vanille-Geschmack	95	1,6	18,0	17,0 ○○●
Garant Grießpudding	92	1,4	16,4	13,7 ○○●
Garant Schokolade	101	1,5	18,7	13,4 ○○●
Garant Vanille-Geschmack	84	1,4	14,7	15,0 ○○●
Grießbrei nach klassischer Art	96	1,5	17,0	14,1 ○○●
Götterspeise Himbeer-Geschmack zum Kochen	72	0,0	16,4	0,0 ○○●
Götterspeise Kirsch-Geschmack Instant	63	0,0	15,3	0,0 ○○●
Götterspeise Waldmeister-Geschmack Instant	63	0,0	15,3	0,0 ○○●
Götterspeise Waldmeister-Geschmack zum Kochen	71	0,0	16,4	0,0 ○○●
Götterspeise Zitrone-Geschmack zum Kochen	71	0,0	16,4	0,0 ○○●
Milchreis Apfel-Zimt	109	0,7	20,6	5,8 ○○●
Milchreis nach klassischer Art	109	1,4	20,5	11,6 ○○●
Milchreis Vanille-Geschmack	110	1,4	20,7	11,5 ○○●
Mousse à la Vanille	123	3,0	19,0	22,0 ○○●
Mousse au Chocolat	142	4,1	21,0	26,0 ○○●
Mousse au Chocolat fein herb	131	4,0	17,6	27,5 ○○●
Mousse Zitrone	148	2,8	15,9	17,0 ○○●
Panna Cotta	190	11,4	18,0	54,0 ○●○
Paradies-Creme Nougat mit Nougatsplitz	119	3,6	17,6	27,2 ○○●
Paradies-Creme Milchkaffee	120	3,2	19,6	24,0 ○○●
Paradies-Creme Sahne-Karamel-Geschmack	119	3,4	19,0	25,7 ○○●
Paradies-Creme Schokolade	120	3,8	17,4	28,5 ○○●
Paradies-Creme Vanille-Geschmack	114	3,2	18,0	25,3 ○○●
Paradies-Creme Zitronengeschmack	122	3,2	19,6	23,6 ○○●
Pudding aus Raspeln Bourbon Vanille	105	4,0	14,3	34,3 ○●○
Pudding aus Raspeln Feinherb	130	5,1	17,4	42,2 ○●○
Pudding aus Raspeln Vollmilch	129	4,7	18,0	32,8 ○●○
Quarkfein Erdbeer-Geschmack	97	0,8	14,0	7,4 ○○●
Quarkfein Vanille-Geschmack	97	0,8	14,0	7,4 ○○●
Quarkfein Zitrone-Geschmack	97	0,8	14,0	7,4 ○○●
Rote Grütze mit Sago Himbeer-Geschmack	71	0,0	17,5	0,0 ○○●
Rotwein-Creme	208	9,8	20,1	42,4 ○●○

Backzutaten

Produktbezeichnung	Energie (kcal)	Fett (g)	Kohlen-hydrate (g)	LowFett 30-Faktor
Süßer Moment Cremepudding Vanille-Geschmack (pro 1 Süßer Moment)	187	3,2	36,1	15,4 ◐●
Süßer Moment Cremepudding Schokolade (pro 1 Süßer Moment)	228	3,3	44,9	13,0 ◐●
Mondamin				
Crème Caramel	390	4,5	88,0	10,4 ◐●
Grießbrei Klassische Art	95	1,5	16,0	14,2 ◐●
Grießbrei Vanille-Geschmack	95	1,5	16,0	14,2 ◐●
Kaiserschmarrn	395	7,0	65,0	15,9 ◐●
Milchreis Klassische Art	110	1,5	21,0	12,3 ◐●
Milchreis Zauber Vanille-Geschmack	110	1,5	21,0	12,3 ◐●
Mousse au Chocolat	440	22,0	46,0	45,0 ◐◐
real,-Quality (pro 100 g Trockenprodukt)				
Crème brûlée	398	2,7	90,1	6,1 ◐●
Dessertsoße Vanille ohne Kochen	383	0,9	90,3	2,1 ◐●
Götterspeise Instant Kirsch	374	0,0	92,4	0,0 ◐●
Götterspeise Instant Waldmeister	379	0,0	93,5	0,0 ◐●
Grießcremepudding	374	0,2	89,3	0,5 ◐●
Panna Cotta Erdbeer	329	0,0	76,8	0,0 ◐●
Puddingpulver Sahne	346	0,1	85,4	0,3 ◐●
Puddingpulver Schokolade	338	2,0	72,3	5,3 ◐●
Puddingpulver Vanille	344	0,1	84,6	0,3 ◐●
Quarkfein Erdbeer	384	0,0	95,6	0,0 ◐●
Quarkfein Zitrone	384	0,0	95,7	0,0 ◐●
TiP (pro 100 g Trockenprodukt)				
Puddingpulver Schokolade	341	2,4	71,6	6,3 ◐●
Puddingpulver Vanille	344	0,1	84,9	0,3 ◐●
Backzutaten				
Backpulver	175	0,1	37,8	0,5 ◐●
Blattgelatine, rot	352	0,0	0,0	0,0 ◐●
Blattgelatine, weiß	352	0,0	0,0	0,0 ◐●
Blockschokolade	477	22,4	63,8	42,3 ◐◐
Bourbon Vanillezucker	405	0,0	99,8	0,0 ◐◐
Brauner Zucker	396	0,0	97,4	0,0 ◐●
Dr. Oetker				
Backfeste Puddingcreme	378	0,1	94,0	0,2 ◐●
Backpulver Original Backin	89	0,0	22,0	0,0 ◐●
Bourbon Vanille-Zucker	389	0,7	95,0	1,6 ◐●

BACKZUTATEN

Produktbezeichnung	Energie (kcal)	Fett (g)	Kohlenhydrate (g)	LowFett 30-Faktor
Erdbeer-Sahne Tortencreme mit Erdbeerstückchen	388	0,1	86,7	0,2 🟢
Käsekuchen Hilfe	356	0,1	89,0	0,3 🟢
Käse-Sahne Tortencreme	394	0,0	90,0	0,0 🟢
Vanilla Tortencreme	546	30,0	62,0	49,5 🟡
Schoko-Sahne Tortencreme	373	4,1	90,0	9,9 🟢
Sahnesteif	367	0,0	92,0	0,0 🟢
Tortenguss mit Erdbeergeschmack	291	0,2	72,0	0,6 🟢
Tortenguß klar	300	0,2	74,0	0,6 🟢
Tortenguß rot	300	0,2	74,0	0,6 🟢
Trockenbackhefe	390	6,0	36,0	13,9 🟢
Vanillin-Zucker	394	0,0	98,5	0,0 🟢
Feigen, kandiert	265	0,2	64,2	0,7 🟢
Fruchtzucker / Fructose	405	0,0	99,8	0,0 🟢
Gelatine, gemahlen, rot	331	0,0	0,0	0,0 🟢
Gelatine, gemahlen, weiß	332	0,0	0,0	0,0 🟢
granoVita				
Ahorn-Sirup Grad A	268	0,0	66,0	0,0 🟢
Melasse	297	1,9	68,2	5,8 🟢
Ur-Süße	376	0,0	94,0	0,0 🟢
Hefe	288	1,5	32,0	4,7 🟢
Kakaopulver, stark entölt	286	12,0	19,6	37,8 🟡
Kandiszucker braun / weiß	405	0,0	99,8	0,0 🟢
Kokosflocken	639	65,2	8,5	91,8 🔴
Kuvertüre, halbbitter	394	9,3	66,0	21,2 🟢
Marzipan	491	24,9	58,7	45,6 🟡
Melassesirup, dunkel	278	0,0	67,2	0,0 🟢
Orangeat	309	0,3	74,3	0,9 🟢
Persipan	457	13,2	77,3	26,0 🟢
Koch-Puddingpulver	382	0,7	92,0	1,7 🟢
Puderzucker	405	0,0	99,8	0,0 🟢
Rohrzucker	405	0,0	99,8	0,0 🟢
real,- Quality				
Backaroma Bittermandel	765	85,0	0,0	100 🔴
Belegkirschen rot	315	0,1	78,0	0,3 🟢
Bourbon-Vanille-Zucker	402	0,3	98,5	0,7 🟢
Bunte Zuckerstreusel	421	5,2	93,6	11,1 🟢
Gelatine	369	0,0	52,6	0,0 🟢
Haselnuss-Glasur	627	47,0	45,0	67,5 🔴

KOCH- UND BACKZUTATEN

Nüsse, Kerne und Samen

Produktbezeichnung	Energie (kcal)	Fett (g)	Kohlen-hydrate (g)	LowFett 30-Faktor
Haselnuss-Krokant	485	17,0	79,0	31,5 ◐
Kakaoglasur	609	45,0	44,0	66,5 ●
Kuvertüre, Vollmilch	544	33,3	52,2	55,1 ◐
Kuvertüre, Zartbitter	509	32,6	42,4	57,6 ◐
Marzipanrohmasse	448	15,6	68,9	31,3 ◐
Orangeat	304	0,0	76,0	0,0 ○
Sahnefest	356	0,0	88,7	0,0 ○
Schoko-Blättchen	447	16,4	66,1	33,0 ◐
Schoko-Tröpfchen	509	28,0	52,8	49,5 ◐
Sukkade	304	0,0	76,0	0,0 ○
Trockenbackhefe	428	6,4	28,0	13,5 ○
RUF				
Backpulver	85	0,0	21,0	0,0 ○
Bourbon Vanille-Zucker	404	0,3	99,0	0,7 ○
Fix Tortenguss Erdbeer	344	0,0	85,0	0,0 ○
Fix Tortenguss klar	344	0,0	85,0	0,0 ○
Fix Tortenguss rot	344	0,0	85,0	0,0 ○
Mohnfüllung	260	13,0	29,0	45,0 ◐
Nussfüllung	282	12,0	39,0	38,3 ◐
Tortenguss klar	296	0,3	71,0	0,9 ○
Tortenguss rot	302	0,3	72,0	0,9 ○
Sahnesteif	351	0,8	85,9	2,1 ○
Seeberger				
Kokosnuß geraspelt	634	62,0	6,4	88,0 ●
Tortenguss klar / rot, gezuckert	359	0,1	88,2	0,3 ○
Tortenguss klar / rot, ohne Zucker	307	0,2	73,3	0,6 ○
Traubenzucker	405	0,0	99,8	0,0 ○
Trockenbackhefe	288	1,5	32,0	4,7 ○
Ursüße / Zuckerrohr	387	0,0	95,0	0,0 ○
Vanillezucker	405	0,0	99,8	0,0 ○
Vanillinzucker	405	0,0	99,8	0,0 ○
Zitronat	292	0,4	70,0	1,2 ○
Zucker	405	0,0	99,8	0,0 ○
Zuckerrübensirup	275	0,1	64,5	0,3 ○
Nüsse, Kerne und Samen				
Cashewkerne	592	47,1	22,2	F 71,6 ●
Cashewkerne, geröstet	594	48,2	25,3	73,0 ●
Erdnüsse	576	48,1	7,5	F 75,2 ●
Erdnüsse, geröstet	615	53,0	9,3	77,6 ●

NÜSSE, KERNE UND SAMEN

Produktbezeichnung	Energie (kcal)	Fett (g)	Kohlen-hydrate (g)	LowFett 30-Faktor
Haselnüsse	650	63,3	6,0	F 87,7 ●○○
Kastanien	196	1,9	41,2	8,7 ○○●
Kluth				
Cashewkerne	572	42,2	30,5	F 66,4 ●○○
Erdnüsse geröstet	564	48,1	7,5	76,8 ●○○
Macadamianusskerne	737	75,8	5,4	92,6 ●○○
Mandelkerne (braun)	577	54,1	14,4	F 84,4 ●○○
Nusskernmischung	610	51,0	10,3	F 75,3 ●○○
Ofennüsse	564	48,1	7,5	76,8 ●○○
Paranusskerne	670	67,0	3,6	F 90,0 ●○○
Pecannusskerne	703	72,0	4,4	F 92,2 ●○○
Pistazienkerne	581	51,6	11,5	F 79,9 ●○○
Walnusskerne	663	62,5	10,6	F 84,8 ●○○
Knusper-Leinsamen	435	31,0	17,5	64,1 ●○○
Kokosnuss	361	36,5	4,8	91,0 ●○○
Leinsamen, ungeschält	444	36,5	7,7	F 74,0 ●○○
Macadamianüsse	697	73,0	4,0	94,3 ●○○
Mandeln	589	53,0	5,7	F 81,0 ●○○
Mohnsamen	487	42,2	4,2	F 78,0 ●○○
Paranüsse	687	68,1	4,1	F 89,2 ●○○
Pecannüsse	699	72,0	4,4	F 92,7 ●○○
Pinienkerne	575	50,7	7,3	F 79,4 ●○○
Pistazienkerne	587	51,6	11,6	F 79,1 ●○○
Seeberger				
Blanchierte Mandeln Honig & Salz	634	54,0	15,0	76,7 ●○○
Cashewkerne	580	42,0	31,0	F 65,2 ●○○
Cashewkerne, geröstet und gesalzen	625	51,0	19,0	73,4 ●○○
Edel-Nuss-Mix	634	54,0	12,0	76,7 ●○○
Erdnüsse Jumbo	587	48,0	8,3	F 73,6 ●○○
Erdnusskerne, geröstet und gesalzen	599	49,0	9,4	73,6 ●○○
Kürbiskerne, geröstet und gesalzen	625	52,0	5,6	74,9 ●○○
Macadamia, geröstet und gesalzen	766	78,0	4,7	91,6 ●○○
Paranusskerne	687	67,0	3,6	F 87,8 ●○○
Pistazien, geröstet und gesalzen	603	50,0	16,0	74,6 ●○○
Rauchmandeln, geröstet und gesalzen	644	56,0	8,6	78,3 ●○○
Walnüsse Jumbo	679	63,0	11,0	F 83,5 ●○○
Sesamsaat	572	50,4	10,2	F 79,3 ●○○
Sonnenblumenkerne	480	26,3	34,7	F 49,3 ●○○
Walnüsse	714	70,6	6,1	F 89,0 ●○○

KOCH- UND BACKZUTATEN

Süßigkeiten und Knabbereien

Produktbezeichnung	Energie (kcal)	Fett (g)	Kohlenhydrate (g)	LowFett 30-Faktor
Schokolade und Pralinen				
Balisto (pro Riegel)				
Korn-Mix	92	4,8	11,1	47,0 ◐
Joghurt-Beeren-Mix	94	4,9	10,9	46,9 ◐
Müsli-Mix	94	5,2	10,6	49,8 ◐
Erdbeer-Joghurt-Mix	94	4,9	10,8	46,9 ◐
Ferrero (Werte pro Stück)				
Duplo	100	6,0	10,2	54,0 ◐
Hanuta	119	7,0	11,9	52,9 ◐
Hanuta Crunch	106	5,5	12,3	46,7 ◐
Kinder Bueno	123	8,0	10,6	58,5 ◐
Kinder Chocofresh	121	8,9	8,4	66,2 ●
Kinder Happy Hippo cacao	121	8,0	10,5	59,5 ◐
Kinder Maxi King	180	12,8	13,4	64,0 ●
Kinder Pinguí	135	8,8	11,6	58,7 ◐
Kinder Riegel	118	7,3	11,2	55,7 ◐
Kinder Schoko Bons	33	2,1	3,0	57,3 ◐
Kinder Schokolade	70	4,3	6,6	55,3 ◐
Kinder Überraschung	116	7,3	10,6	56,6 ◐
Küsschen	53	4,1	3,3	69,6 ●
Milch-Schnitte	118	7,8	9,5	59,5 ◐
Mon Chéri	53	2,1	6,1	35,7 ◐
Raffaello	60	4,7	3,5	70,5 ●
Rocher	70	5,0	5,1	64,3 ●
Yoghurette Fruchtige Ernte Brombeere	70	4,4	6,9	56,6 ◐
Yogurette	71	4,5	7,0	57,0 ◐
Masterfoods				
Amicelli (pro 12,5-g-Riegel)	64	3,4	7,8	47,8 ◐
Amicelli Tiramisu (pro 12,5-g-Riegel)	64	3,2	7,9	45,0 ◐
Bounty Miniatures	477	25,0	58,2	47,2 ◐
Bounty Minis (pro 28,5-g-Riegel)	134	7,0	16,5	47,0 ◐
Bounty Zartherb (pro 28,5-g-Riegel)	139	7,9	15,9	51,2 ◐
M&M's Choco	479	20,7	68,6	38,9 ◐
M&M's Crispy	492	24,4	63,9	44,6 ◐
M&M's Peanuts	506	25,4	60,1	45,2 ◐
Maltesers	498	24,3	61,7	43,9 ◐
Mars (pro 51-g-Riegel)	228	8,5	35,8	33,6 ◐

SCHOKOLADE UND PRALINEN

Produktbezeichnung	Energie (kcal)	Fett (g)	Kohlenhydrate (g)	LowFett 30-Faktor
Mars Miniatures	450	18,0	68,0	36,0 ○●○
Mars Minis (pro 18-g-Riegel)	81	3,0	12,6	33,3 ○●○
MilkyWay (pro 21,9-g-Riegel)	98	3,5	15,7	32,1 ○●○
MilkyWay Crispy Rolls (pro 12,5-g-Riegel)	64	3,2	7,9	45,0 ○●○
MilkyWay Minis (pro 15,5-g-Riegel)	69	2,4	11,2	31,3 ○●○
Snickers (pro 50-g-Riegel)	252	13,4	27,8	47,9 ○●○
Snickers Cruncher (pro 40-g-Riegel)	206	11,4	21,8	49,8 ○●○
Snickers Miniatures	504	26,9	55,5	48,0 ○●○
Snickers Minis (pro 18-g-Riegel)	91	4,8	10,0	47,5 ○●○
Twix (pro 29-g-Riegel)	143	7,0	18,6	44,1 ○●○
Twix Minis (pro 20-g-Riegel)	98	4,8	12,8	44,1 ○●○
Twix White (pro 29-g-Riegel)	144	7,1	18,6	44,4 ○●○
Milka				
Alpenmilch	530	29,5	58,5	50,1 ○●○
Caramel	545	33,0	56,0	54,5 ○●○
Crispello à la Schoko Pudding	560	35,5	50,5	57,1 ○●○
Crispello à la Vanille Pudding	565	36,0	52,5	57,3 ○●○
Crispy Snax	470	21,0	63,0	40,2 ○●○
Daim Snax	520	27,0	61,5	46,7 ○●○
Erdbeer-Joghurt	560	35,5	55,0	57,1 ○●○
Ganze Haselnüsse	555	36,0	49,0	58,4 ○●○
Haselnuss	540	32,5	54,5	54,2 ○●○
Joghurt	565	36,0	54,5	57,4 ○●○
Kuhflecken	530	29,5	59,5	50,1 ○●○
Lila Stars Snax	555	35,5	50,5	57,6 ○●○
Luflée	535	30,5	57,5	51,3 ○●○
Milka & Daim	530	30,0	59,0	50,9 ○●○
Milka & Oreo	560	35,0	54,5	56,3 ○●○
Noisette	545	33,5	52,5	55,3 ○●○
Trauben-Nuss	490	25,5	57,5	46,8 ○●○
Weiße Schokolade	540	29,5	63,0	49,2 ○●○
Zartherb	545	36,0	46,5	59,5 ○●○
Nappo				
Eiskonfekt	602	45,4	44,5	67,9 ●○○
mit Haselnüssen und Puffreis, klein	416	10,1	78,6	21,9 ○○●
Riesen mit Haselnüssen und Puffreis	410	8,6	80,8	18,9 ○○●
Nestlé				
After Eight	428	12,8	74,4	26,9 ○○●

SÜSSIGKEITEN UND KNABBEREIEN

Schokolade und Pralinen

Produktbezeichnung	Energie (kcal)	Fett (g)	Kohlenhydrate (g)	LowFett 30-Faktor
After Eight Fine Sticks	534	31,0	56,6	52,3 ◐
After Eight Mint & Cassis	432	17,3	60,6	36,0 ◐
Caramac	567	36,1	54,7	57,3 ◐
Choco Crossies Classic	521	27,9	58,8	48,2 ◐
Choco Crossies Pop Choc	521	27,9	58,8	48,2 ◐
Die Weisse	556	33,1	56,8	53,6 ◐
Die Weisse Crisp	540	29,9	60,0	49,8 ◐
KitKat	522	27,6	60,2	47,6 ◐
KitKat Chunky	510	26,5	60,6	46,8 ◐
KitKat Chunky Caramel	545	31,7	59,2	52,4 ◐
KitKat Chunky Duo Milk	511	25,7	61,8	45,3 ◐
KitKat Chunky Hazelnut	541	31,4	60,1	52,2 ◐
KitKat Chunky White	530	28,1	59,9	47,7 ◐
Lion	493	22,9	65,5	41,8 ◐
Lion White	474	21,3	64,5	40,4 ◐
Nuts	498	24,8	62,3	44,8 ◐
Rolo	478	20,4	68,2	38,4 ◐
Smarties	468	17,4	71,3	33,5 ◐
Omira				
MinusL Vollmilchschokolade, laktosefrei	589	40,0	50,0	61,1 ●
MinusL Vollmilchschokolade mit Haselnuss, laktosefrei	605	43,0	46,0	64,0 ●
Piasten				
Schokolinsen	442	14,0	76,0	28,5 ●
Ritter Sport				
à la Mousse au Chocolat	544	36,0	48,0	59,6 ◐
Alpenmilch	542	32,0	55,0	53,1 ◐
Bio Kakaosplitter Nuss	498	33,0	42,0	59,6 ◐
Bio Macadamia	575	40,4	44,2	63,2 ●
Bio Mandelsplitter	576	41,4	39,8	64,7 ●
Bio Trauben Cashew	542	34,2	49,2	56,8 ◐
Bio Vollmilch 35% Kakao	550	35,0	51,1	57,3 ◐
Diät Halbbitter 50% Kakao	417	30,5	45,3	65,8 ●
Diät Joghurt	490	37,3	41,2	68,5 ●
Diät Nugat	464	34,4	42,7	66,7 ●
Diät Vollmilch 30% Kakao	445	31,4	45,3	62,3 ●
Dunkle Voll-Nuss	555	40,0	41,0	64,9 ●
Edel-Bitter 71% Kakao	560	47,0	30,0	75,5 ●

Schokolade und Pralinen

Produktbezeichnung	Energie (kcal)	Fett (g)	Kohlen-hydrate (g)	LowFett 30-Faktor
Edel-Vollmilch 35% Kakao	561	36,0	52,0	57,8 ◐
Erdbeer Joghurt	566	37,0	53,0	58,8 ◐
Espresso	567	39,0	48,0	61,9 ●
Ganze Mandel	549	36,0	46,0	59,0 ◐
Goldschatz	566	39,0	47,0	62,0 ●
Halbbitter 50% Kakao	525	33,0	51,0	56,6 ◐
Joghurt	571	38,0	49,0	59,9 ◐
Keks + Nuss	538	33,0	53,0	52,0 ◐
Knusperflakes	526	29,0	59,0	49,6 ◐
Knusperkeks	549	33,0	56,0	54,1 ◐
Marzipan	484	27,0	53,0	50,2 ◐
Napolitaner Waffel	547	36,0	49,0	59,2 ◐
Noisette	533	35,0	52,0	59,1 ◐
Nugat	546	34,0	53,0	56,0 ◐
Olympia	562	37,0	50,0	59,3 ◐
Pfefferminz	488	27,0	59,0	49,8 ◐
Rum (pro Knusperstück)	90	5,7	8,7	57,0 ◐
Rum Trauben Nuss	510	29,0	54,0	51,2 ◐
Schokocreme	580	40,0	50,0	62,1 ●
Schoko-Duo	547	33,0	56,0	54,3 ◐
Trauben Nuss	504	29,0	55,0	51,8 ◐
Voll-Nuss	559	38,0	47,0	61,2 ●
Weiss & Crisp	536	30,0	62,0	50,4 ◐
Weisse Voll-Nuss	571	39,0	49,0	61,5 ●
Schneekoppe				
Diät-Original Belgische Meeresfrüchte	496	38,0	44,0	69,0 ●
Diät-Pralinen Auslese	511	33,0	46,0	58,1 ◐
Diät-Pralinen Gala	480	34,0	49,0	63,8 ●
Diät-Schokolade Cappuccino	552	36,0	46,0	58,7 ◐
Diät-Schokolade Erdbeer-Joghurt	557	37,0	45,0	59,8 ◐
Diät-Schokolade Herbe Zartbitter 74% Cacao	525	41,0	30,0	70,3 ●
Diät-Schokolade Pfefferminz Creme	455	25,0	54,0	49,5 ◐
Diät-Schokolade Vollmilch	561	37,0	47,0	59,4 ◐
Diät-Schokolade Vollmilch-Nuss	563	39,0	42,0	62,3 ●
Diät-Schokolade Weinbrand-Trüffel	527	32,0	49,0	54,6 ◐
Diät-Schokolade Zartbitter	513	33,0	48,0	57,9 ◐
Storck (pro Stück)				
Merci Crocant	22	1,3	2,3	53,2 ◐
Merci Petits Edel-Marzipan	30	1,7	3,2	51,0 ◐

MÜSLIRIEGEL UND FRUCHTSCHNITTEN

Produktbezeichnung	Energie (kcal)	Fett (g)	Kohlen-hydrate (g)	LowFett 30-Faktor
Merci Petits Herbe Sahne	35	2,4	2,6	61,7 ●◐◐
Merci Petits Kaffee Sahne	35	2,4	2,6	61,7 ●◐◐
Merci Petits Mandel Sahne	36	2,6	2,5	65,0 ●◐◐
Merci Vielfalt	70	4,6	6,2	59,1 ◐●◐
Schoko Strolche	35	1,4	5,2	36,0 ◐●◐
Schokolinchen	29	0,6	5,7	18,6 ◐◐●
Super Dickmann's	106	3,0	18,8	25,5 ◐◐●
Toffifee	43	2,4	4,9	50,2 ◐●◐
Weinbrandbohnen	387	5,8	69,2	13,5 ◐◐●
Zentis				
Belmanda Edel-Marzipan-Happen	465	27,0	49,0	52,3 ◐●◐
Delmandel	555	38,0	41,0	61,6 ●◐◐
Belnuga Happen	518	31,6	52,0	54,9 ◐●◐
Choco Balls, Caramel	516	28,0	58,0	48,8 ◐●◐
Choco Balls, DoubleChoc	511	28,0	59,0	49,3 ◐●◐
Choco Balls, Zabaione	518	29,0	58,0	50,4 ◐●◐
Edel-Marzipan Kartoffeln	434	19,9	56,0	41,3 ◐●◐
Müsliriegel und Fruchtschnitten				
Corny (pro Riegel)				
free Haselnuss	71	2,3	0,3	29,2 ◐◐●
free Joghurt	66	2,0	0,6	27,3 ◐◐●
free Schoko	67	2,1	0,5	28,2 ◐◐●
free Weiße Schoko	66	2,1	0,5	28,6 ◐◐●
Milch classic	133	5,8	8,8	39,3 ◐●◐
nussvoll Erdnuss & Vollmilch	132	8,6	8,8	58,6 ◐●◐
nussvoll Mandel & Weiße Schokolade	130	9,0	8,5	62,3 ●◐◐
Schoko	112	4,5	8,8	36,2 ◐●◐
Schoko-Banane	109	4,0	8,3	33,0 ◐●◐
Dr. Schär				
Cereal Bar, glutenfrei	405	13,0	60,0	28,9 ◐◐●
granoVita				
Apfel-Zimt-Schnitte	352	9,8	59,5	25,1 ◐◐●
Aprikosen-Schnitte	316	4,0	62,9	11,4 ◐◐●
Banane-Mandel-Schnitte	388	9,5	69,8	22,0 ◐◐●
Citrus-Fruchtschnitte	379	11,5	62,2	27,3 ◐◐●
Dattel-Orangen-Fruchtschnitte	375	9,8	64,9	23,5 ◐◐●
Granatapfel-Cranberry-Schnitte	363	10,0	61,4	24,8 ◐◐●
Haselnuss-Mandel-Schnitte	516	34,7	41,0	60,5 ●◐◐
Heidelbeer-Aronia-Schnitte	359	10,4	59,8	26,1 ◐◐●

BONBONS & CO.

Produktbezeichnung	Energie (kcal)	Fett (g)	Kohlenhydrate (g)	LowFett 30-Faktor
Ingwer-Schnitte	449	20,9	54,7	41,9 ◐
Mandel-Vanille-Schnitte	511	32,6	41,8	57,4 ◐
Müsliriegel Aprikose-Macadamia	445	21,8	54,5	44,1 ◐
Müsliriegel Cranberry-Kirsch	444	21,2	54,2	43,0 ◐
Sanddorn-Schnitte	421	18,2	55,6	38,9 ◐
Wildfruchtschnitte	361	12,1	56,0	30,2 ◐
Kellogg's				
Choco Krispies Riegel mit Milch	415	11,0	72,0	23,9 ●
Frosties Riegel mit Milch	414	11,0	72,0	23,9 ●
Rice Krispies Squares Choco Caramel	424	12,0	74,0	25,5 ●
Rice Krispies Squares Total Choco	432	13,0	74,0	27,1 ●
Special K Riegel red fruit	390	5,0	78,0	11,5 ●
Schneekoppe				
Apfel Aprikose Müesliriegel	404	13,0	56,0	28,7 ●
Cranberry Müesliriegel	421	15,0	53,0	32,1 ◐
Diät-Knusperriegel Cappuccino	556	36,0	72,0	58,3 ◐
Diät-Knusperriegel Joghurt	571	39,0	45,0	61,5 ●
Diät-Müesli Riegel	357	5,0	50,0	12,6 ●
Fruchtschnitte Cranberry-Kirsch	348	4,5	73,1	11,6 ●
Fruchtschnitte Exotic ACE	348	3,1	77,0	8,0 ●
Fruchtschnitte Heidelbeer-Vanille	330	2,6	72,0	7,1 ●
Fruchtschnitte Orange	331	3,5	71,6	9,5 ●
Fruchtschnitte Sanddorn	327	3,4	69,5	9,4 ●
Bonbons & Co.				
granini				
Fruchtbonbons Apfel	386	0,0	93,0	0,0 ●
Fruchtbonbons Kirsche	382	0,0	94,0	0,0 ●
Fruchtbonbons Multi Vitamin	381	0,0	94,0	0,0 ●
Fruchtbonbons Roter Multi Vitamin	377	0,0	92,9	0,0 ●
Haribo				
Balla-Balla Sticks	341	3,0	75,2	7,9 ●
Berries	350	0,1	86,1	0,3 ●
Brixx	343	2,4	79,9	6,3 ●
Bronchiol Kirsch	340	0,1	75,5	0,3 ●
Bumix	349	0,1	80,5	0,3 ●
Candy Weichbären	348	0,1	80,8	0,3 ●
Chamallows Barbecue	334	0,0	78,6	0,0 ●
Chamallows Cocoballs	391	9,0	71,9	20,7 ●
Chamallows Fruity	288	0,0	67,0	0,0 ●

SÜSSIGKEITEN UND KNABBEREIEN

BONBONS & CO.

Produktbezeichnung	Energie (kcal)	Fett (g)	Kohlen-hydrate (g)	LowFett 30-Faktor
Color-Rado	352	2,0	79,8	5,1 ○○●
Fruity Bussi	336	0,2	77,5	0,5 ○○●
Goldbären	343	0,1	77,4	0,3 ○○●
Happy-Cherries	343	0,1	77,4	0,3 ○○●
Happy-Cola	343	0,1	77,4	0,3 ○○●
Holladrio	331	0,0	81,3	0,0 ○○●
Ingwer-Zitrone	342	0,0	80,4	0,0 ○○●
Jelly Beans	381	0,1	94,5	0,2 ○○●
Jogi Bussi	336	0,2	77,5	0,5 ○○●
Katinchen	336	0,1	83,5	0,3 ○○●
Kinder Schnuller	343	0,1	77,4	0,3 ○○●
Konfekt	382	6,3	78,4	14,8 ○○●
Lakri-Balla	342	3,4	74,3	9,0 ○○●
Lakritz Schnecken	313	0,6	74,0	1,7 ○○●
Lakritz-Parade	337	0,5	81,9	1,3 ○○●
Pasta Frutta	326	0,1	80,4	0,3 ○○●
Pearlico	350	0,1	86,1	0,3 ○○●
Pfirsiche	353	0,1	82,8	0,3 ○○●
Phantasia	342	0,1	77,4	0,3 ○○●
Pinguine	323	0,1	80,1	0,3 ○○●
Piratos	323	0,2	80,1	0,3 ○○●
Primavera Erdbeeren	377	0,1	90,8	0,2 ○○●
Quaxi	345	0,1	79,1	0,3 ○○●
Roulette	343	0,1	77,4	0,3 ○○●
Saft-Goldbären	388	0,1	76,8	0,2 ○○●
Salino	333	0,1	82,7	0,3 ○○●
Salzbrezel	354	0,1	84,1	0,3 ○○●
Saure Bohnen	337	0,1	79,7	0,3 ○○●
Saure Pommes	337	0,1	79,7	0,3 ○○●
Süße Mäuse	363	0,1	83,6	0,3 ○○●
Tropifrutti	349	0,1	81,6	0,3 ○○●
Tutti-Frutti	349	0,1	81,6	0,3 ○○●
Vampire	344	0,1	78,1	0,3 ○○●
Weinland	343	0,1	77,4	0,3 ○○●
Katjes				
Apple & Eve	328	0,1	74,4	0,3 ○○●
Berry Cassis	319	0,2	71,8	0,6 ○○●
Chili Heringe	345	0,1	80,4	0,3 ○○●
Euro Münzen	336	0,2	74,8	0,5 ○○●

BONBONS & CO.

Produktbezeichnung	Energie (kcal)	Fett (g)	Kohlen-hydrate (g)	LowFett 30-Faktor
Fred Ferkel	335	0,2	78,0	0,5 ○○●
Frucht Katzen	329	0,2	77,0	0,6 ○○●
Frucht-Kaugis	329	0,2	76,0	0,6 ○○●
Jogger Gums	333	0,2	77,0	0,5 ○○●
Jogger-Lakritz	339	0,2	78,7	0,5 ○○●
Katjes Kinder	351	0,4	85,5	1,0 ○○●
Katzen Ohren	351	0,2	86,0	0,5 ○○●
Katzen Pfötchen	341	0,2	84,2	0,5 ○○●
Mango Melody	320	0,2	72,4	0,6 ○○●
Pinke Pilze	346	0,2	82,0	0,5 ○○●
Salzige Heringe	325	0,1	77,0	0,3 ○○●
Saure Johannisbeeren	349	0,2	79,0	0,5 ○○●
Saure Kirschen	329	0,2	77,0	0,6 ○○●
Saure Tropenfrüchte	326	0,1	73,9	0,3 ○○●
Steife Brise	352	0,2	87,1	0,5 ○○●
Tappsy mit Schoko-Geschmack	336	0,3	79,0	0,8 ○○●
Tappsy Original	336	0,2	78,9	0,5 ○○●
Tropenfrüchte	328	0,2	76,4	0,6 ○○●
Vanilla Dessert	334	0,2	79,4	0,5 ○○●
WineGums	331	0,2	74,0	0,6 ○○●
Yoghurt Tropicale	314	0,2	74,8	0,6 ○○●
Yoghurt-Gums	311	0,2	73,2	0,6 ○○●
YoguBerries	316	0,2	72,0	0,6 ○○●
Pulmoll				
Classic	382	0,1	95,0	0,2 ○○●
Schneekoppe				
Diät-Bunte Früchtchen	215	0,0	74,0	0,0 ○○●
Diät-Bunter FruchtGenuss	228	0,0	94,0	0,0 ○○●
Diät-Schoko-Toffees	332	19,0	66,0	51,5 ○●○
Diät-Feine Erdbeer-Sahne-Bonbons	265	6,3	84,0	21,4 ○○●
Diät-Feine Sahne-Caramel-Bonbons	246	7,4	72,0	27,1 ○○●
Diät-Lakritz Stückchen	212	0,2	70,0	0,8 ○○●
Storck (pro Stück)				
Atemgold	17	0,0	4,3	0,0 ○○●
California Früchte	16	0,0	4,1	0,0 ○○●
Campino Früchte	21	0,0	5,1	0,0 ○○●
Campino Früchte Joghurt	16	0,2	3,6	11,3 ○○●
Campino Früchte Lolly	38	0,0	9,5	0,0 ○○●
Durchbeißer Karamell	35	0,8	7,1	20,6 ○○●

Eis

Produktbezeichnung	Energie (kcal)	Fett (g)	Kohlenhydrate (g)	LowFett 30-Faktor
Euca Menthol	17	0,0	4,4	0,0 ○○●
Ice fresh	22	0,0	5,4	0,0 ○○●
Karamell-Riesen	20	0,5	3,8	22,5 ○○●
Kaufrüchtchen	17	0,2	3,7	10,6 ○○●
Mamba	16	0,2	3,6	11,3 ○○●
Mint Chocs	24	0,4	5,1	15,0 ○○●
Nimm 2	23	0,0	5,6	0,0 ○○●
Nimm 2 Lachgummi (pro 100g)	332	0,2	74,1	0,5 ○○●
Nimm 2 Lachgummi minis (pro Tütchen)	35	0,1	7,9	2,5 ○○●
Riesen	40	1,7	6,0	38,3 ○●○
Schoko Toffees	42	1,9	5,9	40,7 ○●○
Vollmilch Brocken	27	0,5	5,4	16,7 ○○●
Werthers Original Sahnebonbons	22	0,4	4,5	16,4 ○○●
TiP				
Fruchtgummi	334	6,0	70,0	16,2 ○○●
Geleebananen	343	6,0	70,0	15,7 ○○●
Gummibärchen	338	0,1	77,0	0,3 ○○●
Lollies	390	0,0	96,4	0,0 ○○●
Saure Apfelringe	336	0,0	77,0	0,0 ○○●
Villosa				
Hustelinchen	425	9,5	84,4	20,1 ○○●
Sallos Original	383	5,1	83,9	12,0 ○○●
Sallos X-presso	398	4,7	88,6	10,6 ○○●
Sallos X-treme	377	0,0	93,9	0,0 ○○●
Eis				
bofrost				
Big Mandel	356	23,0	31,0	58,1 ○●○
boBlack	300	21,5	22,5	64,5 ●○○
Botinchen	230	12,0	26,4	47,0 ○●○
Bratapfeleis	242	9,4	35,0	35,0 ○●○
Däumling Vanille	317	22,0	23,5	62,5 ●○○
Dessertbecher Café	220	9,3	30,0	38,1 ○●○
Dessertbecher Schwarzwälder Kirsch	204	9,3	26,4	41,0 ○●○
Diät Becher Café	135	4,7	17,0	31,4 ○●○
Diät Riesensandwich Fürst Pückler	195	9,6	22,9	44,3 ○●○
Diät Schoko-Sahne Eis-Cocktail	240	13,9	22,9	52,1 ○●○
Eiskonfekt Vanille-Bourbon	361	26,1	28,3	65,2 ●○○
Janosch Tigerenteneis	200	10,7	21,8	48,1 ○●○
Joghurteiscreme Waldbeere	194	7,8	27,7	36,3 ○●○

SÜSSIGKEITEN UND KNABBEREIEN

EIS

Produktbezeichnung	Energie (kcal)	Fett (g)	Kohlen-hydrate (g)	LowFett 30-Faktor
Knusper-Schnitte	320	18,3	33,7	51,1 ◐
Kunterbunt	85	0,04	20,9	0,4 ●
Latte Macchiato	319	19,9	30,9	56,2 ◐
Macadamia Nuts	292	19,1	30,9	56,2 ◐
Marbesa	270	15,9	27,0	53,1 ◐
Milchreis Eiscreme mit Zimtsoße	216	9,9	28,6	41,3 ◐
Mini-Eisriegel Erdnuss-Karamell	391	25,5	33,5	58,7 ◐
Mini-Waffelhörnchen	378	22,8	38,8	54,3 ◐
Riesensandwich Fürst Pückler	207	9,1	27,1	39,6 ◐
Spaghetti-Eis tradizionale	213	9,0	30,0	38,1 ◐
Vanille	200	9,7	23,5	43,8 ◐
Vanille-Erdbeer Cocktail	173	6,9	25,3	35,8 ◐
Verpoorten Eierlikör-Fläschchen	263	17,5	23,5	59,9 ◐
Vitamin 10	166	5,7	26,3	30,8 ◐
Von Meisterhand Malaga	225	10,4	29,5	41,5 ◐
Von Meisterhand Schokosplitter	255	13,2	30,2	46,6 ◐
Von Meisterhand Stracciatella	253	14,0	28,1	49,8 ◐
Von Meisterhand Vanille-Bourbon	224	12,0	25,2	48,2 ◐
Von Meisterhand Walnuss	303	19,6	27,2	58,3 ◐
Von Meisterhand Zitrone	132	0,3	32,0	2,1 ●
Waffelhörnchen Vanille-Erdbeer	265	11,1	37,5	37,7 ◐
Waffelhörnchen Vanille-Nuss	278	12,6	36,7	40,8 ◐
eismann				
Ananas Sorbet	117	0,4	27,5	3,1 ●
Cappuccino	209	6,3	33,5	27,1 ●
Cassis Sorbet	130	0,2	31,1	1,4 ●
Eddy's Fruchti-Mix	101	0,0	25,2	0,0 ●
Eiswännchen Erdbeere	149	2,6	26,4	15,7 ●
Forminesse Erdbeer-Himbeer	123	2,8	22,3	20,5 ●
Forminesse Schoko	128	2,9	22,2	20,4 ●
Forminesse Vanille	118	2,8	21,1	21,4 ●
Himbeer-Erdbeer Sorbet	129	0,5	30,6	3,5 ●
Himbeer-Erdbeer-Stiel	148	0,1	36,0	0,6 ●
Joghurt-Eiswännchen Orange	171	2,4	32,4	12,6 ●
Lemonito	140	0,9	32,0	5,8 ●
Mango Sorbet	127	0,4	30,4	2,8 ●
Pina Colada Cup	179	5,7	30,5	28,7 ●
Pink Jogi	133	2,9	26,0	19,6 ●
Regenbogenstiel	141	2,9	28,4	18,5 ●

SÜSSIGKEITEN UND KNABBEREIEN

Eis

Produktbezeichnung	Energie (kcal)	Fett (g)	Kohlenhydrate (g)	LowFett 30-Faktor
Sorbet Cup Apple-Exotic	160	2,6	32,1	14,6 ○○●
Sorbet Cup Apple-Red Fruits	147	2,6	29,2	15,9 ○○●
Zitronen-Eis-Stiel	56	0,2	15,9	3,2 ○○●
Zitronen Sorbet	125	0,1	31,1	1,4 ○○●
Langnese				
Calippo Cola (pro Stück)	95	0,0	21,0	0,0 ○○●
Calippo Erdbeere (pro Stück)	95	0,0	18,0	0,0 ○○●
Capri (pro Stück)	50	0,5	12,0	9,0 ○○●
Cornetto Bottermelk-Zitrone (pro Stück)	332	16,0	31,0	43,4 ○●○
Cornetto Erdbeer (pro Stück)	200	8,0	23,0	36,0 ○●○
Cornetto Freestyle (pro Stück)	332	16,0	26,8	43,4 ○●○
Cornetto King (pro Stück)	360	17,0	36,0	42,5 ○●○
Cornetto Royal Amarena (pro Stück)	230	9,0	23,0	35,2 ○●○
Cremissimo Bourbon-Vanille	220	11,0	27,0	45,0 ○●○
Cremissimo Eiskompositionen Amarena	200	8,0	31,0	36,0 ○●○
Cremissimo Eiskompositionen Eierlikör Vanille	210	9,0	28,0	38,6 ○●○
Cremissimo Eiskompositionen Schwarzwälder Kirsch	210	9,0	29,0	38,6 ○●○
Cremissimo Leichter Genuss Bourbon-Vanille	140	4,5	21,0	28,9 ○○●
Cremissimo Milka Kuhflecken	200	9,0	27,0	40,5 ○●○
Cremissimo Schokolade	230	11,0	28,0	43,0 ○●○
Cremissimo Stracciatella	240	11,0	30,0	41,3 ○●○
Domino (pro Stück)	130	8,0	10,0	25,6 ○○●
Ed v. Schleck (pro Stück)	85	3,0	21,0	31,8 ○●○
Flutschfinger (pro Stück)	60	0,0	13,0	0,0 ○○●
Königsrolle	190	8,0	26,0	37,9 ○●○
Magnum After Dinner (pro Stück)	100	7,0	8,0	63,0 ●○○
Magnum Caramel & Nuts (pro Stück)	180	10,0	17,0	50,0 ○●○
Magnum Classic (pro Stück)	260	16,0	23,0	55,4 ○●○
Magnum Ecuador Cocoa (pro Stück)	264	18,0	21,0	61,4 ●○○
Magnum Ghana Cocoa (pro Stück)	253	15,0	24,0	53,4 ○●○
Magnum Mandel (pro Stück)	280	18,0	25,0	57,9 ○●○
Magnum Temptation Chocolate (pro Stück)	232	13,0	22,0	50,4 ○●○
Magnum Weiß (pro Stück)	260	15,0	26,0	51,9 ○●○
Magnum Yoghurt Fresh (pro Stück)	250	15,0	24,0	54,0 ○●○
Mini Milk Erdbeer (pro Stück)	32	0,7	5,0	19,7 ○○●
Mini Milk Schokolade (pro Stück)	32	0,7	5,0	19,7 ○○●
Mini Milk Vanille (pro Stück)	32	0,7	5,0	19,7 ○○●

Eis

Produktbezeichnung	Energie (kcal)	Fett (g)	Kohlenhydrate (g)	LowFett 30-Faktor
Red Power (pro Stück)	145	9,0	14,0	55,9 ◐
Solero Berry Berry (pro Stück)	100	1,0	17,0	9,0 ●
Solero Exotic (pro Stück)	99	2,5	17,0	22,7 ●
Vienetta Cappuccino	250	17,0	23,0	61,2 ●
Vienetta Erdbeer	260	17,0	23,0	58,9 ◐
Vienetta Schokolade	260	16,0	24,0	55,4 ◐
Vienetta Vanille	250	16,0	25,0	57,6 ◐
X-POP (pro Stück)	48	0,5	9,0	9,4 ●
Mövenpick				
Amarena Kirsch	170	3,6	31,7	19,1 ●
Bourbon Vanille	191	7,5	26,8	35,3 ◐
Cashew Sauerrahm	222	10,8	27,1	43,8 ◐
Chocolate Chips	208	8,4	29,0	36,4 ◐
Citronen Sorbet	123	0,3	28,7	2,2 ●
Crème Brulée	194	6,9	29,4	32,0 ◐
Crème Elise	213	9,9	26,8	41,8 ◐
Crème Nougat	228	11,1	27,4	43,8 ◐
Crisp Cioccolata Stracciatella (pro Stück)	213	8,1	31,9	34,2 ◐
Crisp Espresso Macchiato (pro Stück)	262	13,7	30,9	47,1 ◐
Crisp Früchtecomposée Vanilla (pro Stück)	221	8,6	32,7	35,0 ◐
Erdbeer Sahne	186	5,8	30,6	28,1 ●
Macao Crème Nougat (pro Stück)	246	14,7	24,4	53,8 ◐
Macao Crème Pfirsich Johannisbeere (pro Stück)	121	3,8	20,4	28,3 ●
Macao Himbeer Sahne (pro Stück)	237	14,8	22,4	56,2 ◐
Macao Vanilla (pro Stück)	265	17,5	23,2	59,4 ◐
Maple Walnuts	242	12,5	27,8	46,5 ◐
Marzipan Chocolate	205	8,7	27,5	38,2 ◐
Schwarzwälder Kirsch	195	5,6	31,8	25,9 ●
Vanilla Chocolate	252	12,6	29,8	46,1 ◐
Waldfrucht Joghurt	167	4,6	28,8	24,8 ●
Wiener Melange	209	8,9	28,2	38,3 ◐
Omira				
MinusL Bourbon-Vanille-Eiscreme, laktosefrei	212	10,9	25,3	46,3 ◐
MinusL Erdbeer-Frucht-Eiscreme, laktosefrei	195	8,0	28,4	36,9 ◐
real,- Quality				
Bourbon Vanille-Eis	186	8,5	25,7	41,1 ◐
Chocolate Chip	106	5,5	12,9	46,7 ◐

181

Eis

Produktbezeichnung	Energie (kcal)	Fett (g)	Kohlen-hydrate (g)	LowFett 30-Faktor
Eiswaffeln Premium	540	30,2	62,8	50,3 ◐○○
Mattea Classic	220	13,9	21,7	56,9 ○◐○
Mattea mit Mandel	238	15,6	22,1	59,0 ○◐○
Schwarzwälder Kirsch	102	4,1	15,3	36,2 ○◐○
Spaghetti Eis	110	5,0	15,1	40,9 ○◐○
Stracciatella-Eis	231	10,4	32,4	40,5 ○◐○
Tiramisu-Eis	179	5,0	30,4	25,1 ○○●
Vanille-Amarena-Eis	185	5,2	32,0	25,3 ○○●
Schöller (pro Stück)				
10 For Two	115	8,5	8,6	66,5 ●○○
Affenstark	86	4,1	11,3	42,9 ○◐○
Beach Cola	110	0,0	28,0	0,0 ○○●
Big Nucki Vanilla	382	18,6	47,9	43,8 ○◐○
Big Sandwich	129	4,9	18,5	34,2 ○◐○
Bum Bum	165	9,6	19,0	52,4 ○◐○
Caretta Orange Fresh	52	0,0	12,7	0,0 ○○●
Cortina	179	12,5	14,5	62,9 ●○○
Frubetto Vivana Joghurt Pfirsich	74	2,7	11,8	32,8 ○◐○
Hello Kitty Eis	95	4,4	12,6	41,7 ○◐○
Himbi	85	3,4	13,0	36,0 ○◐○
Kaktus	62	1,4	12,0	20,3 ○○●
KitKat Tüte	237	11,3	30,1	42,9 ○◐○
Maxibon Sandwich	219	12,5	23,3	51,4 ○◐○
Milk Flip	26	0,6	4,2	20,8 ○○●
Nesquik Eis	110	5,8	13,0	47,5 ○◐○
Nucki Erdbeer	191	8,5	25,9	40,1 ○◐○
Nucki Nuss	261	16,3	25,4	56,2 ○◐○
Pirulo	74	0,0	18,2	0,0 ○○●
Pops (pro 100g)	349	24,5	28,0	63,2 ●○○
Smarties Pop Up	122	5,0	17,8	36,9 ○◐○
Sundae Erdbeer	159	4,0	28,0	22,6 ○○●
Sundae Latte Macchiato	175	5,1	29,0	26,2 ○○●
Sundae Stracciatella	174	5,5	28,0	28,5 ○○●
Sundae Vanilla	148	5,1	23,0	31,0 ○◐○
TiP				
Premium Eis Amarena	88	2,4	15,9	24,5 ○○●
Sandwich	95	4,4	13,0	41,7 ○◐○
Waffelhörnchen Buttermilch-Zitrone	145	4,8	23,3	29,8 ○○●

KNABBEREIEN

Produktbezeichnung	Energie (kcal)	Fett (g)	Kohlen-hydrate (g)	LowFett 30-Faktor
Knabbereien				
Chio				
Chips Hangover	536	35,0	87,0	58,8 ○●○
Chips Hot Peperoni	531	35,0	48,0	59,3 ○●○
Chips Ready Salted	541	35,0	50,0	58,2 ○●○
Chips Red Paprika	529	35,0	48,0	59,6 ○●○
Chips Salt & Vinegar	531	35,0	48,0	59,3 ○●○
Chips Wasabi Style	537	35,0	48,0	58,7 ○●○
Chips Xtreme Chili	503	29,0	52,0	51,9 ○●○
Tortilla Chips Hot Chili	476	22,0	63,0	41,6 ○●○
Tortilla Chips Nacho Cheese	476	22,0	63,0	41,6 ○●○
Tortilla Chips Original Salted	475	22,0	63,0	41,7 ○●○
Tortilla Chips Wild Paprika	531	35,0	48,0	59,3 ○●○
Tortilla Rolls & Dip	298	15,0	36,0	45,3 ○●○
Tortilla Rolls Sour Cream	478	23,0	60,0	43,3 ○●○
Tortilla Rolls Sweet Chili	478	23,0	60,0	43,3 ○●○
Funny-Frisch				
Chipsfrisch gesalzen	537	35,0	48,0	58,7 ○●○
Chipsfrisch Oriental	541	35,0	49,0	58,2 ○●○
Chipsfrisch ungarisch	539	35,0	48,0	58,4 ○●○
echt Gartenkräuter	514	30,0	53,0	52,5 ○●○
Erdnuss Flippies	491	24,0	50,0	44,0 ○●○
Jumpys	480	24,0	59,0	45,0 ○●○
Ofen Sticks ungarisch	474	21,0	64,0	39,9 ○●○
Ofenchips Paprika	405	9,0	73,0	20,0 ○○●
Gutena				
Filinchen Brot-Cracker, Sour Cream & Onion	386	6,0	66,0	14,0 ○○●
Filinchen Brot-Cracker, Kräuter	381	5,9	67,0	13,9 ○○●
Filinchen Brot-Cracker, Schinken	385	5,8	66,0	13,6 ○○●
Lorenz				
Chipsletten Paprika	539	33,0	54,0	55,1 ○●○
Clubs Party Cracker	486	22,0	63,0	40,7 ○●○
Countries Paprika	462	20,0	58,0	39,0 ○●○
Countries Peperoni	462	20,0	58,0	39,0 ○●○
Crunchchips Cheese & Onion	544	35,0	49,0	57,9 ○●○
Crunchchips Crème fraîche light	486	24,0	58,0	44,4 ○●○
Crunchchips Paprika	544	35,0	49,0	57,9 ○●○
Crunchchips Paprika light	486	24,0	58,0	44,4 ○●○

KNABBEREIEN

Produktbezeichnung	Energie (kcal)	Fett (g)	Kohlenhydrate (g)	LowFett 30-Faktor
Crunchchips Red Chili	544	35,0	49,0	57,9 ◐
Crunchchips Salted light	488	24,0	58,0	44,3 ◐
Crunchchips Western Style	544	35,0	49,0	57,9 ◐
ErdnußLocken Classic	500	24,0	56,0	43,2 ◐
ErdnußLocken Classic leicht	451	17,0	60,0	33,9 ◐
ErdnußLocken Mexican Style	486	23,0	54,0	42,6 ◐
Naturals fein gesalzen leicht	488	24,0	58,0	44,3 ◐
Naturals Meersalz Pfeffer	516	32,0	49,0	55,8 ◐
Naturals mit milder Paprika	516	32,0	49,0	55,8 ◐
Saltletts Bierstangerl	406	14,0	59,0	31,0 ◐
Saltletts Brezel	392	8,0	68,0	18,4 ●
Saltletts Junior Farm	433	13,0	67,0	27,0 ●
Saltletts Maxi	366	14,0	62,0	34,4 ◐
Saltletts Party Brezel	394	7,0	70,0	16,0 ●
Saltletts Sesam Sticks	417	11,0	64,0	23,7 ●
Saltletts Sticks	388	6,0	71,0	13,9 ●
Saltletts Taler	437	14,0	65,0	28,8 ●
Saltletts Vollkorn	383	5,0	70,0	11,8 ●
real,- Quality				
Chips Paprika light	479	23,0	61,0	43,2 ◐
Kartoffelchips Paprika	538	34,0	52,0	56,9 ◐
Erdnussflips classic	488	24,0	52,0	44,3 ◐
Erdnussflips light	451	17,0	59,0	33,9 ◐
Salzbrezel	390	7,3	68,0	16,8 ●
Ritz				
Cracker	496	24,0	63,0	43,6 ◐
TUC				
Cracker Classic	491	23,0	62,0	42,2 ◐
Cracker Classic leicht	422	10,0	72,0	21,3 ●
Cracker Paprika	487	23,0	61,0	42,5 ◐
Mini Cracker	492	23,0	62,0	42,1 ◐
XOX				
Apfelchips	351	0,9	85,0	2,3 ●
Big Stixx Salz	307	2,0	74,9	5,9 ●
Big Stixx Sesam	389	3,9	73,8	9,0 ●
Big Stixx Zwiebeln	383	2,1	75,6	4,9 ●

Getränke

Produktbezeichnung	Energie (kcal)	Fett (g)	Kohlenhydrate (g)	LowFett 30 Faktor
Alkoholfreie Getränke				
Ananasnektar	63	0,0	14,8	0,0
Ananassaft	44	0,1	9,7	2,0
Apfelsaft	57	0,0	13,4	0,0
Apfelsinensaft / Orangensaft	43	0,1	8,7	2,1
Aprikosennektar	58	0,0	13,6	0,0
Aprikosensaft	45	0,1	9,1	2,0
becker's bester				
Ananassaft	49	0,1	11,1	1,8
Apfelsaft klar	45	0,1	10,5	2,0
Apfelsinensaft	42	0,1	8,8	2,1
Bananen-Fruchtsaftgetränk	56	0,1	13,3	1,6
Grapefruitsaft	39	0,1	8,0	2,3
Kirsch-Fruchtsaftgetränk	56	0,1	13,0	1,6
Multivitamin-Gemüsetrunk	18	0,1	3,4	5,0
Naturtrüber Apfelsaft	46	0,1	10,7	2,0
Orangensaft	40	0,1	8,4	2,3
roter Traubensaft	66	0,1	15,6	1,4
schwarzer Johannisbeer-Nektar	57	0,1	13,2	1,6
Tomatensaft	15	0,1	2,4	6,0
Williams Christ Birnen-Fruchtsaftgetränk	54	0,1	12,9	1,7
Birnennektar	65	0,1	16,0	1,7
Birnensaft	49	0,2	12,0	4,4
Brombeersaft	42	0,8	7,2	17,6
Coca-Cola				
Coca-Cola	42	0,0	10,6	0,0
Coca-Cola light	0,2	0,0	0,1	0,0
Coca-Cola Zero	0,2	0,0	0,1	0,0
eckes				
FruchtTiger Apfel-Erdbeere	30	0,2	7,1	6,0
FruchtTiger Multifrucht	30	0,2	6,7	6,0
FruchtTiger Orange-Maracuja	30	0,2	6,8	6,0
FruchtTiger Rote Früchte	31	0,2	7,2	5,8
FruchtTiger Sport Apfel-Citrus	34	0,2	8,0	5,3
granini Frucht Prickler Apfel	26	0,1	6,1	3,5
granini Frucht Prickler Apfel-Cassis	26	0,1	6,0	3,5
granini Frucht Prickler Exotic	27	0,1	6,1	3,3

Alkoholfreie Getränke

Produktbezeichnung	Energie (kcal)	Fett (g)	Kohlenhydrate (g)	LowFett 30-Faktor
granini Frucht Prickler Pink Grapefruit-Orange	27	0,1	6,1	3,3 ○○●
granini samtig & fein Multivitamin	44	0,1	9,9	2,1 ○○●
granini samtig & fein Orange	43	0,3	9,0	6,4 ○○●
granini samtig & fein Weiße Grapefruit-Orange	42	0,3	8,8	6,4 ○○●
granini Trinkgenuss Apfel	46	0,1	11,0	2,0 ○○●
granini Trinkgenuss Apfel-Cranberry	45	0,1	10,4	2,0 ○○●
granini Trinkgenuss Apfel-Kirsch	46	0,1	11,1	2,0 ○○●
granini Trinkgenuss Aprikose	55	0,1	12,8	1,6 ○○●
granini Trinkgenuss Banane	60	0,1	14,3	1,5 ○○●
granini Trinkgenuss Multivitamin	53	0,1	12,4	1,7 ○○●
granini Trinkgenuss Orange	43	0,3	9,0	6,3 ○○●
granini Trinkgenuss Williams-Christ Birne	51	0,1	12,6	1,8 ○○●
Hohes C Apfel und Birne	41	0,1	9,8	2,2 ○○●
Hohes C Apfel und Johannisbeere	42	0,1	9,7	2,1 ○○●
Hohes C Apfel und Pflaume	45	0,1	10,5	2,0 ○○●
Hohes C Apfel und Quitte	41	0,1	9,8	2,2 ○○●
Hohes C Apfel-Acerola naturtrüb	46	0,1	11,0	2,0 ○○●
Hohes C Frühstückssaft	42	0,1	9,4	2,1 ○○●
Hohes C Milde Orange	43	0,3	9,0	5,9 ○○●
Hohes C Milder Apfel	43	0,1	10,3	2,1 ○○●
Hohes C Milder Multivitamin	46	0,1	10,6	2,0 ○○●
Hohes C Mineral Aktiv	44	0,1	9,4	2,1 ○○●
Hohes C Multivitamin	44	0,1	10,0	2,1 ○○●
Hohes C Naturelle Apfel-Birne	25	0,1	5,9	3,6 ○○●
Hohes C Naturelle Apfel-Grapefruit	22	0,1	5,2	4,1 ○○●
Hohes C Naturelle Apfel-Kirsche	26	0,1	6,0	3,5 ○○●
Hohes C Naturelle Apfel-Zitrone	22	0,1	5,2	4,1 ○○●
Hohes C Orange	43	0,3	9,0	6,3 ○○●
Hohes C Orange mit Calcium	43	0,3	9,0	6,3 ○○●
Hohes C Orange mit Fruchtfleisch	43	0,3	9,0	6,3 ○○●
Hohes C Roter Multivitamin	44	0,1	10,4	2,1 ○○●
Fanta				
Fanta Lemon	45	0,0	11,0	0,0 ○○●
Fanta Orange	39	0,0	9,5	0,0 ○○●
Fanta Zero	3	0,0	0,2	0,0 ○○●
Frische Paradise				
fresh Grapefruit	37	0,1	7,1	2,4 ○○●

Alkoholfreie Getränke

Produktbezeichnung	Energie (kcal)	Fett (g)	Kohlenhydrate (g)	LowFett 30-Faktor
fresh Multivitamin	63	0,0	11,5	0,0 ○○●
fresh Orange	45	0,1	9,6	2,0 ○○●
Grapefruitsaft	54	0,1	10,0	1,7 ○○●
Holunderbeersaft	51	1,4	6,8	24,7 ○○●
Johannisbeernektar, rot	55	0,0	12,0	0,0 ○○●
Johannisbeernektar, schwarz	56	0,0	13,0	0,0 ○○●
Lift				
Apfel-Schorle	23	0,0	5,5	0,0 ○○●
Müller				
Fructiv ACE+F	29	0,1	6,7	3,1 ○○●
Fructiv Blutorange	32	0,1	7,7	2,8 ○○●
Fructiv Holunder-Acerola-Kirsch	31	0,1	7,4	2,9 ○○●
Fructiv Mango-Maracuja	31	0,1	7,3	2,9 ○○●
Fructiv Roter Multivitamin	34	0,1	8,4	2,7 ○○●
natreen				
Ananas-Maracuja-Nektar	24	0,1	5,2	3,8 ○○●
Apfel mild Nektar	21	0,1	5,0	4,3 ○○●
Apfel-Traube-Beere-Nektar	21	0,1	4,5	4,3 ○○●
Banane-Kirsch-Zitrone-Nektar	21	0,1	4,7	4,3 ○○●
Eistee Pfirsich	2	0,0	0,5	0,0 ○○●
Eistee Zitrone	2	0,0	0,4	0,0 ○○●
Multivitamin-Nektar	24	0,1	5,4	3,8 ○○●
Orange mild Nektar	23	0,1	4,8	3,9 ○○●
Sauerkirsch-Nektar	16	0,1	3,6	5,6 ○○●
Nestea				
Nestea Zitrone	32	0,0	7,5	0,0 ○○●
Nestea Pfirsich	29	0,0	6,9	0,0 ○○●
Nestlé				
Nescafé Xpress black	22	0,0	5,2	0,0 ○○●
Nescafé Xpress Vanilla	59	1,4	8,9	21,4 ○○●
Punica (pro 200 ml)				
Kesse Kirsche	46	0,2	9,2	3,9 ○○●
Rote Früchte	48	0,1	10,2	1,9 ○○●
Mango Tango	46	0,2	9,2	3,9 ○○●
Orange	44	0,2	9,2	4,1 ○○●
Roter Multivitamin 17+4	52	0,1	10,8	1,7 ○○●
Multivitamin 17+4	46	0,0	9,6	0,0 ○○●
Waikiki Orange	44	0,2	9,0	4,1 ○○●

GETRÄNKE

Alkoholfreie Getränke

Produktbezeichnung	Energie (kcal)	Fett (g)	Kohlenhydrate (g)	LowFett 30-Faktor
Sunny Multivitamin	46	0,0	9,4	0,0 ○○●
Fruchtig & spritzig Magic Apple (pro 0,3-l-Dose)	89	0,1	20,1	1,0 ○○●
Fruchtig & spritzig Sunny Summer (pro 0,3-l-Dose)	89	0,0	19,8	0,0 ○○●
Tea & Fruit Erdbeer	24	0,1	5,0	3,8 ○○●
Tea & Fruit Exotic	26	0,1	5,4	3,5 ○○●
Tea & Fruit Cassis	26	0,1	5,2	3,5 ○○●
Abenteuer Drink Multifrucht	46	0,0	9,6	0,0 ○○●
Abenteuer Drink Apfel-Maracuja	48	0,0	10,4	0,0 ○○●
real,- Quality				
Apfel-Acerolasaft klar	45	0,1	11,0	2,0 ○○●
Apfel-Kirsch-Nektar	44	0,1	11,0	2,0 ○○●
Apfelsaft	42	0,1	10,0	2,1 ○○●
Apfelschorle	28	0,1	6,5	3,2 ○○●
Bananen Nektar	54	0,1	13,0	1,7 ○○●
Bitter Lemon	42	0,1	10,0	2,1 ○○●
Cola	42	0,1	10,6	2,1 ○○●
Cola-Mix-Zero	2,0	0,0	0,3	0,0 ○○●
Cola-Zero	0,1	0,0	0,0	0,0 ○○●
Direktsaft Ananas	50	0,1	12,0	1,8 ○○●
Direktsaft Blutorange	42	0,1	9,0	2,1 ○○●
Direktsaft Grapefruit	40	0,1	8,0	2,3 ○○●
Direktsaft Orange	42	0,1	9,0	2,1 ○○●
Eistee lemon	25	0,1	6,1	3,6 ○○●
Eistee peach	28	0,1	6,8	3,2 ○○●
Frühstückssaft	40	0,1	9,0	2,3 ○○●
Gemüsesaft	17	0,1	3,0	5,3 ○○●
Ginger Ale	38	0,1	9,3	2,4 ○○●
Karottensaft mit Honig	34	0,1	7,5	2,6 ○○●
Mineralwasser mit Birnengeschmack	12	0,1	2,8	7,5 ○○●
Mineralwasser mit Frucht Orange	9	0,1	2,0	10,0 ○○●
Multivitaminsaft	54	0,2	11,9	3,3 ○○●
Orangenlimonade	42	0,1	9,4	2,1 ○○●
Orangensaft	44	0,2	9,0	4,1 ○○●
Sauerkrautsaft	14	0,2	1,5	12,9 ○○●
Tomatensaft	16	0,1	2,9	5,6 ○○●
Zitronenlimonade	37	0,1	9,1	2,4 ○○●
Sanddornbeersaft	34	2,3	1,2	61,0 ●○○

ALKOHOLISCHE GETRÄNKE

Produktbezeichnung	Energie (kcal)	Fett (g)	Kohlenhydrate (g)	LowFett 30-Faktor
Schneekoppe				
Möhrensaft	33	0,0	7,0	0,0 ○○●
Multi Gemüsesaft	20	0,0	4,0	0,0 ○○●
Rote-Bete-Saft	40	0,0	8,0	0,0 ○○●
Sauerkrautsaft	13	0,0	1,5	0,0 ○○●
Sprite				
Sprite	37	0,0	9,1	0,0 ○○●
Sprite Zero	1,0	0,0	0,0	0,0 ○○●
TiP				
ACE-Saft	42	0,0	11,0	0,0 ○○●
Apfel Fruchtsaftgetränk	42	0,1	10,0	2,1 ○○●
Apfelsaft	42	0,1	10,0	2,1 ○○●
Apfelschorle	27	0,1	6,5	3,3 ○○●
Cola	39	0,1	9,7	2,3 ○○●
Multi-Nektar Light	26	0,1	6,0	3,5 ○○●
Multivitamin 12 Fruchtsaft	47	0,2	10,2	3,8 ○○●
Orangen Limonade	40	0,1	9,6	2,3 ○○●
Orangenfruchtsaftgetränk	38	0,0	9,0	0,0 ○○●
Orangensaft	44	0,2	9,0	4,1 ○○●
Sauerkirschfruchtsaftgetränk	52	0,1	12,0	1,7 ○○●
Traubensaft, rot	68	0,1	16,0	1,3 ○○●
Tomatensaft	17	0,5	3,0	26,5 ○○●
Traubensaft, rot	74	0,2	17,0	2,8 ○○●
Zitronensaft	38	0,5	3,8	11,8 ○○●
Alkoholische Getränke				
Apfelwein	47	0,0	2,6	0,0 ○○●
Bier (Alt)	51	0,0	3,5	0,0 ○○●
Bier (Kölsch)	53	0,0	4,0	0,0 ○○●
Bier (Pils)	42	0,0	3,1	0,0 ○○●
Brantwein	237	0,0	1,9	0,0 ○○●
Caipirinha	197	0,4	36,9	1,8 ○○●
Campari-Orange	70	0,8	6,8	10,3 ○○●
Eierlikör	285	7,0	28,0	22,1 ○○●
Eiswein, lieblich	98	0,0	5,9	0,0 ○○●
Frozen Margarita	178	0,2	16,0	1,0 ○○●
Fruchtdessertwein	190	0,0	12,0	0,0 ○○●
Gin Tonic	66	0,0	4,3	0,0 ○○●
Glühwein	107	0,0	14,8	0,0 ○○●
Kir Royal	105	0,0	7,9	0,0 ○○●

GETRÄNKEPULVER

Produktbezeichnung	Energie (kcal)	Fett (g)	Kohlen-hydrate (g)	LowFett 30-Faktor
Kräuterlikör	248	0,0	10,0	0,0 ○○●
Mandellikör	318	0,0	28,3	0,0 ○○●
Perlwein	83	0,0	5,1	0,0 ○○●
Pina Colada	78	1,0	5,8	11,5 ○○●
Portwein	153	0,0	12,0	0,0 ○○●
Roséwein	88	0,0	2,4	0,0 ○○●
Rotwein, leicht	68	0,0	2,4	0,0 ○○●
Rotwein, mittel (Qualitätswein)	68	0,0	2,4	0,0 ○○●
Rotwein, schwer	82	0,0	2,5	0,0 ○○●
Tequilla sunrise	72	0,9	7,1	11,3 ○○●
Weißwein, halbtrocken	73	0,0	2,6	0,0 ○○●
Weißwein, lieblich	98	0,0	5,9	0,0 ○○●
Weißwein, trocken	72	0,0	0,1	0,0 ○○●
Weizenbier / Weißbier	38	0,0	3,0	0,0 ○○●
Wodka	231	0,0	0,0	0,0 ○○●
Getränkepulver				
Jacobs				
Cappuccino Amaretto	410	11,0	72,0	24,1 ○○●
Cappuccino Specials Daim	425	12,5	71,0	26,5 ○○●
Cappuccino Specials Milka	415	12,5	68,5	27,1 ○○●
Choco Cappuccino Milka	410	11,5	70,0	25,2 ○○●
Choco so leicht Cappuccino Milka	330	12,5	39,5	34,1 ○●○
Choco Vanille Cappuccino Milka	410	11,0	71,5	24,2 ○○●
Coco Nuss Cappuccino Milka	415	11,5	71,0	24,9 ○○●
Karamell Cappuccino	405	7,0	77,0	15,6 ○○●
Krönung Cappuccino	415	13,0	65,0	28,2 ○○●
Krönung Cappuccino entkoffeiniert	415	13,5	63,0	29,3 ○○●
Krönung Cappuccino so leicht	330	8,1	40,5	22,1 ○○●
Krüger				
Cappuccino Amaretto	414	14,5	64,5	31,5 ○●○
Cappuccino Diät	307	5,3	30,1	15,5 ○○●
Cappuccino pur, classico	338	0,6	61,4	1,6 ○○●
Cappuccino ungesüßt	384	14,8	52,5	34,7 ○●○
Cappuccino Wiener Melange	429	15,6	65,1	32,7 ○●○
Chai Latte Ingwer / Zitronengras	441	14,9	69,4	30,4 ○●○
Club Cappuccino Caffè-Latte	414	12,5	64,9	27,2 ○○●
Club Cappucchino Zartbitter-Sahne	405	13,1	62,9	29,1 ○○●
Family Cappuccino White	409	9,7	75,2	21,3 ○○●
Schokotasse	391	8,6	65,4	19,8 ○○●

GETRÄNKEPULVER

Produktbezeichnung	Energie (kcal)	Fett (g)	Kohlen-hydrate (g)	LowFett 30-Faktor
Teegetränk Blutorange	375	0,5	90,3	1,2 ○○●
Teegetränk Pfirsich	388	0,5	95,7	1,2 ○○●
Teegetränk Wildfrucht	377	0,5	89,9	1,2 ○○●
Teegetränk Zitrone	383	0,3	91,0	1,2 ○○●
Nestlé (1 Tasse zubereitet)				
Caro Malzkaffe	8	0,1	1,8	11,3 ○○●
Caro Extra (zubereitet mit Vollmilch)	89	4,3	8,1	43,5 ○●○
Chococino mit Wasser zubereitet	96	3,5	13,7	32,8 ○●○
Feinste Heiße Schokolade (zubereitet mit fettarmer Milch)	131	3,5	17,5	24,1 ○○●
Nescafé Typ Wiener Melange	72	2,1	12,5	26,3 ○○●
Nescafé Typ Cappuccino cremig zart	53	1,1	8,9	18,7 ○○●
Nescafé 2 in 1 StiX	48	2,9	4,8	54,4 ○●○
Nescafé 3 in 1 StiX	74	2,1	13,2	25,5 ○○●
Nescafé Gold	2	0,0	0,1	0,0 ○○●
Nescafé Green blend	2	0,0	0,1	0,0 ○○●
real,- Quality				
Löslicher Bohnenkafee entkoffeiniert	128	0,2	8,9	1,4 ○○●
Löslicher Bohnenkaffee Gold	128	0,2	8,9	1,4 ○○●
Löslicher Bohnenkaffee mild	128	0,2	8,9	1,4 ○○●
Schneekoppe (100 ml zubereitetes Getränk)				
Diät-Cappuccino	24	0,8	2,6	30,0 ○○●
Diät-Feiner KakaoGenuss	49	1,7	5,3	31,2 ○●○
TiP				
Instantkaffee	128	0,2	8,9	1,4 ○○●

IMPRESSUM

**Bibliografische Information
der Deutschen Nationalbibliothek**
Die Deutsche Nationalbibliothek verzeichnet diese Publikation in der Deutschen Nationalbibliografie; detaillierte bibliografische Daten sind im Internet über http://dnb.d-nb.de abrufbar.

Programmplanung: Uta Spieldiener

Redaktion und Bildredaktion: Kerstin Mendler
Umschlaggestaltung und Layout: CYCLUS Visuelle Kommunikation, Stuttgart

Bildnachweis:
Umschlagfoto vorn: Getty Images
Fotos im Innenteil: alle Jupiter Images

2., komplett überarbeitete Auflage

© 2012 TRIAS Verlag in MVS Medizinverlage Stuttgart GmbH & Co. KG
Oswald-Hesse-Straße 50, 70469 Stuttgart

Printed in Germany

Satz und Repro: Fotosatz Buck, Kumhausen
gesetzt in: Adobe InDesign CS5
Druck: Offizin Andersen Nexö Leipzig GmbH, Zwenkau

Gedruckt auf chlorfrei gebleichtem Papier

ISBN 978-3-8304-6490-7   1 2 3 4 5 6

Auch erhältlich als E-Book:
eISBN (PDF) 978-3-8304-6491-4
eISBN (ePub) 978-3-8304-6492-1

Wichtiger Hinweis: Wie jede Wissenschaft ist die Medizin ständigen Entwicklungen unterworfen. Forschung und klinische Erfahrung erweitern unsere Erkenntnisse, insbesondere was Behandlung und medikamentöse Therapie anbelangt. Soweit in diesem Werk eine Dosierung oder eine Applikation erwähnt wird oder Ratschläge und Empfehlungen gegeben werden, darf der Leser zwar darauf vertrauen, dass Autoren, Herausgeber und Verlag große Sorgfalt darauf verwandt haben, dass diese Angaben dem Wissensstand bei Fertigstellung des Werkes entsprechen, jedoch kann eine Garantie nicht übernommen werden. Eine Haftung des Autors, des Verlags oder seiner Beauftragten für Personen-, Sach- oder Vermögensschäden ist ausgeschlossen.

Geschützte Warennamen (Warenzeichen) werden nicht besonders kenntlich gemacht. Aus dem Fehlen eines solchen Hinweises kann also nicht geschlossen werden, dass es sich um einen freien Warennamen handelt.

Das Werk, einschließlich aller seiner Teile, ist urheberrechtlich geschützt. Jede Verwertung außerhalb der engen Grenzen des Urheberrechtsgesetzes ist ohne Zustimmung des Verlags unzulässig und strafbar. Das gilt insbesondere für Vervielfältigungen, Übersetzungen, Mikroverfilmungen und die Einspeicherung und Verarbeitung in elektronischen Systemen.

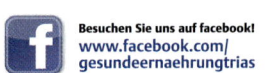

Besuchen Sie uns auf facebook!
**www.facebook.com/
gesundeernaehrungtrias**

SERVICE

Liebe Leserin, lieber Leser

hat Ihnen dieses Buch weitergeholfen? Für Anregungen, Kritik, aber auch für Lob sind wir offen. So können wir in Zukunft noch besser auf Ihre Wünsche eingehen. Schreiben Sie uns, denn Ihre Meinung zählt!

Ihr TRIAS Verlag
E-Mail-Leserservice: heike.schmid@medizinverlage.de
Lektorat TRIAS Verlag, Postfach 30 05 04, 70445 Stuttgart, Fax: 0711 89 31-748